图解点穴要术

主　编　黄银兰

副主编　马英锋　王新翰

编　委　刘　倩　薛小卫　乔　嘉　李佳潞

　　　　毛　茁　李　涛　杜维艳　刘　娣

　　　　郑　立　江兰玲

全国百佳图书出版单位

中国中医药出版社

·北 京·

图书在版编目（CIP）数据

图解点穴要术 / 黄银兰主编 . —北京：中国中医药出版社，2023.12

ISBN 978 - 7 - 5132 - 8421 - 9

Ⅰ . ①图… Ⅱ . ①黄… Ⅲ . ①穴位疗法—图解 Ⅳ . ① R245.9-64

中国国家版本馆 CIP 数据核字（2023）第 186788 号

中国中医药出版社出版

北京经济技术开发区科创十三街 31 号院二区 8 号楼

邮政编码 100176

传真 010 - 64405721

河北品睿印刷有限公司印刷

各地新华书店经销

开本 787×1092 1/16 印张 24.25 字数 424 千字

2023 年 12 月第 1 版 2023 年 12 月第 1 次印刷

书号 ISBN 978 - 7 - 5132 - 8421 - 9

定价 98.00 元

网址 www.cptcm.com

服 务 热 线 010-64405510

购 书 热 线 010-89535836

维 权 打 假 010-64405753

微信服务号 zgzyycbs

微商城网址 https://kdt.im/LIdUGr

官 方 微 博 http://e.weibo.com/cptcm

天猫旗舰店网址 https://zgzyycbs.tmall.com

如有印装质量问题请与本社出版部联系（010 - 64405510）

梁 序

20世纪70年代以来，随着针灸热在全球范围内不断升温，爱好针灸的人越来越多，针灸早已成为在全球范围内应用最广泛的传统医学疗法。但针灸医籍浩如烟海，针灸学术内容博大精深，361个经穴，上千个经外奇穴，纷繁复杂的经络系统和针刺手法，加上在临床各科尤其在治未病及康复领域的广泛应用，以及和其他自然科学的紧密结合，产生了难以胜数的各种特色疗法和临床适宜技术，使得许多初学针灸者或广大针灸爱好者望而却步，每有望洋兴叹之感。

黄银兰教授，医学博士，博士研究生导师，为宁夏医科大学引进的优秀人才。她谦虚好学，勤奋努力，长期从事中医针灸的教学和临床工作，积数年之力，编成《图解点穴要术》一书，目的是为了帮助初学针灸者能快速准确地选定穴位。她根据自己针灸临床三十余年及针灸教学十余年的点穴经验，从体表定位标志的角度出发，遵照骨度分寸的原则介绍全身361个经穴和33个经外奇穴的详细点穴方法，避免了临床中以穴定穴的困惑。本书按照手太阴肺经、手阳明大肠经、足阳明胃经、足太阴脾经、手少阴心经、手太阳小肠经、足太阳膀胱经、足少阴肾经、手厥阴心包经、手少阳三焦经、足少阳胆经、足厥阴肝经、督脉、任脉和经外奇穴的顺序，于每个穴位下分列别名、定位、点穴要领和主治四个条目，重点内容以点穴要领为主，突出点穴姿势、点穴的体表定位标志、如何准确获取体表标志及如何精准量取骨度分寸等内容，同时配以图片标注，能够直观有效指导临床点穴、定穴。本书的特点在于用通俗易懂的文字、简单精准的方法，通过体表能看到或摸到的标志，结合实体图片标注的形式，描述腧穴的精准定位，以帮助初涉针灸者或广大针灸爱好者执简驭繁，尽快入其门，用"小本子"以解决大问题，尤其适用于中医学或非中医学专业人士快速学习腧穴定位技术。

品味全书，吾感悟颇深，收获良多。古人云："尺有所短，寸有所长。"《图解点穴要术》一书就是一部"寸有所长"的针灸学著作，相信出版以后一定会有不少针灸同道或针灸爱好者们认识它、接受它、喜欢它、应用它，故乐为之序。

国家万人计划教学名师

国家中医药岐黄工程岐黄学者首席科学家

国家（973）计划项目首席科学家

成都中医药大学原校长、首席教授

2023 年 3 月

编写说明

从事中医临床时间久的中医大夫都会有一个共识，在诸多中医治病的方法中，针刺的治疗效果较快。其速度之快犹如《灵枢·九针十二原》中所述："夫善用针者，取其疾也，犹拔刺也，犹雪污也，犹解结也，犹决闭也。"而针刺取效的关键因素之一就是取穴精准。在众多点穴方法中，骨度分寸法是较为常用的一种方法，其所体现的古代智慧及作用不亚于都江堰工程对成都平原的水利贡献。

本书共 17 章。第一章"骨度分寸法"，笔者参考古今分寸值，以彩色标注线标出各直寸值和横寸值，其中胸部横寸值参考笔者最新研究结果，两乳晕内侧缘之间为 8 寸。第二章"经穴的横向排列规律"，按相同点穴标志定位不同经穴位置的特点总结了 361 个经穴按部位横向分布的规律，方便读者在不知道穴位归经的情况下也能找到穴位。第三章到第十六章以十四经为目，详细标注每个穴位的定位情况，每章先以经脉的循行原文帮助读者了解本条经脉的循行路线；接着按经穴归经的分部规律总结出各条经脉上的穴位在同一部位分布的个数；每个穴位分列条目进行介绍，尽可能全面地搜集了各类古籍记载的本经穴"别名"；"特异性"以全国中医药行业高等教育"十三五"规划教材《针灸学》的记载为准；"定位"以全国中医药行业高等教育"十三五"规划教材《针灸学》中的穴位定位为标准，均以穴位所在位置的解剖标志为定位标志，摒弃以穴位定穴位的情况；"点穴要领"为本书精华所在，集笔者三十余年针灸临床经验和十余年针灸学教学体会，详细介绍如何在体表准确寻找定位所需体表标志，并以彩色标志线的方式精准标注穴位所在的骨度分寸值，突出骨度分寸值在点穴过程中的重要作用，确保读者按照书中所述步骤准确找到穴位。在第十五章"督脉"中，编者没有将印堂归经入督脉。印堂出自《黄帝内经》，当时有定位、主治而无穴名，唐代有了穴名，称"曲眉"，直至元代正式命名为"印堂"，千百年来一直作为经外奇穴存在。笔者认为，督脉为阳，相应天，脉气所发二十八，与天上二十八星宿对应，即督脉上 28 穴每穴对应一个星宿，由此衍生出"星宿对应督脉穴位"系列治疗及养生方法。与之相应，任脉为阴，任脉 24 穴与二十四节气对应，也有相应的治疗及养生方法。第十七章"经外奇穴"，收集了临床常用的 33 个经外奇穴，按相同体例进行编写。在每条经脉之后，笔者编撰了"经穴分寸歌"，重点突出穴位的定位标志和分布顺序，朗朗上口，值得反复诵读。

　　本书编写以通俗易懂、方便查找穴位位置为原则，但由于时间、精力有限，书中不足之处，希望大家多提宝贵意见，以便修订改进和提高。

《图解点穴要术》编委会

2023 年 8 月

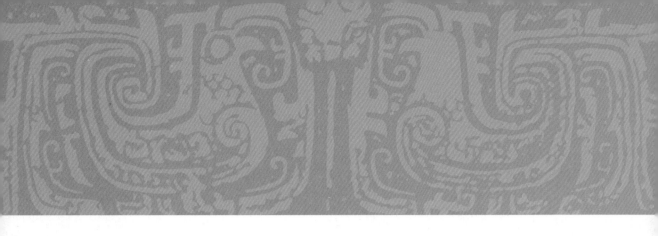

目　录

第一章　骨度分寸法

　　骨度分寸法是指以全身骨节长度为单位量取穴位的一种方法，见《灵枢·骨度》。古人以骨节为标志，定出一定度数，以测量人体各部位长短、大小，称为骨度。

　　骨度分寸法中，头面部有 5 条参考线。前发际正中至后发际正中 12 寸，为确定头部腧穴纵向距离的直寸值；两眉间中点（印堂）至前发际正中 3 寸，为确定前发际及头部腧穴纵向距离的直寸值；第 7 颈椎棘突下（大椎）至后发际正中 3 寸，为确定后发际及头部腧穴纵向距离的直寸值；两额角发际之间 9 寸为确定头前部腧穴横向距离的横寸值；耳后两乳突之间 9 寸为确定头后部腧穴横向距离的横寸值。（表 1，图 1-1 ～图 1-5）

表 1　头面部常用骨度分寸表

部位	起止点	折量寸	度量法
头面部	前发际正中至后发际正中	12	直寸
	两眉中点至前发际正中	3	直寸
	第 7 颈椎棘突下至后发际正中	3	直寸
	两额角发际正中	9	横寸
	耳后两乳突之间	9	横寸

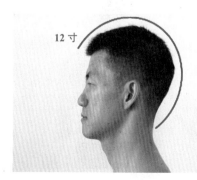

图 1-1　前发际至后发际

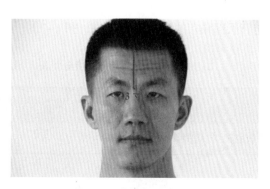

图 1-2　眉中点至前发际

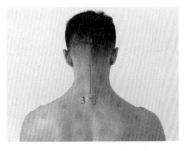

图 1-3　第 7 颈椎棘突下至后发际

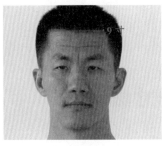

图 1-4　两额角发际之间

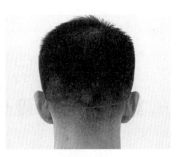

图 1-5　耳后两乳突之间

胸腹胁部有 5 条参考线，胸骨上窝至胸剑结合中点 9 寸为确定胸部任脉腧穴纵向距离的直寸值；胸剑结合中点至脐中 8 寸为确定上腹部腧穴纵向距离的直寸值；脐中至耻骨联合上缘 5 寸为确定下腹部腧穴的直寸值；两乳晕内侧缘之间 8 寸为确定胸腹部腧穴的横寸值；两肩胛骨喙突内侧缘之间 12 寸为确定胸部腧穴的横寸值。（表 2，图 1-6）

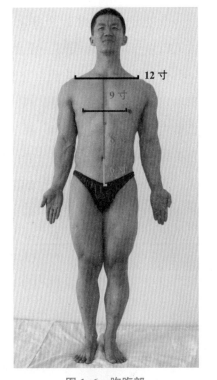

图 1-6　胸腹部

表 2　胸腹部常用骨度分寸表

部位	起止点	折量寸	度量法
胸腹部	胸骨上窝至剑突尖	9	直寸
	剑突尖至脐中	8	直寸
	脐中至耻骨联合上缘	5	直寸
	两乳晕内侧缘之间	8	横寸
	两肩胛骨喙突内侧缘之间	12	横寸

背腰部 1 条，肩胛骨内侧缘至后正中线 3 寸为确定背腰部腧穴的横寸值。（表 3，图 1-7）

表 3　背腰部常用骨度分寸表

部位	起止点	折量寸	度量法
背腰部	肩胛骨内侧缘至后正中线	3	横寸

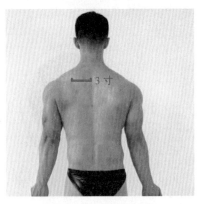

图 1-7　背腰部

上肢部2条，腋前、后纹头至肘横纹（平尺骨鹰嘴）9寸为确定上臂腧穴的直寸值；肘横纹（平尺骨鹰嘴）至腕掌（背）侧远端横纹12寸为确定前臂腧穴的直寸值。（表4，图1-8）

表4　上肢部常用骨度分寸表

部位	起止点	折量寸	度量法
上肢部	腋前、后纹头至肘横纹（平尺骨鹰嘴）	9	直寸
	肘横纹（平尺骨鹰嘴）至腕掌（背）侧远端横纹	12	直寸

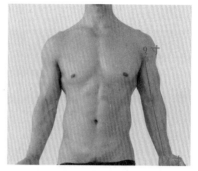

图1-8　上肢部

下肢部6条，耻骨联合上缘至髌底18寸、髌底至髌尖2寸为确定大腿部腧穴的直寸值；髌尖（膝中）至内踝尖15寸、胫骨内侧髁下方至内踝尖13寸为确定小腿内侧部腧穴的直寸值；股骨大转子至腘横纹（平髌尖）19寸为确定大腿外侧部腧穴的直寸值；臀横纹至腘横纹14寸为大腿后部腧穴的直寸值；腘横纹

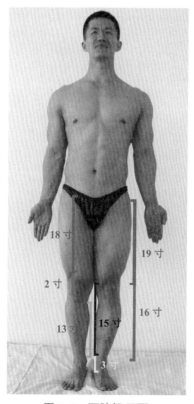

图1-9　下肢部 正面

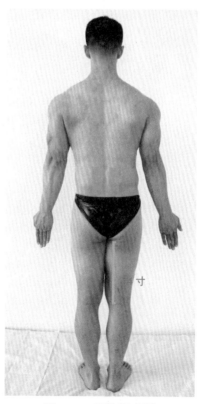

图1-10　下肢部 背面

（平髌尖）至外踝尖 16 寸为确定小腿外侧部腧穴的直寸值；内踝尖至足底 3 寸为确定足内侧部腧穴的直寸值。（表 5，图 1-9～图 1-10）

表 5　下肢部常用骨度分寸表

部位	起止点	折量寸	度量法
下肢部	耻骨联合上缘至髌底	18	直寸
	髌底至髌尖	2	直寸
	髌尖（膝中）至内踝尖	15	直寸
	胫骨内侧髁下方至内踝尖	13	直寸
	股骨大转子至腘横纹（平髌尖）	19	直寸
	臀横纹至腘横纹（平髌尖）	14	直寸
	腘横纹（平髌尖）至外踝尖	16	直寸
	内踝尖至足底	3	直寸

第二章　经穴的横向排列规律

全身 361 个经穴，按所属经脉的循行路线纵向排列分布，就部位分布来看，会有不同经脉的几个经穴分布在同一水平线上，或以同一定位标志定位几个不同经穴的现象，本章按头面、颈、躯干、上肢、下肢，从上到下、从前到后、从内到外的顺序描述经穴的横向排列规律。

一、头面部经穴

头面部经穴按从前到后、从内到外的顺序有正中线上任脉的承浆 1 个经穴；督脉的脑户、强间、后顶、百会、前顶、囟会、上星、神庭、素髎、水沟、兑端和龈交 12 个经穴；足太阳膀胱经的睛明、攒竹、眉冲、曲差、五处、承光、通天、络却和玉枕 9 个经穴；手阳明经大肠经的口禾髎和迎香 2 个经穴；足阳明胃经的承泣、四白、巨髎、地仓、大迎、颊车、下关和头维 8 个经穴；足少阳胆经的瞳子髎、听会、上关、颔厌、悬颅、悬厘、曲鬓、率谷、天冲、浮白、头窍阴、本神、阳白、头临泣、目窗、正营、承灵和脑空 18 个经穴；手太阳小肠经的颧髎和听宫 2 个经穴；手少阳三焦经的瘛脉、颅息、角孙、耳门、耳和髎和丝竹空 6 个经穴。上述共计 8 条经脉 58 个经穴。

其中以人中沟上 1/3 与中 1/3 交点为定位标志的经穴有 2 个。督脉的水沟在人中沟中；手阳明大肠经的口禾髎在鼻孔外缘直下。（图 2–1）

以眉为定位标志的经穴有 2 个。足太阳膀胱经的攒竹在眉头凹陷中；手少阳三焦经的丝竹空在眉梢凹陷中。（图 2–2）

以瞳孔为定位标志的经穴有 9 个。足阳明胃经 4 穴，承泣、四白、巨髎和地仓，均位于瞳孔直下，承泣位于眼球与眶下缘之间，四白位于眶下孔处，巨髎横平鼻翼下缘，地仓平口角；足少阳胆经 5 穴，阳白、头临泣、目窗、正营和承灵，均位于瞳孔直上，阳白在眉上 1 寸，头临泣在前发际上 0.5 寸，目窗在前发际上 1.5 寸，正营在前发际上 2.5 寸，承灵在前发际上 4 寸。（图 2–3）

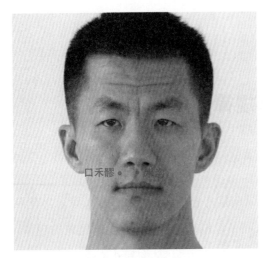

图 2-1　以人中沟定位

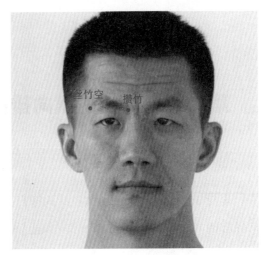

图 2-2　以眉为定位

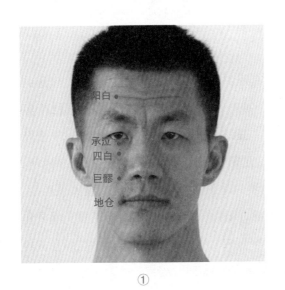

①

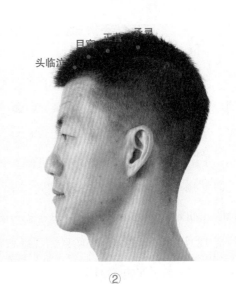

②

图 2-3　以瞳孔定位

　　以颧骨为定位标志的经穴有 3 个。手太阳小肠经的颧髎，在颧骨下缘，目外眦直下凹陷中；足少阳胆经的上关，在颧弓上缘中央凹陷中；足阳明胃经的下关，在颧弓下缘中央与下颌切迹之间的凹陷中。（图 2-4）

　　以耳前张口出现的凹陷为定位标志的经穴有 3 个。手少阳三焦经的耳门在耳屏上切迹与下颌骨髁突之间的凹陷中；手太阳小肠经的听宫在耳屏正中与下颌骨髁突之间的凹陷中；足少阳胆经的听会在屏间切迹与下颌骨髁突之间的凹陷中。（图 2-5）

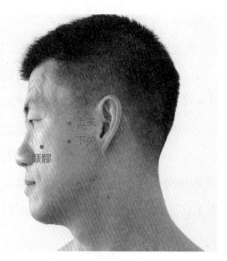

图 2-4　以颧骨定位

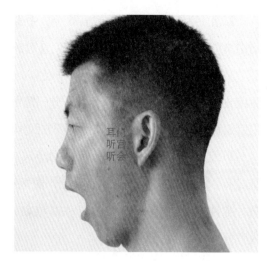

图 2-5　耳前张口取穴

以下颌角为定位标志的经穴有 4 个。其中头面部 2 穴，均位于足阳明胃经。大迎在下颌角前方，咬肌附着部的前缘凹陷中，颊车在下颌角前上方一横指（中指）咬肌隆起处；颈部 2 穴，手太阳小肠经的天容，在下颌角后方，胸锁乳突肌前缘的凹陷中；手少阳三焦经天牖，横平下颌角，在胸锁乳肌的后缘凹陷中。（图 2-6）

以耳尖为定位标志的经穴有 3 个。足少阳胆经 2 穴，曲鬓在耳前鬓角发际后缘与耳尖水平线的交点处，率谷在耳尖直上入发际 1.5 寸；手少阳三焦经的角孙，在耳尖正对发际处。其中手少阳三焦经角孙与足少阳胆经曲鬓在同一水平线上，角孙位于耳尖正对的发际处，曲鬓位于耳尖水平线与耳前鬓角发际后缘的交点上。（图 2-7）

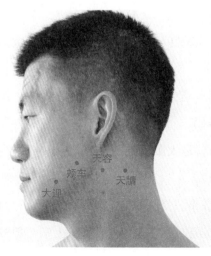

图 2-6　以下颌角定位

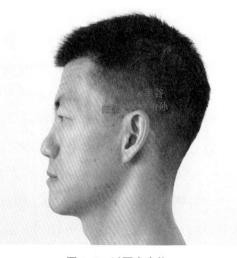

图 2-7　以耳尖定位

以乳突为定位标志的经穴有 6 个。手少阳三焦经有 3 个经穴，翳风在乳突前下方的凹陷中，瘈脉在乳突中央，颅息在耳尖直对的发际与乳突前下方凹陷的弧形连线的上 2/3 与下 1/3 的交点处；足少阳胆经有 3 个经穴，完骨在耳后乳突的后下方凹陷中，浮白在耳根后缘直上入发际 2 寸处与乳突后下方凹陷的弧形连线上 1/3 与下 2/3 交点处，头窍阴在耳根后缘直上入发际 2 寸处与乳突后下方凹陷的弧形连线上 2/3 与下 1/3 交点处。（图 2-8）

以前发际上 0.5 寸为定位标志的经穴有 6 个。督脉的神庭在前正中线上；足太阳膀胱经有 2 个经穴，眉冲在眉头直上，曲差在前正中线旁开 1.5 寸；足少阳胆经有 2 个经穴，本神在前正中线旁开 3 寸，头临泣在瞳孔直上；足阳明胃经的头维在额角或前正中线旁开 4.5 寸处。（图 2-9）

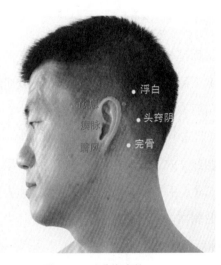

图 2-8　以乳突定位

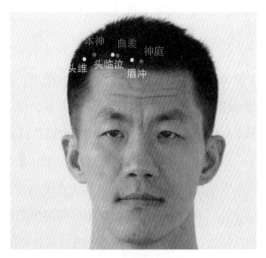

图 2-9　以发际上 0.5 寸定位

以前发际上 1 寸为定位标志的经穴有 2 个。督脉的上星在前正中线上；足太阳膀胱经的五处在前正中线旁开 1.5 寸。（图 2-10）

以前发际上 2.5 寸为定位标志的经穴有 2 个。足太阳膀胱经的承光在前正中线旁开 1.5 寸；足少阳胆经的正营在瞳孔直上。（图 2-11）

以前发际上 4 寸为定位标志的经穴有 2 个。足太阳膀胱经的通天在前正中线旁开 1.5 寸；足少阳胆经的承灵在瞳孔直上。（图 2-12）

以横平枕外隆凸上缘为定位标志的经穴有 3 个。督脉的脑户在后正中线上；足太阳膀胱经的玉枕在后正中线旁开 1.3 寸；足少阳胆经的脑空在胸锁乳突肌上端与斜方肌上端之间的凹陷直上。（图 2-13）

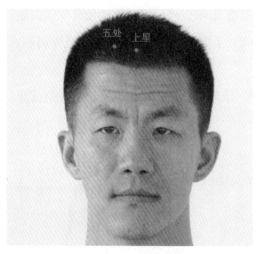

图 2-10　以发际上 1 寸定位

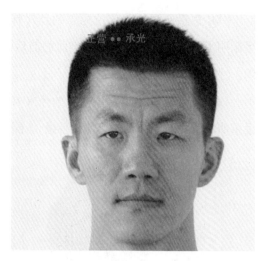

图 2-11　以发际上 2.5 寸定位

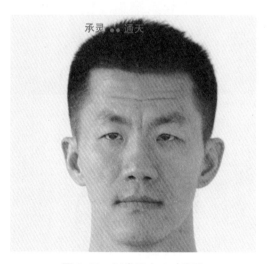

图 2-12　以发际上 4 寸定位

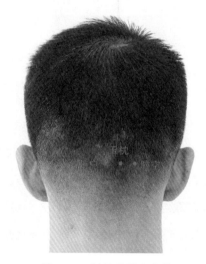

图 2-13　以枕外隆突定位

二、颈部经穴

颈部经穴按从前到后、从内到外的顺序有任脉的天突和廉泉 2 个经穴；足阳明胃经的人迎和水突 2 个经穴；手阳明大肠经的天鼎和扶突 2 个经穴；手太阳小肠经的肩中俞、天窗和天容 3 个经穴；手少阳三焦经的天牖和翳风 2 个经穴；足少阳胆经的完骨和风池 2 个经穴；足太阳膀胱经的天柱 1 个经穴；督脉的大椎、哑门和风府 3 个经穴。上述共计 8 条经脉 17 个经穴。

其中以横平喉结为定位标志的经穴有 3 个。足阳明胃经的人迎在胸锁乳突肌前缘；手阳明大肠经的扶突在胸锁乳突肌的前后缘之间；手太阳小肠经天窗在胸锁乳突肌的后缘。（图 2-14）

以横平环状软骨为定位标志的经穴有 2 个。足阳明胃经的水突在胸锁乳突肌前缘；手阳明大肠经的天鼎在胸锁乳肌后缘。（图 2-15）

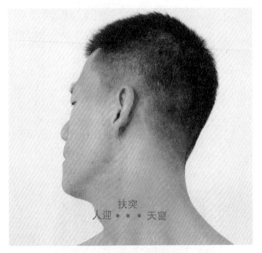

图 2-14　以喉结定位

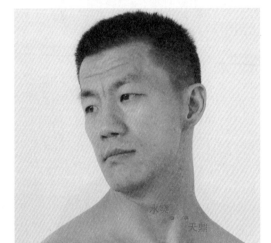

图 2-15　以环状软骨定位

以胸锁乳突肌为定位标志的经穴有 8 个。其中胸锁乳突肌前缘有 3 个经穴，手太阳小肠经的天容在下颌角后方，足阳明胃经的人迎横平喉结，水突横平环状软骨；胸锁乳突肌上有 2 个经穴，手阳明大肠经的扶突横平喉结，足阳明胃经气舍在胸锁乳突肌胸骨头与锁骨头之间的凹陷中；胸锁乳突肌后缘有 3 个，手少阳三焦经的天牖横平下颌角，手太阳小肠经的天窗横平喉结，手阳明大肠经的天鼎横平环状软骨。（图 2-16）

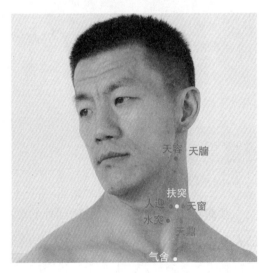

图 2-16　以胸锁乳突肌定位

以第 7 颈椎棘突为定位标志的经穴有 3 个。足少阳胆经的肩井在第 7 颈椎与肩峰端连线的中点上；手太阳小肠经的肩中俞在

后正中线旁开 2 寸；督脉的大椎在后正中线上。（图 2-17）

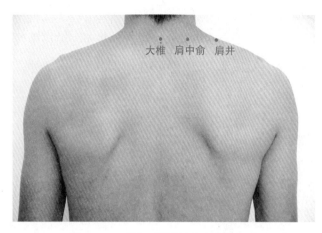

图 2-17 以第 7 颈椎棘突为定位标志

三、躯干部经穴

躯干部的经穴，身前按从内向外，身后按由外向内的顺序，有任脉的会阴、曲骨、中极、关元、石门、气海、阴交、神阙、水分、下脘、建里、中脘、上脘、巨阙、鸠尾、中庭、膻中、玉堂、紫宫、华盖和璇玑 21 个经穴；足少阴肾经的横骨、大赫、气穴、四满、中注、肓俞、商曲、石关、阴都、腹通谷、幽门、步廊、神封、灵墟、神藏、彧中和俞府 17 个经穴；足阳明胃经的气舍、缺盆、气户、库房、屋翳、膺窗、乳中、乳根、不容、承满、梁门、关门、太乙、滑肉门、天枢、外陵、大巨、水道、归来和气冲 20 个经穴；足太阴脾经的府舍、腹结、大横、腹哀、食窦、天溪、胸乡、周荣和大包 9 个经穴；足厥阴肝经的急脉、章门和期门 3 个经穴；足少阳胆经的肩井、渊腋、辄筋、日月、京门、带脉、五枢和维道 8 个经穴；手厥阴心包经的天池 1 个经穴；手太阴肺经的中府和云门 2 个经穴；手太阳小肠经的肩贞、臑俞、天宗、秉风、曲垣和肩外俞 6 个经穴；手阳明大肠经的巨骨 1 个经穴；手少阳三焦经的天髎 1 个经穴；足太阳膀胱经的大杼、风门、肺俞、厥阴俞、心俞、督俞、膈俞、肝俞、胆俞、脾俞、胃俞、三焦俞、肾俞、气海俞、大肠俞、关元俞、小肠俞、膀胱俞、中膂俞、白环俞、上髎、次髎、中髎、下髎、会阳、附分、魄户、膏肓、神堂、譩譆、膈关、魂门、阳纲、意舍、胃仓、肓门、志室、胞肓和秩边 39 个经穴；督脉的长强、腰俞、腰阳关、命门、悬枢、脊中、中枢、筋缩、至阳、灵台、神道、身柱和陶道 13 个经穴。上述共计 13 条经脉（手少阴心经的经穴不在躯干）141 个经穴。

以锁骨下缘为定位标志的经穴有 2 个。足少阴肾经的俞府在前正中线旁开 2 寸；足阳明胃经的气户在前正中线旁开 4 寸。（图 2-18 ）

以第 1 肋间隙为定位标志的经穴有 4 个。任脉的华盖在前正中线上；足少阴肾经的彧中在前正中线旁开 2 寸；足阳明胃经的库房在前正中线旁开 4 寸；手太阴肺经的中府在前正中线旁开 6 寸。（图 2-19 ）

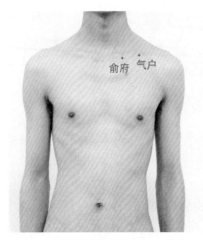

图 2-18　以锁骨下缘为定位标志

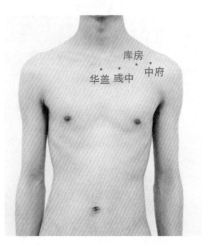

图 2-19　以第 1 肋间隙为定位标志

以第 2 肋间隙为定位标志的经穴有 4 个。任脉的紫宫在前正中线上；足少阴肾经的神藏在前正中线旁开 2 寸；足阳明胃经的屋翳在前正中线旁开 4 寸；足太阴脾经的周荣在前正中线旁开 6 寸。（图 2-20 ）

以第 3 肋间隙为定位标志的经穴有 4 个。任脉的玉堂在前正中线上；足少阴肾经的灵墟在前正中线旁开 2 寸；足阳明胃经的膺窗在前正中线旁开 4 寸；足太阴脾经的胸乡在前正中线旁开 6 寸。（图 2-21 ）

以第 4 肋间隙为定位标志的经穴有 7 个。任脉的膻中在前正中线上；足少阴肾经的神封在前正中线旁开 2 寸；足阳明胃经的乳中在前正中线旁开 4 寸；手厥阴心包经的天池在前正中线旁开 5 寸；足太阴脾经的天溪在前正中线旁开 6 寸；足少阳胆经的辄筋在腋中线前 1 寸，渊腋在腋中线上。（图 2-22 ）

以第 5 肋间隙为定位标志的经穴有 4 个。任脉的中庭在前正中线上；足少阴肾经的步廊在前正中线旁开 2 寸；足阳明胃经的乳根在前正中线旁开 4 寸；足太阴脾经的食窦在前正中线旁开 6 寸。（图 2-23 ）

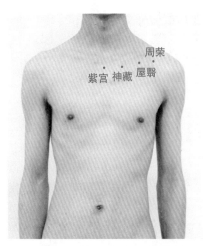

图 2-20　以第 2 肋间隙为定位标志

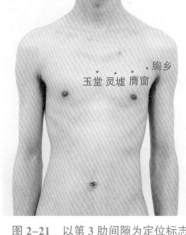

图 2-21　以第 3 肋间隙为定位标志

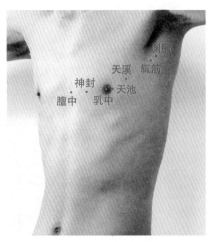

图 2-22　以第 4 肋间隙为定位标志

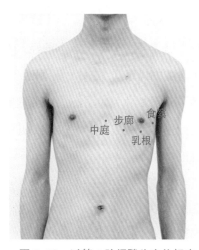

图 2-23　以第 5 肋间隙为定位标志

以第 6 肋间隙为定位标志的经穴有 2 个。足厥阴肝经的期门在前正中线旁开 4 寸；足太阴脾经的大包在腋中线上。（图 2-24）

上腹部以横平脐上 6 寸为定位标志的经穴有 3 个。任脉的巨阙在前正中线上；足少阴肾经的幽门在前正中线旁开 0.5 寸；足阳明胃经的不容在前正中线旁开 2 寸。（图 2-25）

以横平脐上 5 寸为定位标志的经穴有 3 个。任脉的上脘在前正中线上；足少阴肾经的腹通谷

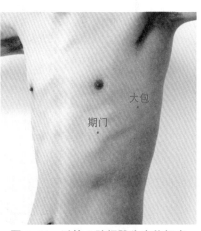

图 2-24　以第 6 肋间隙为定位标志

在前正中线旁开 0.5 寸；足阳明胃经的承满在前正中线旁开 2 寸。（图 2-26）

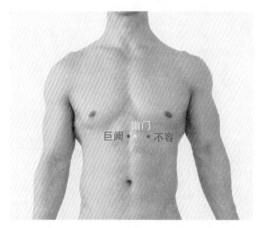

图 2-25　以上腹部以横平脐上 6 寸为定位标志

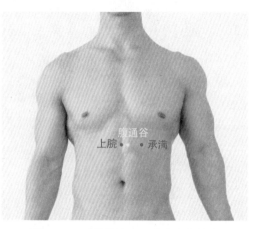

图 2-26　以横平脐上 5 寸为定位标志

以横平脐上 4 寸为定位标志的经穴有 3 个。任脉的中脘在前正中线上；足少阴肾经的阴都在前正中线旁开 0.5 寸；足阳明胃经的梁门在前正中线旁开 2 寸。（图 2-27）

以横平脐上 3 寸为定位标志的经穴有 4 个。任脉的建里在前正中线上；足少阴肾经的石关在前正中线旁开 0.5 寸；足阳明胃经的关门在前正中线旁开 2 寸；足太阴脾经的腹哀在前正中线旁开 4 寸。（图 2-28）

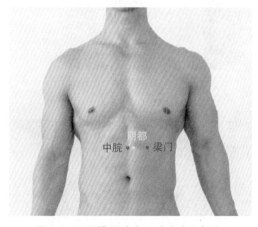

图 2-27　以横平脐上 4 寸为定位标志

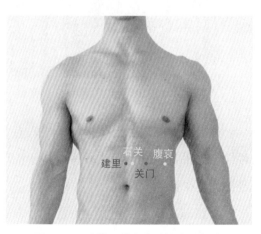

图 2-28　以横平脐上 3 寸为定位标志

以横平脐上 2 寸为定位标志的经穴有 3 个。任脉的下脘在前正中线上；足少阴肾经的商曲在前正中线旁开 0.5 寸；足阳明胃经的太乙在前正中线旁开 2 寸。（图 2-29）

以横平脐上 1 寸为定位标志的经穴有 2 个。任脉的水分在前正中线上；足阳明胃经的滑肉门在前正中线旁开 2 寸。（图 2-30）

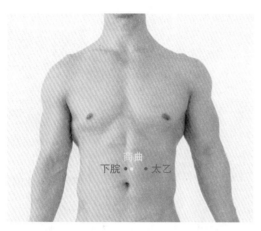

图 2-29　以横平脐上 2 寸为定位标志

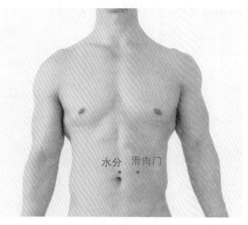

图 2-30　以横平脐上 1 寸为定位标志

以横平脐为定位标志的经穴有 5 个。任脉的神阙在脐中；足少阴肾经的肓俞在前正中线旁开 0.5 寸；足阳明胃经的天枢在前正中线旁开 2 寸；足太阴脾经的大横在前正中线旁开 4 寸；足少阳胆经的带脉在第 11 肋骨游离端直下平脐处。（图 2-31）

以横平脐下 1 寸为定位标志的经穴有 3 个。任脉的阴交在前正中线上；足少阴肾经的中注在前正中线旁开 0.5 寸；足阳明胃经的外陵在前正中线旁开 2 寸。（图 2-32）

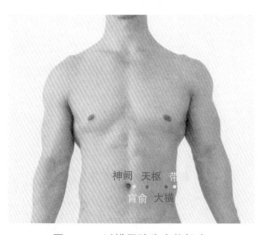

图 2-31　以横平脐为定位标志

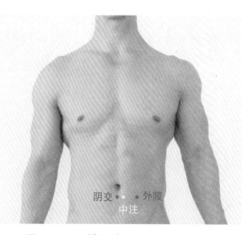

图 2-32　以横平脐下 1 寸为定位标志

以横平脐下 2 寸为定位标志的经穴有 3 个。任脉的石门在前正中线上；足少阴肾经的四满在前正中线旁开 0.5 寸；足阳明胃经的大巨在前正中线旁开 2 寸（图 2-33）。

以横平脐下 3 寸为定位标志的经穴有 4 个。任脉的关元在前正中线上；足少阴肾经的气穴在前正中线旁开 0.5 寸；足阳明胃经的水道在前正中线旁开 2 寸；足少阳胆经的

五枢在髂前上棘内侧。（图2-34）

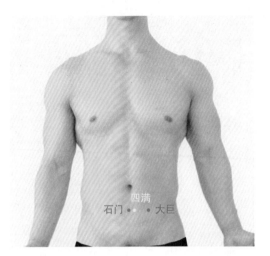

图2-33　以横平脐下2寸为定位标志

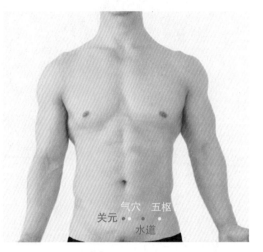

图2-34　以横平脐下3寸为定位标志

以横平脐下4寸为定位标志的经穴有3个。任脉的中极在前正中线上；足少阴肾经的大赫在前正中线旁开0.5寸；足阳明胃经的归来在前正中线旁开2寸。（图2-35）

以横平脐下5寸为定位标志的经穴有4个。任脉的曲骨在前正中线上；足少阴肾经的横骨在前正中线旁开0.5寸；足阳明胃经的气冲在前正中线旁开2寸；足太阴脾经的冲门在前正中线旁开3.5寸。（图2-36）

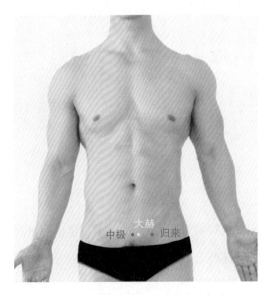

图2-35　以横平脐下4寸为定位标志

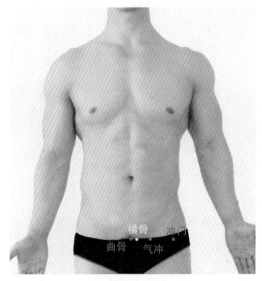

图2-36　以横平脐下5寸为定位标志

背部以横平第 1 胸椎棘突下为定位标志的经穴有 3 个。督脉的陶道在后正中线上；足太阳膀胱经的大杼在后正中线旁开 1.5 寸；手太阳小肠经的肩外俞在后正中线旁开 3 寸。（图 2-37）

以横平第 2 胸椎棘突下为定位标志的经穴有 2 个，均位于足太阳膀胱经。风门在后正中线旁开 1.5 寸，附分在后正中线旁开 3 寸。（图 2-38）

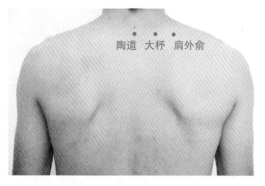

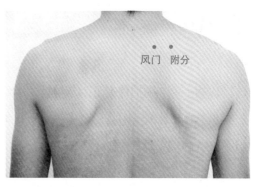

图 2-37　以横平第 1 胸椎棘突下为定位标志　　图 2-38　以横平第 2 胸椎棘突下为定位标志

以横平第 3 胸椎棘突下为定位标志的经穴有 3 个。督脉的身柱在后正中线上；足太阳膀胱经 2 个经穴，肺俞在后正中线旁开 1.5 寸，魄户在后正中线旁开 3 寸。（图 2-39）

以横平第 4 胸椎棘突下为定位标志的经穴有 2 个，均位于足太阳膀胱经。厥阴俞在后正中线旁开 1.5 寸，膏肓在后正中线旁开 3 寸。（图 2-40）

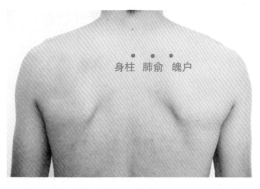

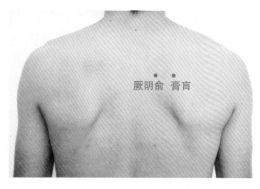

图 2-39　以横平第 3 胸椎棘突下为定位标志　　图 2-40　以横平第 4 胸椎棘突下为定位标志

以横平第 5 胸椎棘突下为定位标志的经穴有 3 个。督脉的神道在后正中线上；足太阳膀胱经 2 个经穴，心俞在后正中线旁开 1.5 寸，神堂在后正中线旁开 3 寸。（图 2-41）

以横平第 6 胸椎棘突下为定位标志的经穴有 3 个。督脉的灵台在后正中线上；足太阳膀胱经 2 个经穴，督俞在后正中线旁开 1.5 寸，譩譆在后正中线旁开 3 寸。（图 2-42）

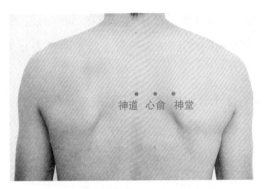

图 2-41　以横平第 5 胸椎棘突下为定位标志

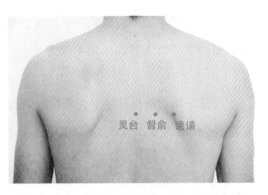

图 2-42　以横平第 6 胸椎棘突下为定位标志

以横平第 7 胸椎棘突下为定位标志的经穴有 3 个。督脉的至阳在后正中线上；足太阳膀胱经 2 个经穴，膈俞在后正中线旁开 1.5 寸，膈关在后正中线旁开 3 寸。（图 2-43）

以横平第 9 胸椎棘突下为定位标志的经穴有 3 个。督脉的筋缩在后正中线上；足太阳膀胱经 2 个经穴，肝俞在后正中线旁开 1.5 寸，魂门在后正中线旁开 3 寸。（图 2-44）

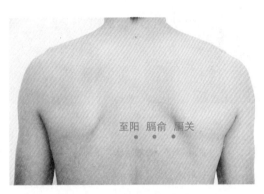

图 2-43　以横平第 7 胸椎棘突下为定位标志

以横平第 10 胸椎棘突下为定位标志的经穴有 3 个。督脉的中枢在后正中线上；足太阳膀胱经 2 个经穴，胆俞在后正中线旁开 1.5 寸，阳纲在后正中线旁开 3 寸。（图 2-45）

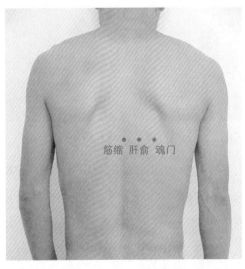

图 2-44　以横平第 9 胸椎棘突下为定位标志

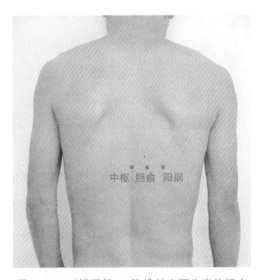

图 2-45　以横平第 10 胸椎棘突下为定位标志

以横平第 11 胸椎棘突下为定位标志的经穴有 3 个。督脉的脊中在后正中线上；足太阳膀胱经 2 个经穴，脾俞在后正中线旁开 1.5 寸，意舍在后正中线旁开 3 寸。（图 2-46）

以横平第 12 胸椎棘突下为定位标志的经穴有 2 个，均位于足太阳膀胱经。胃俞在后正中线旁开 1.5 寸，胃仓在后正中线旁开 3 寸。（图 2-47）

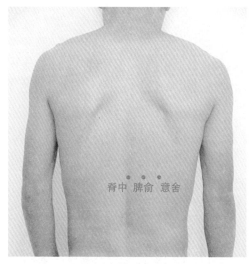

图 2-46　以横平第 11 胸椎棘突下为定位标志

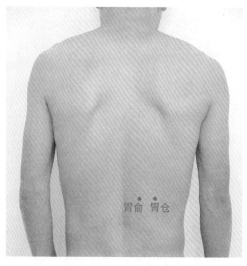

图 2-47　以横平第 12 胸椎棘突下为定位标志

以横平第 1 腰椎棘突下为定位标志的经穴有 3 个。督脉的悬枢在后正中线上；足太阳膀胱经 2 个经穴，三焦俞在后正中线旁开 1.5 寸，肓门在后正中线旁开 3 寸。（图 2-48）

以横平第 2 腰椎棘突下为定位标志的经穴有 3 个。督脉的命门在后正中线上；足太阳膀胱经 2 个经穴，肾俞在后正中线旁开 1.5 寸，志室在后正中线旁开 3 寸。（图 2-49）

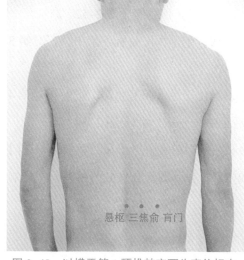

图 2-48　以横平第 1 腰椎棘突下为定位标志

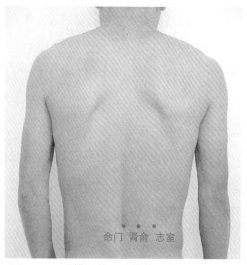

图 2-49　以横平第 2 腰椎棘突下为定位标志

以横平第 4 腰椎棘突下为定位标志的经穴有 2 个。督脉的腰阳关在后正中线上；足太阳膀胱经的大肠俞在后正中线旁开 1.5 寸。（图 2-50）

以横平第 1 骶后孔为定位标志的经穴有 2 个，均位于足太阳膀胱经。上髎正对第 1 骶后孔，小肠俞在后正中线旁开 1.5 寸。（（图 2-51 ））

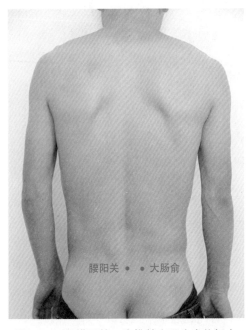

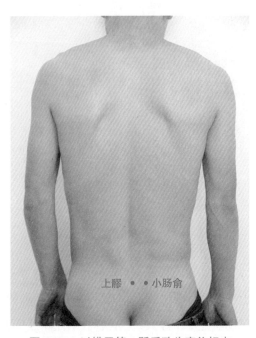

图 2-50　以横平第 4 胸椎棘突下为定位标志　　图 2-51　以横平第 1 骶后孔为定位标志

以横平第 2 骶后孔为定位标志的经穴有 3 个，均位于足太阳膀胱经。次髎正对第 2 骶后孔，膀胱俞在后正中线旁开 1.5 寸，胞肓在后正中线旁开 3 寸。（图 2-52）

以横平第 3 骶后孔为定位标志的经穴有 2 个，均位于足太阳膀胱经。中髎正对第 3 骶后孔，中膂俞在后正中线旁开 1.5 寸。（图 2-53）

以横平第 4 骶后孔为定位标志的经穴有 3 个，均位于足太阳膀胱经。下髎正对第 4 骶后孔，白环俞在后正中线旁开 1.5 寸，秩边在后正中线旁开 3 寸。（图 2-54）

以肛门为定位标志的经穴有 2 个。任脉的会阴在肛门前方，男子在阴囊根部与肛门连线的中点，女子在大阴唇后联合与肛门连线的中点；督脉的长强在肛门后方，尾骨端与肛门连线的中点。

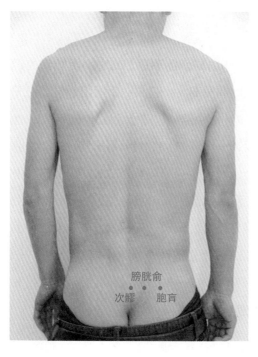

图 2-52 以横平第 2 骶后孔为定位标志

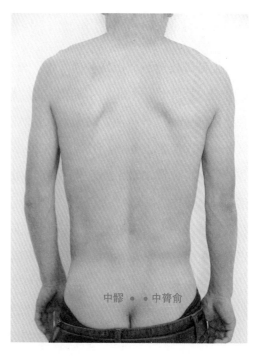

图 2-53 以横平第 3 骶后孔为定位标志

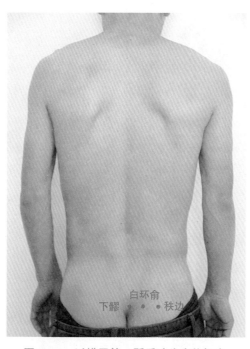

图 2-54 以横平第 4 骶后孔为定位标志

四、上肢部经穴

上肢部按内侧面由桡侧向尺侧、外侧面由尺侧向桡侧的顺序，有手太阴肺经的天府、侠白、尺泽、孔最、列缺、经渠、太渊、鱼际和少商 9 个经穴；手厥阴心包经的天泉、曲泽、郄门、间使、内关、大陵、劳宫和中冲 8 个经穴；手少阴心经的极泉、青灵、少海、灵道、通里、阴郄、神门、少府和少冲 9 个经穴；手太阳小肠经的少泽、前谷、后溪、腕骨、阳谷、养老、支正、小海 8 个经穴；手少阳三焦经的关冲、液门、中渚、阳池、外关、支沟、会宗、三阳络、四渎、天井、清冷渊、消泺、臑会和肩髎 14 个经穴；手阳明大肠经的商阳、二间、三间、合谷、阳溪、偏历、温溜、下廉、上廉、手三里、曲池、肘髎、手五里、臂臑、肩髃 15 个经穴。上述共计 6 条经脉 63 个经穴。

其中以平腋前横纹下 2 寸为定位标志的经穴有 2 个。手厥阴心包经的天泉在肱二头肌的长、短头之间；手阳明大肠经的臂臑在三角肌前缘。（图 2-55）

以平腋前横纹下 4 寸为定位标志的经穴有 2 个。手太阴肺经的侠白在肱二头肌桡侧缘处；手少阳三焦经的消泺在肘尖与肩峰角的连线上。（图 2-56）

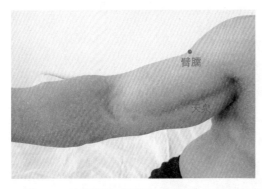

图 2-55　以平腋前横纹下 2 寸为定位标志

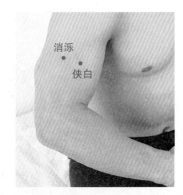

图 2-56　以平腋前横纹下 4 寸为定位标志

以肘横纹上 3 寸为定位标志的经穴有 2 个。手少阴心经的青灵在肱二头肌内侧沟中；手阴明大肠经的手五里在肘横纹桡侧端与肩峰外侧缘前端凹陷的连线上。（图 2-57）

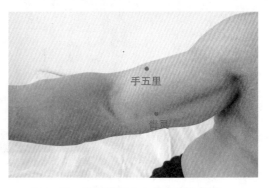

图 2-57　以肘横纹上 3 寸为定位标志

以肘横纹为定位标志的经穴有 5 个，俱为合穴。手太阴肺经的尺泽在肱二头肌腱桡侧缘凹陷中；手厥阴心包经的曲泽在肱二头肌腱的尺侧凹陷中；手少阴心经的少海在肱骨内上髁前缘；手太阳小肠经的小海在尺骨鹰嘴与肱骨内上髁之间的凹陷中；手阳明大肠经的曲池在肱二头肌腱桡侧缘与肱骨外上髁连线的中点。（图 2-58）

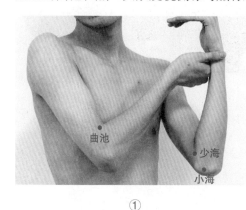
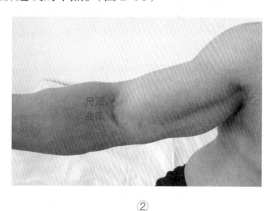

①　　　　　　　　　　　　　　　②

图 2-58　以肘横纹为定位标志

以腕横纹上 5 寸为定位标志的经穴有 3 个。手厥阴心包经的郄门在掌长肌腱与桡侧腕屈肌腱之间；手太阳小肠经的支正在尺骨尺侧与尺侧腕屈肌之间；手阳明大肠经的温溜在鼻烟窝中点与肘横纹桡侧端的连线上。（图 2-59）

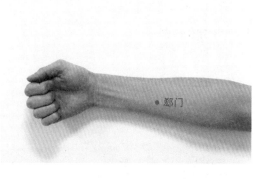
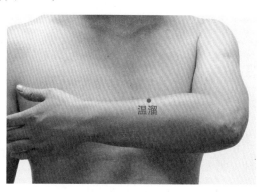

①　　　　　　　　　　　　　　　②

图 2-59　以腕横纹上 5 寸为定位标志

以腕横纹上 3 寸为定位标志的经穴有 4 个。手厥阴心包经的间使在掌长肌腱与桡侧腕屈肌腱之间；手少阳三焦经的支沟在尺骨与桡骨之间，会宗靠近尺骨的桡侧缘；手阳明大肠经的偏历在鼻烟窝中点与肘横纹桡侧端的连线上。（图 2-60）

以腕横纹上 2 寸为定位标志的经穴有 2 个。手厥阴心包经的内关在掌长肌腱与桡侧腕屈肌腱之间；手少阳三焦经的外关在尺骨与桡骨间隙的中点。（图 2-61）

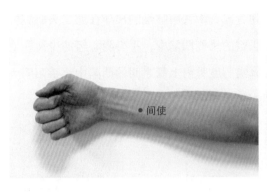

①   ②

图 2-60   以腕横纹上 3 寸为定位标志

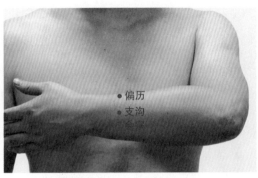

①   ②

图 2-61   以腕横纹上 2 寸为定位标志

以腕横纹上 1.5 寸为定位标志的经穴有 2 个。手太阴肺经的列缺在桡骨茎突上方，拇短伸肌腱与拇长伸肌腱之间，拇长展肌腱沟的凹陷中；手少阴心经的灵道在尺侧腕屈肌腱的桡侧缘。（图 2-62）

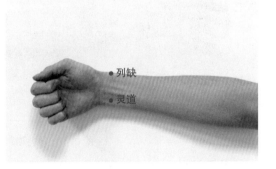

图 2-62   以腕横纹上 1.5 寸为定位标志

腕横纹上 1 寸的经穴有 3 个。手太阴肺经的经渠在桡骨茎突与桡动脉之间；手少阴心经的通里在尺侧腕屈肌腱的桡侧缘；手太阳小肠经的养老在尺骨头桡侧凹陷中。（图 2-63）

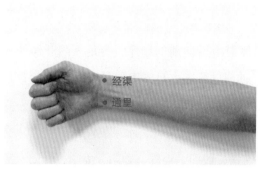 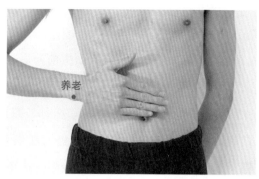

①　　　　　　　　　　　　　　　②

图 2-63　以腕横纹上 1 寸为定位标志

以腕横纹为定位标志的经穴有 6 个。手太阴肺经的太渊在腕掌侧横纹桡侧端；手厥阴心包经的大陵在掌长肌腱与桡侧腕屈肌腱之间；手少阴心经的神门在尺侧腕屈肌腱的桡侧缘；手太阳小肠经的阳谷在尺骨茎突与三角骨之间的凹陷中；手少阳三焦经的阳池在指伸肌腱的尺侧缘凹陷中；手阳明大肠经的阳溪在桡骨茎突远端，鼻烟窝凹陷中点。（图 2-64）

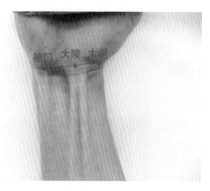 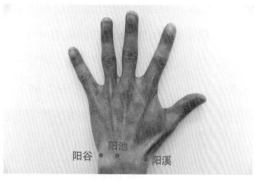

①　　　　　　　　　　　　　　　②

图 2-64　以腕横纹为定位标志

手掌侧有 2 个经穴。手少阴心经的少府在第 4、5 掌骨之间，握拳时当小指尖处与劳宫穴横平；手厥阴心包经的劳宫在第 2、3 掌骨之间偏于第 3 掌骨，握拳时中指尖处。两穴处于掌面同一水平线。（图 2-65）

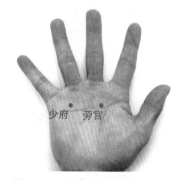

图 2-65　手掌侧有 2 个经穴

五、下肢部经穴

下肢部经穴按下肢内侧面由前向后、外侧面由后向前的顺序，有足厥阴肝经的大敦、行间、太冲、中封、蠡沟、中都、膝关、曲泉、阴包、足五里和阴廉 11 个经穴；足太阴脾经的隐白、大都、太白、公孙、商丘、三阴交、漏谷、地机、阴陵泉、血海、箕门和冲门 12 个经穴；足少阴肾经的涌泉、然谷、太溪、大钟、水泉、照海、复溜、交信、筑宾和阴谷 10 个经穴；足太阳膀胱经的承扶、殷门、浮郄、委阳、委中、合阳、承筋、承山、飞扬、跗阳、昆仑、仆参、申脉、金门、京骨、束骨、足通谷和至阴 18 个经穴；足少阳胆经的居髎、环跳、风市、中渎、膝阳关、阳陵泉、阳交、外丘、光明、阳辅、悬钟、丘墟、足临泣、地五会、侠溪和足窍阴 16 个经穴；足阳明胃经的气冲、髀关、伏兔、阴市、梁丘、犊鼻、足三里、上巨虚、条口、下巨虚、丰隆、解溪、冲阳、陷谷、内庭和厉兑 16 个经穴。上述共计 6 条经脉 83 个经穴。

其中以髌底上 2 寸为定位标志的经穴有 2 个。足阳明胃经的梁丘在股外侧肌与股直肌肌腱之间；足太阴脾经的血海在股内侧肌隆起处。（图 2-66）

以腘横纹为定位标志的经穴有 4 个，俱为合穴。足厥阴肝经的曲泉在半膜肌肌腱内侧凹陷中；足少阴肾经的阴谷在半膜肌肌腱外侧缘；足太阳膀胱经的委中在腘横纹中点，委阳在股二头肌腱的内侧缘。（图 2-67）

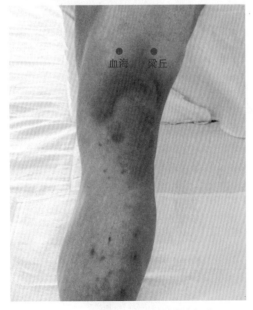

图 2-66　以髌底上 2 寸为定位标志

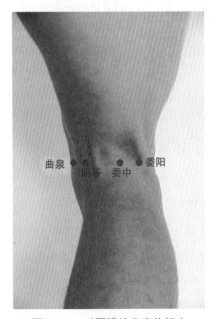

图 2-67　以腘横纹为定位标志

以外踝尖上 8 寸为定位标志的经穴有 2 个，都位于足阳明胃经。条口在胫骨前嵴一横指外，丰隆在胫骨前嵴两横指处。（图 2-68）

以外踝尖上 7 寸为定位标志的经穴有 4 个。足阳明胃经的下巨虚在胫骨前嵴一横指外；足少阳胆经有 2 个经穴，阳交在腓骨后缘，外丘在腓骨前缘；足太阳膀胱经的飞扬在腓肠肌外下缘与跟腱移行处。（图 2-69）

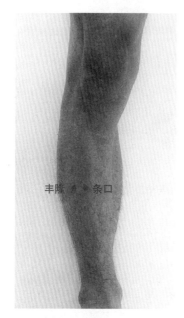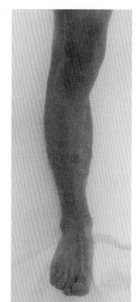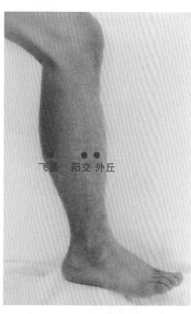

图 2-68　以外踝尖上 8 寸为定位标志　　　图 2-69　以外踝尖上 7 寸为定位标志

以内踝尖上 5 寸为定位标志的经穴有 2 个。足厥阴肝经的蠡沟在胫骨内侧面的中央；足少阴肾经的筑宾在比目鱼肌与跟腱之间。（图 2-70）

以内踝尖上 2 寸为定位标志的经穴有 2 个，都位于足少阴肾经。交信在胫骨内侧面后缘，复溜在跟腱前缘。（图 2-71）

以横平内踝尖或外踝尖为定位标志的经穴有 2 个。足太阳膀胱经的昆仑在外踝尖与跟腱之间的凹陷中；足少阴肾经的太溪在内踝尖与跟腱之间的凹陷中。（图 2-72）

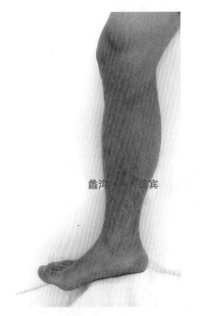

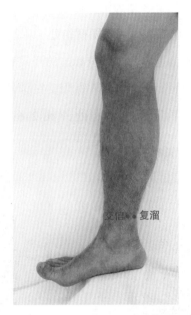

图 2-70　以外踝尖上 5 寸为定位标志　　　图 2-71　以内踝尖上 2 寸为定位标志

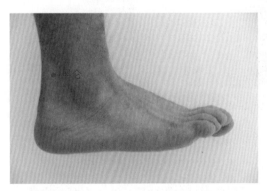

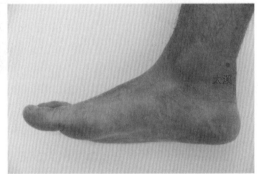

图 2-72　以横平内踝尖或外踝尖为定位标志

第三章 手太阴肺经

一、手太阴肺经循行

《灵枢·经脉》：肺手太阴之脉，起于中焦，下络大肠，还循胃口，上膈属肺。从肺系，横出腋下，下循臑内，行少阴、心主之前，下肘中，循臂内上骨下廉，入寸口，上鱼，循鱼际，出大指之端。

其支者，从腕后，直出次指内廉，出其端。

二、手太阴肺经腧穴

手太阴肺经循行从胸走手，两侧对称，一侧有 11 穴，首穴中府，末穴少商。其中胸部 2 穴，中府和云门，均位于前正中线旁开 6 寸的胸部外上侧，分别以肋间隙、锁骨或肩胛骨喙突内缘为定位标志。臂上 2 穴，天府和侠白，均位于肱二头肌桡侧缘，分别以腋前横纹头或肱二头肌为定位标志。前臂 5 穴，尺泽、孔最、列缺、经渠和太渊，均分布于臂内侧面上缘的尺泽与太渊连线上，分别以肘横纹、腕掌侧横纹、桡骨茎突或舟状骨为定位标志。手部 2 穴，鱼际和少商均分布于大拇指桡侧，分别以大鱼际侧的赤白肉际或大拇指指甲根角为定位标志。

1. 中府

【别名】

膺俞、膺中俞、膺中、府中俞、肺募、膺中外俞、龙颔。

【特异性】

肺之募穴，手太阴肺经与足太阴脾经的交会穴。

【定位】

在胸部外上侧，横平第 1 肋间隙，前正中线旁开 6 寸。

【点穴要领】

仰卧位或坐位点穴，以肋间隙和前正中线为定位标志。第1肋间隙指第1肋骨和第2肋骨之间的间隙，由锁骨往下循摸到的第1个肋骨为第1肋，其下为第1肋间隙。穴下有动脉。锁骨和肋骨均为体表易于触及的骨性标志。此处6寸以两乳晕内缘之间的横寸值为量取标准。先将乳晕内缘至前正中线的4寸平均分为2段，每段2寸；再将此2寸自乳晕内缘水平外移，即为前正中线旁开6寸。（图3-1）

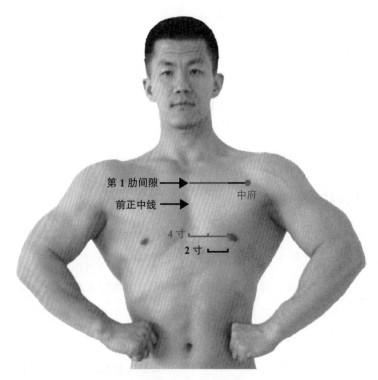

图3-1　中府

【简便取穴法】

两手叉腰立正，锁骨外侧端下缘三角窝处是云门穴，由云门穴垂直往下摸一条肋骨（平第1肋间隙）处即是本穴。（图3-2）

【主治】

①咳嗽、气喘、胸痛等胸肺病证；②肩背痛。

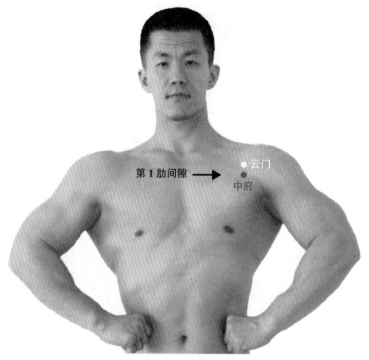

第1肋间隙 →　●云门
　　　　　　　　　●中府

图 3-2　中府简便取穴

2. 云门

【别名】

无。

【特异性】

无。

【定位】

在胸部外上方，锁骨下窝凹陷中，肩胛骨喙突内缘，前正中线旁开 6 寸。

【点穴要领】

坐位或仰卧位点穴，上举前臂，露出锁骨下窝，其间有动脉穿行，应手可得，以锁骨下窝和肩胛骨喙突或前正中线为定位标志。锁骨下窝位于锁骨中段偏外侧的下方，形状似三角形，举臂时易于显现。喙突在三角肌前缘，锁骨中外 1/3 下方，当肩关节后伸时，在锁骨下窝内稍加用力即可触及，有些胖人不易触及时，嘱其活动肩关节，即可触及喙突在指下滚动。此处 6 寸以两乳晕内缘之间的横寸值为量取标准。先将乳晕内缘至前正中线的 4 寸平均分为 2 段，每段 2 寸；再将此 2 寸自乳晕内缘水平外移，即为前正中线旁开 6 寸。（图 3-3）

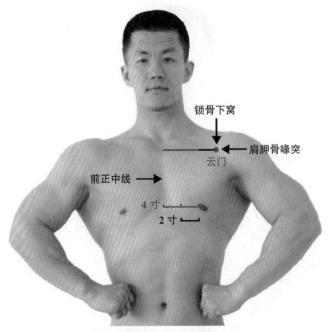

图 3-3 云门

【简便取穴法】

两手叉腰直立，胸部外上侧锁骨外侧端下缘的三角形凹窝正中处即是本穴。（图 3-4）

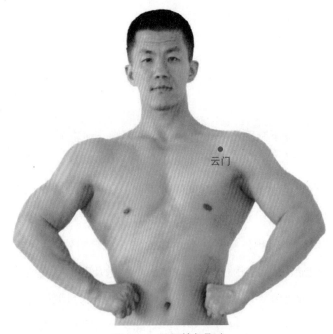

图 3-4 云门简便取穴

【主治】

①咳嗽、气喘、胸痛等肺胸病证；②肩背痛。

3. 天府

【别名】

无。

【特异性】

无。

【定位】

在上臂内侧面，腋前横纹头下 3 寸，肱二头肌桡侧缘处。

【点穴要领】

坐位或仰卧位点穴，手心朝上，以腋前横纹头和肱二头肌为定位标志。此处 3 寸以腋前横纹头至肘横纹之直寸值为量取标准。将腋前横纹头至肘横纹之 9 寸平均分为 3 段，每段 3 寸，上段 3 寸与中段 3 寸交界处即为腋下 3 寸。肱二头肌是位于上臂前侧的梭形肌肉，握拳屈肘，医生在前臂加一阻力对抗此动作可使该肌明显显现，女子和胖人不易显现或触及此肌肉，可在上臂内侧面的上缘约上 1/3 处触及搏动之动脉，应手处即是本穴。（图 3-5）

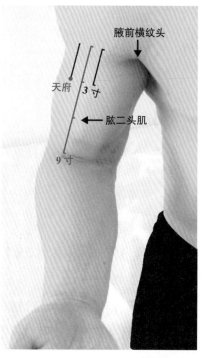

图 3-5 天府

【简便取穴法】

①坐位，臂向前平举，俯头，鼻尖接触上臂内侧处即是本穴。古人取本穴以墨涂鼻尖，举臂转头向鼻，墨点到处即是本穴。

②垂手，与乳头相平的臂内侧上缘处即是本穴。（图 3-6）

【主治】

①咳嗽、气喘、鼻衄等肺系病证；②瘿气；③上臂痛。

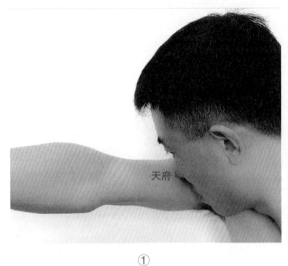
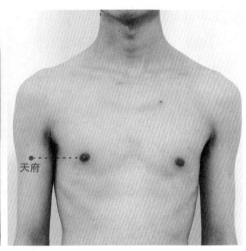

　　　　　①　　　　　　　　　　　　　　　　　②

图 3-6　天府简便取穴

4. 侠白

【别名】

无。

【特异性】

无。

【定位】

在前臂内侧面，腋前横纹头下 4 寸，肱二头肌桡侧缘处。

【点穴要领】

　　坐位或仰卧位点穴，以腋前横纹头和肱二头肌为定位标志。此处 4 寸以腋前横纹头至肘横纹之直寸值为量取标准。先将腋前横纹头至肘横纹之 9 寸平均分为 3 段，每段 3 寸；再将中段 3 寸平均分为 3 段，每段 1 寸，上段 1 寸与中段 1 寸交界处为腋下 4 寸。肱二头肌是位于上臂前侧的梭形肌肉，握拳屈肘，医生在前臂加一阻力对抗此动作可使该肌肉明显显现，穴在肱二头肌桡侧缘。（图 3-7）

【简便取穴法】

　　坐位，令两手伸直夹于乳旁，乳头触及处即是本穴。（图 3-8）

【主治】

　　①咳嗽、气喘等肺系病证；②心痛，干呕；③上臂痛。

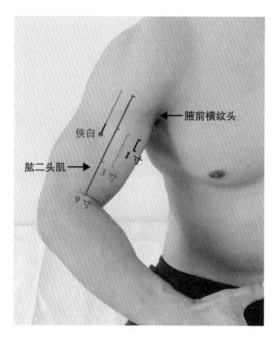

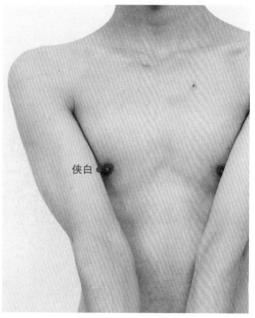

图 3-7　侠白　　　　　　　　　　　图 3-8　侠白简便取穴

5. 尺泽

【别名】

鬼受、鬼堂 [需与鬼穴十三针里的鬼堂（上星）区别]。

【特异性】

合穴。

【定位】

在肘区，肘横纹上，肱二头肌腱桡侧缘凹陷中。

【点穴要领】

坐位或卧位点穴，以肘横纹和肱二头肌腱为定位标志。微曲肘部，掌心向上，紧握拳，在肘横纹约中间部位可触及一条突起的肌腱即为肱二头肌腱，向桡侧继续循摸有动脉应手处即是本穴。微弯肘部上臂向内用力，同时加一向外拉的对抗力时肱二头肌腱更易显现。肘部同时出现几条肘横纹的，以远

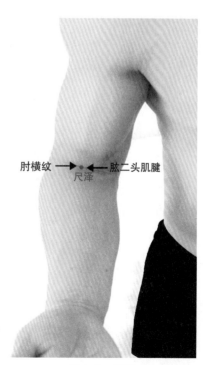

图 3-9　尺泽

心端为准。（图 3-9）

【简便取穴法】

无。

【主治】

①咳嗽、气喘、咯血、咽喉肿痛等肺系实热病证；②肘臂挛痛；③急性吐泻、中暑、小儿惊风等急症。

6.孔最

【别名】

无。

【特异性】

郄穴。

【定位】

在前臂掌侧面，腕掌侧远端横纹上 7 寸，在肘横纹上肱二头肌腱桡侧凹陷与腕掌侧横纹桡侧端连线上。

【点穴要领】

坐位或仰卧位点穴，仰掌伸臂，以腕掌侧远端横纹为定位标志。此处 7 寸以肘横纹至腕掌侧横纹的直寸值为量取标准。先将肘横纹至腕掌侧横纹之 12 寸平均分为 2 段，每段 6 寸；再将上段 6 寸平均分成 3 段，每段 2 寸；接着将下段 2 寸平均分为 2 段，上下 2 段交界处即为腕掌侧横纹上 7 寸。腕部有多条横纹的以远心端那条为准。穴在肘横纹上肱二头肌腱桡侧凹陷与腕掌侧横纹桡侧端连线上。（图 3-10）

【简便取穴法】

无。

【主治】

①鼻衄、咯血、咳嗽、气喘、咽喉肿痛等肺系病证；②肘臂挛痛。

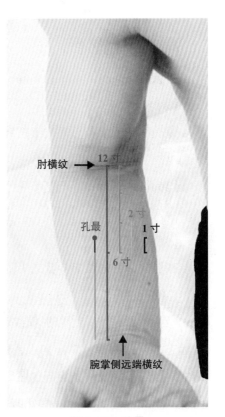

图 3-10 孔最

7. 列缺

【别名】

童玄、龙元、腕劳。

【特异性】

络穴，八脉交会穴（通任脉）。

【定位】

在桡骨茎突上方，腕掌侧远端横纹上 1.5 寸。

【点穴要领】

坐位或仰卧位点穴，侧掌，以桡骨茎突和腕掌侧远端横纹为定位标志。桡骨茎突为腕部桡侧的明显凸起，拇指向下时此凸起更易显现及触及。此处 1.5 寸以肘横纹至腕掌侧横纹的直寸值为量取标准。先将肘横纹至远端腕掌侧横纹之 12 寸平均分为 2 段，每段 6 寸；再将下段 6 寸平均分为 2 段，每段 3 寸；接着将下段 3 寸平均分为 2 段，上下 2 段交界处即为腕掌侧横纹上 1.5 寸处。（图 3–11）

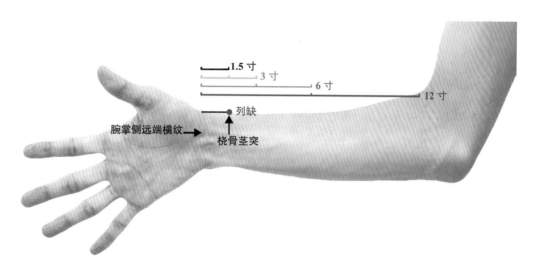

图 3–11 列缺

【简便取穴法】

①两手张开虎口，垂直交叉，一侧食指压于另一侧的腕后桡侧高骨上，当食指尖所触及处即是本穴。

②握拳，掌心向内，手腕稍下垂，腕后桡侧可见一高突骨，其上方用力握拳时可见的凹陷处即是本穴。

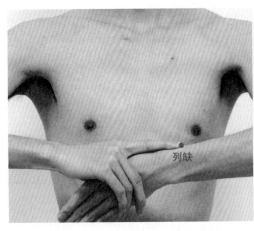
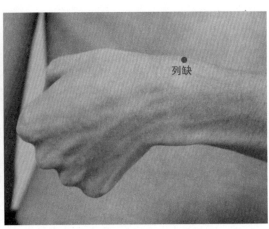

①　　　　　　　　　　　　　　　②

图 3-12　列缺简便取穴

【主治】

①咳嗽、气喘、咽喉肿痛等肺系病证；②偏正头痛、齿痛、项强痛、口眼㖞斜等头面部病证；③手腕痛。

8. 经渠

【别名】

无。

【特异性】

经穴。

【定位】

在腕掌侧远端横纹上 1 寸，桡骨茎突与桡动脉之间。

【点穴要领】

坐位或仰卧位点穴，仰掌伸臂，以腕掌侧远端横纹、桡骨茎突与桡动脉为定位标志。此处 1 寸以肘横纹至腕掌侧横纹的直寸值为量取标准。先将肘横纹至腕掌侧横纹之12 寸分为 2 段，每段 6 寸；再将下段 6 寸平均分为 3 段，每段 2 寸；接着将下段 2 寸平均分为 2 段，上下 2 段交界处即为远端腕掌侧横纹上 1 寸处。桡骨茎突为腕部桡侧明显向下的凸起，拇指向下时此凸起更易显现及触及。桡动脉为腕区桡侧动脉，将手指并拢与腕掌侧横纹平行放置于另一手腕掌面的桡侧缘，指腹下触及的搏动感即为桡动脉。需注意桡动脉在此为定位标志，针刺时要避开。（图 3-13）

【简便取穴法】

将拇指指间横纹尺侧端沿腕掌侧远端横纹桡侧头垂直放置，桡侧端所对应处即为本穴。（图3-14）

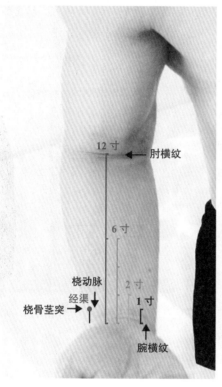

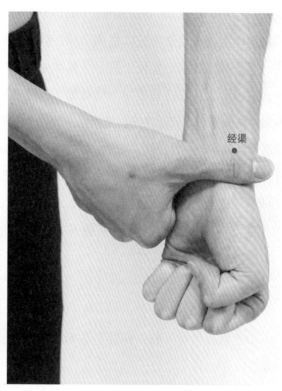

| 图 3-13　经渠 | 图 3-14　经渠简便取穴 |

【主治】

①咳嗽、气喘、胸痛、咽喉肿痛等肺系病证；②手腕痛。

9. 太渊

【别名】

鬼心、太泉、大泉。

【特异性】

输穴，原穴，八会穴之脉会。

【定位】

①在腕前区，在腕掌侧横纹的桡侧端，桡动脉搏动处；②在腕前区，桡骨茎突与舟状骨之间，拇长展肌腱尺侧的凹陷中。

【点穴要领】

坐位或仰卧位点穴，仰掌伸臂，以腕掌侧横纹、桡动脉、桡骨茎突或舟骨为定位标志。腕掌侧横纹如出现多条，以远心端为准，穴在腕掌侧横纹的桡侧端上。桡动脉为腕区桡侧动脉，将手指并拢与腕掌侧横纹平行放置于另一手腕掌面的桡侧缘，指腹下触及的搏动感即为桡动脉。桡骨茎突为腕部桡侧唯一之骨性突起，拇指向下时此凸起更易显现及触及。舟骨是腕关节的一块小骨头，腕部背伸时，在腕部远端靠近桡侧处可触及舟骨。拇长展肌腱位于腕背侧最外面，当拇指外展时，于桡骨茎突的远侧可清楚看到或触及。（图3-15）

【简便取穴法】

无。

【主治】

①咳嗽、气喘等肺系病证；②无脉症；③腕臂痛。

10. 鱼际

【别名】

无。

【特异性】

荥穴。

【定位】

在手外侧，第1掌骨桡侧中点赤白肉际处。

【点穴要领】

坐位或卧位点穴，立掌，以第1掌骨为定位标志。第1掌骨位于手掌桡侧，皮下易于触及。赤白肉际处为手背侧与掌侧的皮肤颜色不一的交界处，也是手背侧与掌侧的交界处，当两侧皮肤颜色不易区分时，以皮肤纹理区别。（图3-16）

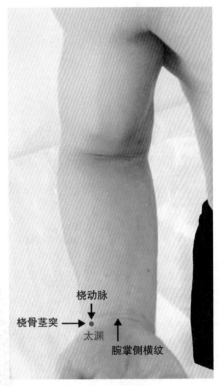

桡动脉

桡骨茎突 → 太渊

腕掌侧横纹

图3-15 太渊

【简便取穴法】

曲肘立掌，手掌桡侧呈鱼腹状的高大隆起为鱼际，穴在此隆起的中点。（图3-17）

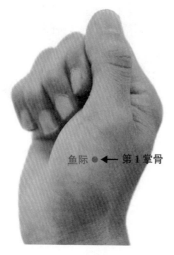

图3-16　鱼际

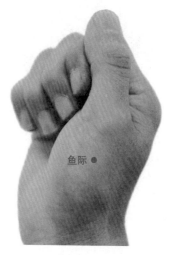

图3-17　鱼际简便取穴

【主治】

①咳嗽、咯血、咽干、咽喉肿痛、失音等肺系实热病证；②掌中热；③小儿疳积。

11. 少商

【别名】

鬼信（十三鬼穴之一）。

【特异性】

井穴。

【定位】

在拇指末节桡侧，指甲根角侧上方0.1寸。

【点穴要领】

坐位或卧位点穴，以拇指桡侧指甲根角为定位标志。点穴时需俯掌令拇指指甲向上或微握拳令拇指放于食指之上，充分显露拇指桡侧指甲根角。（图3-18）

【简便取穴法】

伏掌，伸出拇指，沿拇指指甲底部与桡侧缘所引垂线之交点处即是本穴。（图3-19）

【主治】

①咽喉肿痛、鼻衄、高热等肺系实热病证；②昏迷、癫狂等急症。

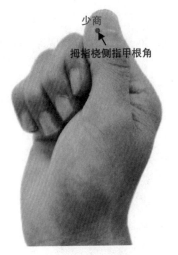

少商

拇指桡侧指甲根角

图 3-18 少商

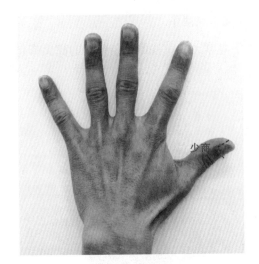

少商

图 3-19 少商简便取穴

附：手太阴肺经经穴分寸歌（11穴）

太阴肺经十一穴，起于中府终少商。

中府一肋旁六寸，云门锁下六寸邦。

天府腋下三寸求，侠白肘纹五寸上。

尺泽肘纹桡侧陷，孔最腕上七寸藏。

列缺腕侧一寸半，经渠腕纹一寸当。

太渊掌后横纹头，鱼际第一掌骨中。

少商大指桡侧端，指甲根角穴明扬。

第四章　手阳明大肠经

一、手阳明大肠经循行

《灵枢·经脉》：大肠手阳明之脉，起于大指次指之端，循指上廉，出合谷两骨之间，上入两筋之中，循臂上廉，入肘外廉，上臑外前廉，上肩，出髃骨之前廉，上出于柱骨之会上，下入缺盆，络肺，下膈，属大肠。

其支者，从缺盆上颈，贯颊，入下齿中，还出挟口，交人中，左之右，右之左，上挟鼻孔。

二、手阳明大肠经腧穴

手阳明大肠经循行从手走头，两侧对称，一侧有 20 穴，首穴商阳，末穴迎香。上肢 14 穴均位于上肢背面桡侧，其中手部 4 穴，商阳、二间、三间和合谷均分布于手背侧，分别以第 2 指指甲根角、第 2 掌指关节或第 2 掌骨为定位标志；腕区 1 穴阳溪，以腕背横纹和鼻烟窝为定位标志；前臂 5 穴，偏历、温溜、下廉、上廉和手三里，均位于阳溪与曲池连线上，分别以腕背侧横纹或肘横纹为定位标志；肘区 1 穴曲池，以肱二头肌腱和肱骨外上髁为定位标志；臂部 3 穴，肘髎、手五里和臂臑，分别以肱骨外上髁、肘横纹或三角肌为定位标志。肩部 2 穴，肩髃和巨骨，分别以肩峰端、肱骨大结节、锁骨肩峰端或肩胛冈为定位标志。颈部 2 穴，天鼎和扶突，分别以环状软骨、喉结或胸锁乳突肌为定位标志。面部 2 穴，口禾髎和迎香，分别以人中沟、鼻孔外缘、鼻翼外缘或鼻唇沟为定位标志。

1. 商阳

【别名】

绝阳、而明。

【特异性】

井穴。

【定位】

在食指桡侧，指甲角根下方 0.1 寸。

【点穴要领】

坐位或卧位点穴，俯掌或仰掌微握拳，以食指桡侧指甲根角为定位标志。需注意穴在食指桡侧，靠近拇指侧。（图 4-1）

【简便取穴法】

无。

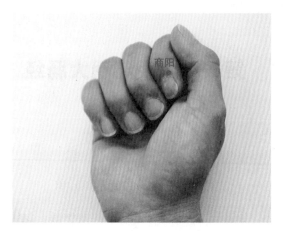

图 4-1 商阳

【主治】

①齿痛、咽喉肿痛等五官病；②热病、昏迷等热证、急症。

2. 二间

【别名】

间谷。

【特异性】

荥穴。

【定位】

在食指桡侧，第 2 掌指关节远心端，赤白肉际处。

【点穴要领】

坐位或仰卧位点穴，立掌或俯掌，半握拳或微曲食指，以第 2 掌指关节为定位标志。第 2 掌指关节为食指与手掌连接处的骨性凸起，点穴时可明显触摸到此凸起远心端下方的凹陷，穴在此凹陷中的赤白肉际处。赤白肉际处为手背侧与掌侧的交界处，皮肤颜色明显不一致，如此处皮肤颜色难以分辨时，以两侧的皮肤纹理区分。（图 4-2）

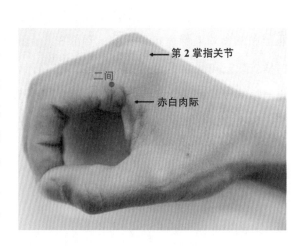

图 4-2 二间

【简便取穴法】

无。

【主治】

①鼻衄、齿痛等五官病；②热病。

3. 三间

【别名】

少谷。

【特异性】

输穴。

【定位】

在手背，第2掌指关节桡侧近心端凹陷中。

【点穴要领】

坐位或仰卧位点穴，立掌或俯掌，半握拳或微曲食指，以第2掌指关节为定位标志。第2掌指关节为食指与手掌连接处的骨性凸起。点穴时可明显触摸到此凸起近心端下方的凹陷，穴在此凹陷中。需注意的是本穴与二间均以第2掌指关节为定位标志。本穴在近心端，靠近掌侧，二间在远心端，靠近食指端。（图4-3）

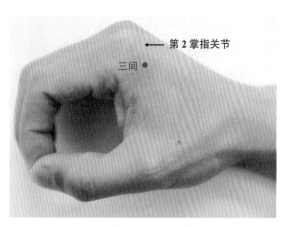

图4-3　三间

【简便取穴法】

无。

【主治】

①齿痛、咽喉肿痛等五官病；②腹胀、肠鸣等肠腑病证；③嗜睡。

4. 合谷

【别名】

虎口。

【特异性】

原穴。

【定位】

在手背，第2掌骨桡侧的中点处。

【点穴要领】

坐位或卧位点穴，俯掌或立掌，以第2掌骨为定位标志。掌骨在手背皮下易于触及，腕关节屈曲时，第2掌骨更易显现。穴在第2掌骨桡侧的中点处。（图4-4）

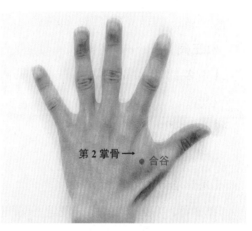

图4-4 合谷

【简便取穴法】

①拇、食指张开，尽量暴露指蹼缘，以另一手的拇指指间横纹对准拇指、食指间指蹼缘，当拇指弯曲下压时，拇指尖所指之处即是本穴。

②拇、食指并拢，两指掌骨间有一肌肉隆起（骨间背侧肌），隆起的肌肉顶端即是本穴。（图4-5）

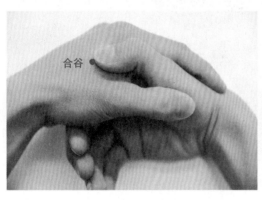

①

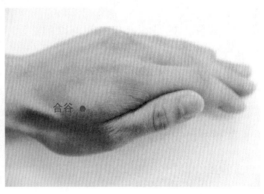

②

图4-5 合谷简便取穴

【主治】

①头痛、目赤肿痛、齿痛、鼻衄、口眼㖞斜、耳聋等头面五官病证；②发热恶寒等外感病证；③热病无汗或多汗；④痛经、经闭、滞产等妇科病证；⑤各种痛证，为牙拔

除术、甲状腺手术等五官及颈部手术针麻常用穴。

5. 阳溪

【别名】

中魁。

【特异性】

经穴。

【定位】

在腕区，腕背侧横纹桡侧，解剖学鼻烟窝凹陷中。

【点穴要领】

坐位或卧位点穴，俯掌或立掌，以腕背侧横纹、鼻烟窝为定位标志。腕背出现多条横纹时以远心端横纹为定位标志，穴在横纹的桡侧头。点穴时拇指上翘，腕部会出现一明显凹陷，即鼻烟窝，当拇指上翘腕背侧的凹陷不明显时，用手循摸可触到两条凸起的肌腱，两肌腱之间的凹陷即为鼻烟窝，穴在鼻烟窝中。需要注意的是拇指上翘是定位所需，针刺时拇指复位。（图 4-6）

【简便取穴法】

立掌，拇指上翘，腕背桡侧出现一凹陷，穴在凹陷中。（图 4-7）

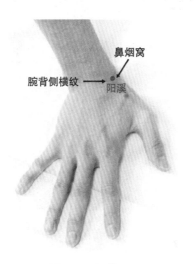

图 4-6　阳溪

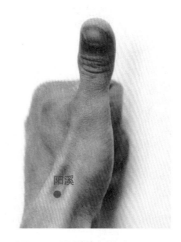

图 4-7　阳溪简便取穴

【主治】

①头痛、目赤肿痛、耳聋等头面五官病证；②手腕痛。

6. 偏历

【别名】

无。

【特异性】

络穴。

【定位】

在前臂，腕背侧远端横纹上 3 寸，腕背横纹桡侧端与肘横纹桡侧端的连线上。

【点穴要领】

坐位或仰卧位点穴，伸臂立掌，以腕背横纹、肘横纹为定位标志。此处 3 寸以肘横纹到腕背侧横纹的直寸值为量取标准。先将肘横纹至腕背侧横纹之 12 寸平均分为 2 段，每段 6 寸；再将下段 6 寸平均分为 2 段，上下两段交点即为腕背侧横纹上 3 寸。穴在肘横纹桡侧端与腕背横纹桡侧端的连线上。需注意两横纹均以远心端横纹为定位标志。（图 4-8）

【简便取穴法】

2～5 指并拢，将小指尺侧缘沿腕背横纹桡侧端水平放置，食指桡侧缘与肘横纹桡侧端和腕背横纹桡侧端连线的对应处即为本穴。（图 4-9）

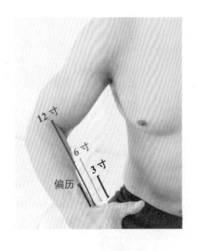

图 4-8　偏历

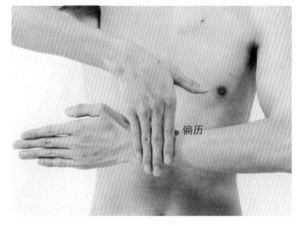

图 4-9　偏历简便取穴

【主治】

①耳鸣、鼻衄；②手臂酸痛；③腹部胀满；④水肿。

7. 温溜

【别名】

逆注、蛇头、地头、通注、池头、温留。

【特异性】

郄穴。

【定位】

在前臂，腕背侧远端横纹上 5 寸，腕背横纹桡侧端与肘横纹桡侧端的连线上。

【点穴要领】

坐位或仰卧位点穴，伸臂立掌，以肘横纹与腕背横纹为定位标志。此处 5 寸以肘横纹到腕背横纹的直寸值为量取标准。先将肘横纹至腕背侧横纹之 12 寸平均分为 2 段，每段 6 寸；再将下段 6 寸平均分为 2 段，每段 3 寸；接着将上段 3 寸平均分为 3 段，每段 1 寸，上段 1 寸与中段 1 寸的交界处即为腕背侧横纹上 5 寸。穴在前臂外侧上缘，腕背横纹桡侧端与肘横纹桡侧端的连线上。需注意两横纹均以远心端横纹为定位标志。（图 4-10）

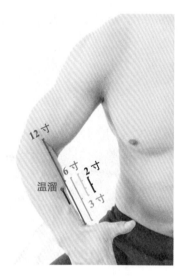

图 4-10　温溜

【简便取穴法】

无。

【主治】

①急性肠鸣、腹痛等肠腑病证；②疔疮；③头痛、面肿、咽喉肿痛等头面病证；④肩背酸痛。

8. 下廉

【别名】

手下廉。

【特异性】

无。

【定位】

在前臂，肘横纹下 4 寸，腕背横纹桡侧端与肘横纹桡侧端的连线上。

【点穴要领】

坐位或仰卧位点穴，伸臂立掌，以肘横纹和腕背横纹为定位标志。此处4寸以肘横纹到腕背侧横纹的直寸值为量取标准。将肘横纹至腕背侧横纹之12寸平均分为3段，每段4寸，上段4寸与中段4寸的分界处即为肘横纹下4寸，穴在腕背横纹桡侧端与肘横纹桡侧端的连线上。需注意两横纹均以远心端横纹为定位标志。（图4-11）

【简便取穴法】

无。

【主治】

①肘臂痛；②头痛、眩晕、目痛；③腹胀、腹痛等肠腑病证。

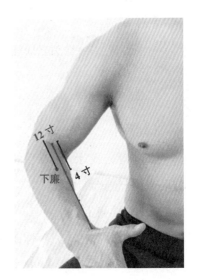

图4-11　下廉

9. 上廉

【别名】

手上廉。

【特异性】

无。

【定位】

在前臂，肘横纹下3寸，腕背横纹桡侧端与肘横纹桡侧端的连线上。

【点穴要领】

坐位或仰卧位点穴，伸臂立掌，以肘横纹与腕背横纹为定位标志。此处3寸以肘横纹到腕背侧横纹的直寸值为量取标准。先将肘横纹至腕背横纹之12寸平均分为2段，每段6寸；再将上段6寸平均分为2段，上下两段交界处即为肘横纹下3寸。穴在前臂外侧上缘，腕背横纹桡侧端与肘横纹桡侧端的连线上。需注意两横纹均以远心端横纹为定位标志。（图4-12）

【简便取穴法】

2～5指并拢，将食指桡侧缘沿肘横纹水平放置，小指尺侧缘与腕背横纹桡侧端和肘横纹桡侧端的连线交界处即为本穴位置。（图4-13）

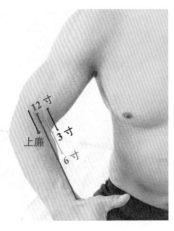

图 4-12 上廉

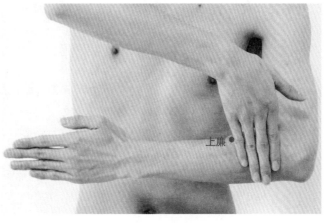

图 4-13 上廉简便取穴

【主治】

①肘臂痛，半身不遂，手臂麻木；②头痛；③肠鸣、腹痛。

10. 手三里

【别名】

三里、上三里、鬼邪。

【特异性】

无。

【定位】

在前臂，肘横纹下 2 寸，腕背横纹桡侧端与肘横纹桡侧端的连线上。

【点穴要领】

坐位或仰卧位点穴，伸臂立掌，以肘横纹与腕背横纹为定位标志。此处 2 寸以肘横纹到腕背横纹的直寸值为量取标准。先将肘横纹至腕背侧横纹之 12 寸平均分为 3 段，每段 4 寸；再将上段 4 寸平均分为 2 段，上下两段交界处即为肘横纹下 2 寸。穴在前臂外侧上缘，腕背横纹桡侧端与肘横纹桡侧端的连线上。需注意两横纹均以远心端横纹为定位标志。（图 4-14）

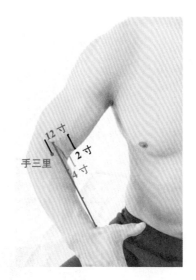

图 4-14 手三里

【简便取穴法】

无。

【主治】

①手臂无力，上肢不遂；②腹痛，腹泻；③齿痛，颊肿。

11. 曲池

【别名】

鬼臣、阳泽、鬼腿。

【特异性】

合穴。

【定位】

在肘区，肘横纹上，肱二头肌腱桡侧凹陷与肱骨外上髁连线的中点。

【点穴要领】

坐位或仰卧位点穴，微屈肘或屈肘90°，以肘横纹、肱二头肌腱和肱骨外上髁为定位标志。微屈肘或加一力对抗屈肘时，肘横纹上肱二头肌腱明显可见或易于触及。当肘关节处于半屈状态时，肘关节外侧可摸到的较粗糙骨性凸起即为肱骨外上髁，位于肱骨小头上外侧。穴在肘横纹上，肱二头肌腱桡侧凹陷与肱骨外上髁连线的中点。（图4-15）

【简便取穴法】

仰掌曲肘成45°，约肘横纹桡侧头即是本穴。（图4-16）

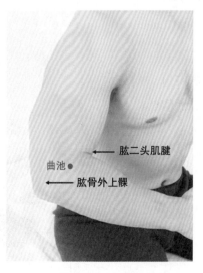

图4-15　曲池

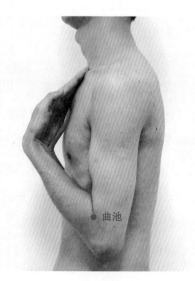

图4-16　曲池简便取穴

【主治】

①手臂痹痛，上肢不遂；②热病；③眩晕；④腹痛、吐泻等肠胃病证；⑤咽喉肿痛、齿痛、目赤肿痛等五官热性病证；⑥瘾疹、湿疹、瘰疬等皮肤科病证；⑦癫狂。

12. 肘髎

【别名】

肘尖。

【特异性】

无。

【定位】

在肘区，肱骨外上髁上缘，髁上嵴的前缘。

【点穴要领】

坐位或仰卧位点穴，屈肘，以肱骨外上髁及髁上嵴为定位标志。当肘关节处于半屈状态时，肘关节外侧可摸到的较粗糙骨性凸起即为肱骨外上髁。沿肱骨外上髁向上循摸，易于触及髁上嵴，穴在髁上嵴的前缘。（图4-17）

【简便取穴法】

无。

【主治】

肘臂部疼痛、麻木、挛急等。

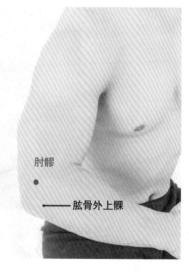

图4-17　肘髎

13. 手五里

【别名】

五里、臂五里、尺之五间、尺之五里，手之五里。

【特异性】

无。

【定位】

在臂部，肘横纹上3寸，肘横纹桡侧端与肩峰外侧端前缘的连线上。

【点穴要领】

坐位或仰卧位点穴，以肘横纹桡侧端与肩峰外侧端前缘为定位标志。此处3寸以腋前横纹头到肘横纹的直寸值为量取标准。将腋前横纹头至肘横纹之9寸平均分为3段，每段3寸，下段3寸与中段3寸交界处即为肘横纹上3寸。穴在肘横纹桡侧端与肩峰外侧端前缘的连线上。（图4-18）

【简便取穴法】

2～5指并拢，将小指尺侧缘沿肘横纹桡侧端水平放置，食指桡侧缘与肘横纹桡侧端和肩峰外侧端前缘连线的交点即为本穴位置。（图4-19）

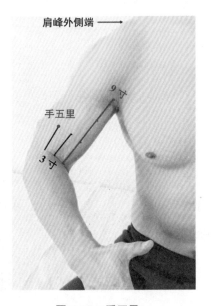

图4-18　手五里

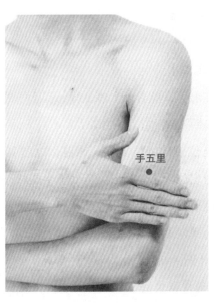

图4-19　手五里简便取穴

【主治】

①肘臂挛痛；②瘰疬。

14. 臂臑

【别名】

头冲、颈冲、背臑、臂脑、别阳。

【特异性】

无。

【定位】

在臂外侧，在曲池与肩髃的连线上，与三角肌前缘相交处。

【点穴要领】

坐位或仰卧位点穴，以肘横纹和三角肌为定位标志。此处 7 寸以腋前横纹头到肘横纹的直寸值为量取标准。先将肘横纹至腋前横纹之 9 寸平均分 3 段，每段 3 寸；再将上段 3 寸平均分为 3 段，每段 1 寸，中段 1 寸与下段 1 寸交界处即为肘横纹上 7 寸。三角肌为覆盖于肱骨上端的三角形肌肉，当上臂抗阻力使肩关节外展时，在肩关节处易于显示并能触及三角肌的轮廓，前后缘尤为明显，穴在三角肌的前缘。（图 4-20）

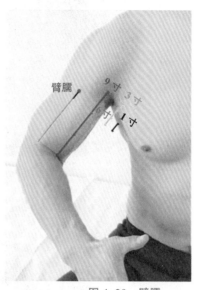

图 4-20　臂臑

【简便取穴法】

无。

【主治】

①肩臂疼痛不遂、颈项拘挛等痹证；②瘰疬；③目疾。

15. 肩髃

【别名】

髃骨、中肩井、扁骨、尚骨、肩尖、偏骨、肩井。

【特异性】

手阳明大肠经与阳跷脉的交会穴。

【定位】

在肩部，肩峰外侧缘前端与肱骨大结节两骨间凹陷中。

【点穴要领】

坐位或侧卧位点穴，上臂平举，以肩峰与肱骨大结节为定位标志。顺着肩胛冈向外上方循摸，触到扁平的骨性凸起为肩峰，位于三角肌中部的直上方。肱骨大结节位于肱骨上端的外侧，凸出于肩峰外上方，是肩部外侧明显的骨性标志。上臂外展至水平时，在肩部上方出现两个凹陷，前面的凹陷即是本穴。（图 4-21）

【简便取穴法】

屈肘紧握拳，上肢用力令肌肉紧张，上臂外部肩关节上可见一三角形肌肉（三角肌），该肌肉的上部中央即是本穴。（图 4-22）

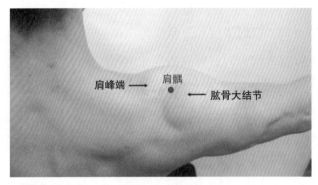

图 4-21 肩髃

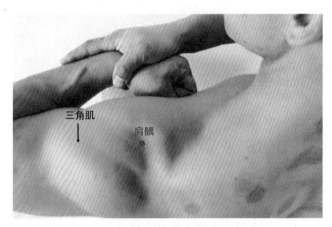

图 4-22 肩髃简便取穴

【主治】

①肩臂挛痛、上肢不遂；②瘾疹。

16. 巨骨

【别名】

无。

【特异性】

手阳明大肠经与阳跷脉的交会穴。

【定位】

在肩胛区，锁骨肩峰端与肩胛冈之间凹陷中。

【点穴要领】

坐位或俯卧位点穴，以锁骨肩峰端和肩胛冈为定位标志。锁骨外侧端又称锁骨肩峰端，沿锁骨中部向外侧循摸，可触及扁平的明显凸出的锁骨肩峰端。肩胛冈是肩胛骨背面上部的一条横行骨嵴，可在皮下清晰触及。穴在锁骨肩峰端与肩胛冈之间的凹陷中。（图 4-23）

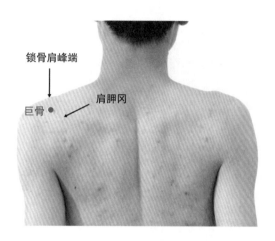

图 4-23 巨骨

【简便取穴法】

无。

【主治】

①肩臂挛痛，臂不举；②瘰疬，瘿气。

17. 天鼎

【别名】

天顶、天盖、天项。

【定位】

在颈部，横平环状软骨，胸锁乳突肌后缘。

【点穴要领】

坐位或仰卧位点穴，以环状软骨和胸锁乳突肌为定位标志。环状软骨形如指环，构成喉的底座，位于喉结的下方。胸锁乳突肌位于颈部两侧皮下，是颈部诸多肌肉中最大、最粗的一条，当头稍低向一侧转动时，对侧胸锁乳突肌即明显隆起，穴在

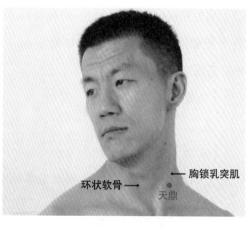

图 4-24 天鼎

胸锁乳突肌后缘。（图4-24）

【简便取穴法】

无。

【主治】

①暴暗气哽、咽喉肿痛、吞咽困难等咽喉病证；②瘰疬，瘿气。

18. 扶突

【别名】

水穴、水泉。

【特异性】

无。

【定位】

在颈部，横平喉结，胸锁乳突肌前、后缘中间。

【点穴要领】

坐位或卧位点穴，以喉结和胸锁乳突肌为定位标志。喉结为咽喉部明显的软骨凸起，男子的喉结大而突出，易于辨识；女子的喉结小而隐蔽，将指腹放在咽喉中部，可触摸到随吞咽动作活动的喉结。胸锁乳突肌位于颈部两侧皮下，是颈部诸多肌肉中最大、最粗的一条，当头稍低向一侧转动时，对侧胸锁乳突肌即明显隆起，穴在胸锁乳突肌前、后缘之间。（图4-25）

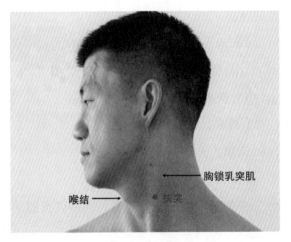

图4-25　扶突

【简便取穴法】

无。

【主治】

①咽喉肿痛、暴暗、吞咽困难等咽喉病证；②瘿气，瘰疬；③呃逆；④咳嗽，气喘；⑤颈部手术针刺麻醉用穴。

19. 口禾髎

【别名】

和窌、长频、长颊、长髎、长频、颐。

【特异性】

无。

【定位】

在面部，横平人中沟上 1/3 与下 2/3 交点，鼻孔外缘直下。

【点穴要领】

坐位或仰卧位点穴，以人中沟和鼻孔为定位标志。人中沟为鼻口中间纵行的凹沟，将人中沟纵行平均分成 3 段，穴在上 1/3 与下 2/3 交点的水平线与经鼻孔外缘垂线的交点上。（图 4-26）

【简便取穴法】

无。

【主治】

鼻塞、衄衊、口㖞、口噤等口鼻部病证。

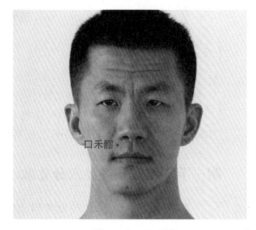

图 4-26　口禾髎

20. 迎香

【别名】

冲阳。

【特异性】

手阳明大肠经与足阳明胃经的交会穴。

【定位】

在面部，鼻翼外缘中点旁，鼻唇沟中。

【点穴要领】

坐位或仰卧位点穴，以鼻翼外缘中点和鼻唇沟为定位标志。鼻翼为鼻尖两侧的圆形隆起。鼻唇沟为鼻翼两侧至嘴角两侧的纵行浅沟。穴在平鼻翼外缘中点的鼻唇沟中。（图 4-27）

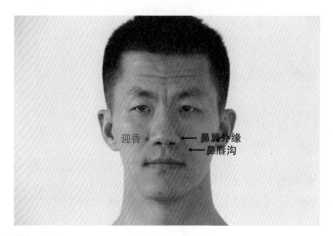

图 4-27　迎香

【简便取穴法】

无。

【主治】

①鼻塞、鼽衄等鼻病；②口㖞、面痒等口面部病证；③胆道蛔虫病。

附：手阳明大肠经经穴分寸歌（20 穴）

阳明大肠二十穴，起自商阳止迎香。

商阳食指甲根边，二间握拳节前方。

三间捏拳节后陷，合谷一二掌骨藏。

阳溪翘指烟壶中，偏历腕后三寸良。

腕上五寸温溜在，肘下四寸下廉乡。

肘下三寸上廉穴，肘下二寸三里邦。

曲池尽在肘纹端，肘髎肱骨外髁旁。

肘上三寸手五里，臂臑肘上七寸量。

肩髃举臂前凹中，巨骨肩峰冈陷当。

天鼎平环胸锁后，扶突平喉胸锁央。

禾髎鼻外平水沟，鼻翼中点迎香撞。

左脉到右至鼻孔，大肠经穴得益彰。

第五章　足阳明胃经

一、足阳明胃经循行

《灵枢·经脉》：胃足阳明之脉，起于鼻，交頞中，旁约太阳之脉，下循鼻外，入上齿中，还出挟口，环唇，下交承浆，却循颐后下廉，出大迎，循颊车，上耳前，过客主人，循发际，至额颅。

其支者，从大迎前，下人迎，循喉咙，入缺盆，下膈，属胃，络脾。

其直者，从缺盆下乳内廉，下挟脐，入气街中。

其支者，起于胃口，下循腹里，下至气街中而合。以下髀关，抵伏兔，下膝髌中，下循胫外廉，下足跗，入中指内间。

其支者，下膝三寸而别，下入中指外间。

其支者，别跗上，入大指间，出其端。

二、足阳明胃经腧穴

足阳明胃经从头走足，两侧对称，一侧有 45 穴，首穴承泣，末穴厉兑。面部 8 穴，承泣、四白、巨髎、地仓、大迎、颊车、下关和头维，其中承泣、四白、巨髎和地仓 4 穴均分布在瞳孔直下的垂线上，此线定位时须注意眼睛正视前方，保持瞳孔位于眼睛正中间位置；8 穴分别以瞳孔、鼻翼、口角、下颌角、颧弓、咬肌、下颌切迹或额角发际等为定位标志。颈部 4 穴，人迎、水突、气舍和缺盆，均分布在颈部侧面，其中人迎和水突分布在胸锁乳突肌前缘，4 穴分别以喉结、胸锁乳突肌、颈总动脉、环状软骨或锁骨等为定位标志。胸部 6 穴，气户、库房、屋翳、膺窗、乳中和乳根，除乳中外，其他 5 穴均位于前正中线旁开 4 寸的垂线上，此垂线以乳晕内缘为定位标志且平行于前正中线，各穴分别以锁骨、肋间隙或乳头为定位标志。腹部 11 穴，其中脐上 6 穴，不容、承满、梁门、关门、太乙和滑肉门，脐中 1 穴天枢，脐下 4 穴，外陵、大巨、水道和归来；11 穴均位于前正中线旁开 2 寸的垂线上，此线以乳晕内缘至前正中线的中点为定位标志且平行于前正中线，各穴分别以前正中线或脐中为定位标志。腹股沟区 1 穴气冲，以耻骨联合或股动脉为定位标志。下肢 15 穴，其中股前区 4 穴，髀关、伏兔、阴市和梁丘，分别以股直肌、缝匠肌、阔筋膜张肌、髂前上棘、髌底或股外侧肌为定位标志；膝前区 1 穴犊鼻，以髌韧带为定位标志；小腿外侧 5 穴，足三里、上巨虚、条口、下巨虚和丰隆，分别以胫骨前嵴、外膝眼或外踝尖为定位标志；踝部 1 穴解溪，以踇长伸肌腱和趾长伸肌腱为定位标志；足背部 4 穴，冲阳、陷谷、内庭和厉兑，分别以第 2 跖骨，楔状骨，足背动脉，第 2、3 跖趾关节，趾蹼缘或第 2 足趾趾甲根角为定位标志。

1. 承泣

【别名】

鼷穴、面窌、面髎、目下、谿穴、鼠穴。

【特异性】

足阳明胃经、阳跷脉与任脉的交会穴

【定位】

在面部，眼球与眶下缘之间，目正视，瞳孔直下。

【点穴要领】

坐位或仰卧位点穴，以瞳孔和眶下缘为定位标志。点穴时需保持目正视，使瞳孔的位置居于眼睛正中间。眶下缘是眼眶口的下缘，在下眼睑内可清楚地摸到一骨缘，即眶下缘。（图 5-1）

【简便取穴法】

无。

【主治】

①眼睑瞤动、迎风流泪、夜盲、近视等目疾；②口眼㖞斜，面肌痉挛。

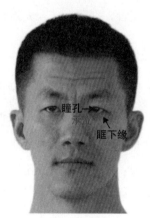

图 5-1 承泣

2. 四白

【别名】

面鼽、骨空。

【特异性】

无。

【定位】

在面部，眶下孔处。

【点穴要领】

坐位或仰卧位点穴，以瞳孔和眶下孔为定位标志。点穴时需保持两目正视，使瞳孔的位置居于眼睛正中间。眶下孔也叫眶下切迹，位于鼻尖至眼外角连线的中点，或以手指按压眶下区，骨面最凹的部分即为眶下孔所在处，当两目正视时，眶下切迹在经过瞳孔的垂直线上。（图5-2）

【简便取穴法】

端坐正视，瞳孔直下与平鼻翼下缘水平线之交点即为巨髎穴，巨髎穴与瞳孔间的中点即是本穴。（图5-3）

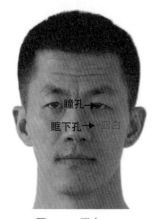

图5-2　四白

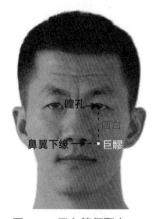

图5-3　四白简便取穴

【主治】

①目赤痛痒、眼睑眴动、目翳等眼部病证；②口眼㖞斜、面痛、面肌痉挛等面部病证；③头痛，眩晕。

3. 巨髎

【别名】

无。

【特异性】

足阳明胃经与阳跷脉的交会穴。

【定位】

在面部，横平鼻翼下缘，目正视，瞳孔直下。

【点穴要领】

坐位或仰卧位点穴，以瞳孔和鼻翼下缘为定位标志。鼻翼为鼻尖两侧呈弧形隆起的部分。点穴时需保持目正视，使瞳孔的位置居于眼睛正中间。瞳孔直下的垂线与鼻翼下缘的水平线之交点即为本穴。（图5-4）

【简便取穴法】

无。

【主治】

口角㖞斜、面痛、鼻衄、齿痛、唇颊肿等局部五官病证。

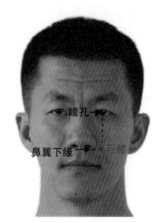

图5-4　巨髎

4. 地仓

【别名】

会维、胃维。

【特异性】

足阳明胃经与阳跷脉的交会穴。

【定位】

在面部，横平口角，目正视，瞳孔直下。

【点穴要领】

坐位或仰卧位点穴，以口角和瞳孔为定位标志。点穴时需保持目正视，使瞳孔的位置居于眼睛正中间。瞳孔直下的垂线与口角的水平线交点即为本穴。（图5-5）

【简便取穴法】

无。

【主治】

口角㖞斜、流涎、面痛、齿痛等局部病证。

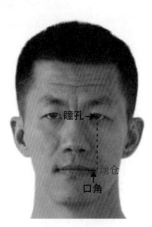

图5-5　地仓

5. 大迎

【别名】

髓孔。

【特异性】

无。

【定位】

在面部，下颌角前方，咬肌附着部的前缘凹陷中，面动脉搏动处。

【点穴要领】

坐位或仰卧位点穴，以下颌角、咬肌或面动脉为定位标志。下颌角是面部下段的角状骨性结构，在下颌骨升支部后缘与下颌骨下缘的相交处。用力咬紧牙齿时，在下颌角处能明显看到或触到隆起的咬肌，男子比女子明显，不明显时，可将手指放在上颌角处，同时做咬紧和放松牙齿的咬合动作，指腹能很明显感触到咬肌的运动。当咬紧牙齿时，可明显触到咬肌前缘的凹陷，穴在此凹陷中。面动脉在下颌体下缘与咬肌前缘交界处，将食指横放在下颌下缘，指腹靠近咬肌即可感触到面动脉。（图5-6）

【简便取穴法】

闭口鼓腮，在下颌骨下颌体靠近下缘处，可见一凹沟，手指横放于此凹沟，稍微用力按之有动脉搏动处即是本穴。（图5-7）

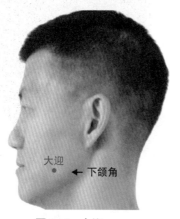

图 5-6 大迎

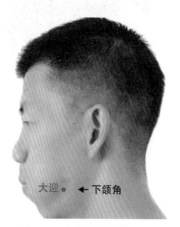

图 5-7 大迎简便取穴

【主治】

口角㖞斜、流涎、面痛、齿痛等局部病证。

6. 颊车

【别名】

曲牙、机关、鬼床、鬼林、齿牙、臼关。

【特异性】

无。

【定位】

在面部，咬紧牙时下颌角前上方咬肌隆起处。

【点穴要领】

坐位或仰卧位点穴，用力咬紧牙齿，以下颌角和咬肌为定位标志。下颌角是面部下段的角状骨性结构，为下颌骨升支部后缘与下颌体下缘相交处，上面附着咬肌的止点，用力咬紧牙齿时，在下颌角处能明显看到隆起的咬肌，男子比女子明显，不明显时，可将手指横放在上颌角处，同时做咬紧和放松牙齿的咬合动作，指腹能很明显感到咬肌的运动。本穴在咬肌隆起处顶点。（图5-8）

【简便取穴法】

以食指第1指间关节宽度为标准，由下颌角前上方量一横指处即是本穴。（图5-9）

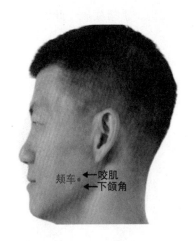

图5-8　颊车

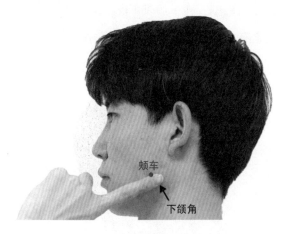

图5-9　颊车简便取穴

【主治】

齿痛、牙关不利、颊肿、口角㖞斜等局部病证。

7. 下关

【别名】

下手、下臂、下砂。

【特异性】

足阳明胃经与足少阳胆经的交会穴。

【定位】

在面部耳前，颧弓与下颌切迹之间的凹陷中。

【点穴要领】

坐位或仰卧位点穴，以颧弓和下颌切迹为定位标志。颧弓位于面中部两侧，为外耳门前方水平向前延伸，形似向外凸起的弓形骨性结构，皮下易于扪及。下颌骨升支部上方有两个骨性突起，在后方者称为髁突，在前方者称为喙突（肌突），两者之间的凹缘称为下颌切迹（乙状切迹），闭口触摸时此处为凹陷，张口时隆起，可以此活动特性定位。（图 5-10）

【简便取穴法】

闭口，由耳屏向前循摸有一高骨，其下有一凹陷（若张口则该凹陷闭合并突起），这一凹陷即是本穴。（图 5-11）

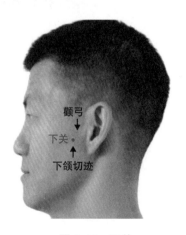

图 5-10　下关

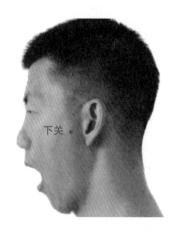

图 5-11　下关简便取穴

【主治】

①牙关不利、面痛、齿痛、口眼㖞斜等面口病证；②耳聋、耳鸣、聤耳等耳疾。

8. 头维

【别名】

颔大。

【特异性】

足阳明胃经、足少阳胆经与阳维脉的交会穴。

【定位】

在头部，前发际直上 0.5 寸，头正中线旁开 4.5 寸。

【点穴要领】

正坐、仰靠或仰卧位点穴，以额角和头正中线为定位标志。此处前发际直上 0.5 寸以两眉中点到前发际的直寸值为量取标准，先将两眉中点到前发际的 3 寸平均分为 2 段，每段 1.5 寸；再将上段 1.5 寸平均分为 3 段，每段 0.5 寸，将此 0.5 寸沿额角前发际处向上平移，即为前发际直上 0.5 寸。头正中线旁开 4.5 寸以两额角之间的横寸值为量取标准。额角是前额两侧发际所形成的角，两角之间的距离为 9 寸，前正中线旁开 4.5 寸为额角纵向发际边缘处。（图 5-12）

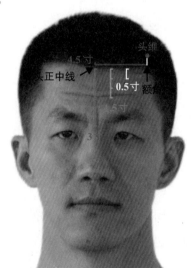

图 5-12　头维

【简便取穴法】

无。

【主治】

头痛、目眩、目痛等头目病证。

9. 人迎

【别名】

天五会、五会。

【特异性】

足阳明胃经与足少阳胆经的交会穴。

【定位】

在颈部，横平喉结，胸锁乳肌前缘，颈总动脉搏动处。

【点穴要领】

正坐仰靠位或仰卧位点穴，以喉结、胸锁乳突肌、颈总动脉为定位标志。喉结为咽喉部明显的软骨凸起，男子的喉结大而突出，易于辨识，女子的喉结小而隐蔽。将指腹放在颈部中间，可触摸到随吞咽动作上下活动的喉结。胸锁乳突肌位于颈部两侧皮下，是颈部诸多肌肉中最大、最粗的一条，当头稍低向一侧转动时，对侧胸锁乳突肌即明显隆起，穴在胸锁乳突肌前缘。颈总动脉位的体表投影是从胸锁关节的中点到下颌角至乳突连线的中点之间的连线，在胸锁乳突肌的前缘易于触及。（图 5-13）

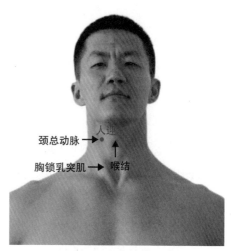

图 5-13　人迎

【简便取穴法】

颈部动脉搏动之内侧缘，平喉结处即是本穴。（图 5-14）

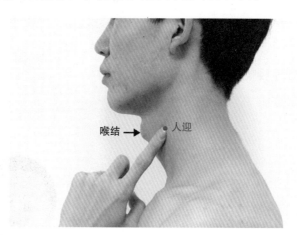

图 5-14　人迎简便取穴

【主治】

①瘿气，瘰疬；②咽喉肿痛；③高血压；④气喘。

10. 水突

【别名】

水门、水天。

【特异性】

无。

【定位】

在颈部，横平环状软骨，胸锁乳突肌前缘。

【点穴要领】

正坐仰靠或仰卧位点穴，以环状软骨与胸锁乳突肌为定位标志。环状软骨形如指环，构成喉的底座，位于喉结的下方。胸锁乳突肌位于颈部两侧皮下，是颈部诸多肌肉中最大、最粗的一条，当头稍低向一侧转动时，对侧胸锁乳突肌即明显隆起。仰卧位时去枕，将头转向对侧，胸锁乳突肌更易明显显露，穴在胸锁乳突肌前缘。（图 5-15）

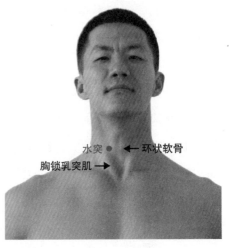

图 5-15 水突

【简便取穴法】

无。

【主治】

①咽喉肿痛、失音等咽喉局部病证；②咳嗽，气喘。

11. 气舍

【别名】

无。

【特异性】

无。

【定位】

在颈部，锁骨胸骨端上缘，胸锁乳突肌胸骨头与锁骨头之间的凹陷中。

【点穴要领】

正坐仰靠位或仰卧位点穴，以锁骨胸骨端和胸锁乳突肌为定位标志。锁骨在皮下易于触及，自锁骨中部明显的骨干部向内侧循摸，

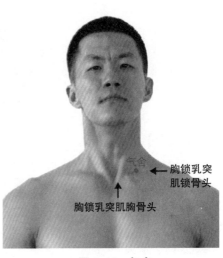

图 5-16 气舍

可触及明显突出的锁骨胸骨端，穴在锁骨胸骨端的上缘。胸锁乳突肌起于胸骨柄前面和锁骨上缘内 1/3 处，当头用力向一侧倾斜时，给一阻力对抗使面部转向对侧，则该侧胸锁乳突肌隆起明显，可轻易看到或触到胸锁乳突肌的胸骨头和锁骨头，穴在两肌头之间的凹陷中。（图 5-16）

【简便取穴法】

无。

【主治】

①咽喉肿痛；②瘿瘤，瘰疬；③气喘，呃逆；④颈项强痛。

12. 缺盆

【别名】

天盖、尺盖。

【特异性】

无。

【定位】

在颈外侧区，锁骨上窝中央，前正中线旁开 4 寸。

【点穴要领】

正坐仰靠位或仰卧位点穴，以锁骨上窝和前正中线为定位标志。锁骨上窝又名锁骨上大窝，在颈外侧区，是位于锁骨中段后方的一个三角形凹陷，界线为锁骨外侧缘、胸锁乳突肌外侧缘和肩胛舌骨肌下腹下缘，在锁骨后方容易看到或触及，穴在锁骨上窝内锁骨上缘处。此处 4 寸以前正中线到乳晕内缘的横寸值为量取标准。先将前正中线至乳晕内缘之 4 寸自前正中线沿锁骨上缘平移，终点即为本穴。（图 5-17）

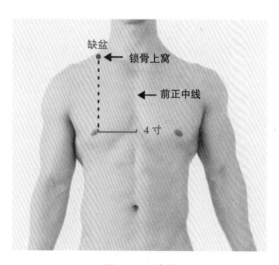

图 5-17 缺盆

【简便取穴法】

无。

【主治】

①咳嗽、气喘、咽喉肿痛、缺盆中痛等肺系病证；②瘰疬。

13. 气户

【别名】

无。

【特异性】

无。

【定位】

在胸部，锁骨下缘，前正中线旁开4寸。

【点穴要领】

正坐或仰卧位点穴，以锁骨下缘和前正中线为定位标志。锁骨为胸廓上部的"S"形横行扁骨，全长都能看到或触及，穴在锁骨下缘。此处4寸以前正中线到乳晕内缘的横寸值为量取标准。先将前正中线至乳晕内缘之4寸自前正中线沿锁骨下缘平移，终点即为本穴。（图5-18）

【简便取穴法】

乳晕内缘直上与锁骨下缘交点取穴。（图5-19）

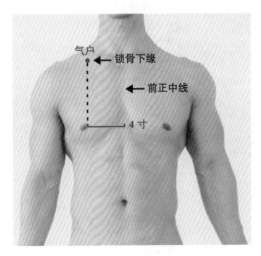

图5-18 气户

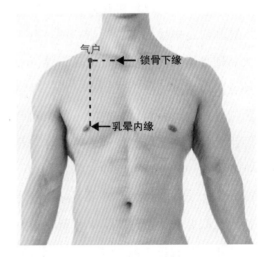

图5-19 气户简便取穴

【主治】

咳嗽、气喘、呃逆、胸痛、胸胁支满等胸肺病证。

14. 库房

【别名】

无。

【特异性】

无。

【定位】

在胸部，第 1 肋间隙，前正中线旁开 4 寸。

【点穴要领】

正坐或仰卧位点穴，以第 1 肋间隙和前正中线为定位标志。第 1 肋间隙为第 1 肋骨与第 2 肋骨之间的间隙，触之凹陷。第 1 肋骨位于锁骨后面，在锁骨上大窝内可触及。此处 4 寸以前正中线到乳晕内缘的横寸值为量取标准。先将前正中线至乳晕内缘之 4 寸自前正中线沿第 1 肋间隙平移，终点即为本穴。（图 5-20）

【简便取穴法】

无。

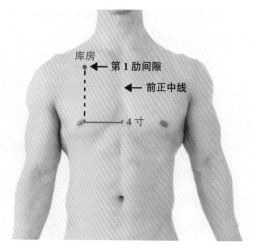

图 5-20　库房

【主治】

咳嗽、气喘、咳唾脓血、胸胁胀痛等胸肺病证。

15. 屋翳

【别名】

无。

【特异性】

无。

【定位】

在胸部，第 2 肋间隙，前正中线旁开 4 寸。

【点穴要领】

正坐或仰卧位点穴，以第 2 肋间隙和前正中线为定位标志。第 2 肋间隙为第 2 肋骨与第3肋骨之间的间隙。胸骨角两端是第2肋骨与胸骨的连接点，平对第2肋骨，可先于胸骨角水平确定第2肋骨，其下即为第2肋间隙。对不易看到或触到肋骨的人，可令其做快速、重复的吸气动作，以抬高肋骨，便于触及。此处4寸以前正中线到乳晕内缘的横寸值为量取标准。先将前正中线至乳晕内缘之4寸自前正中线沿第2肋间隙平移，终点即为本穴。（图5-21）

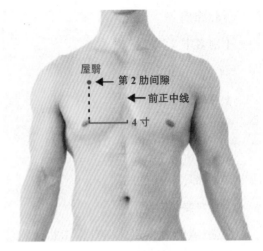

图5-21　屋翳

【简便取穴法】

无。

【主治】

①咳嗽、气喘、咳唾脓血、胸胁胀痛等胸肺病证；②乳痈、乳癖等乳疾。

16. 膺窗

【别名】

无。

【特异性】

无。

【定位】

在胸部，第3肋间隙，前正中线旁开4寸。

【点穴要领】

正坐或仰卧位点穴，以第3肋间隙和前正中线为定位标志。第3肋间隙为第3肋骨和第4肋骨之间的间隙。第3肋骨以第2肋骨为定位依据。先于胸骨角水平确定第2肋骨，自第2肋骨向下循摸到的第1个肋骨为第3肋骨，其下

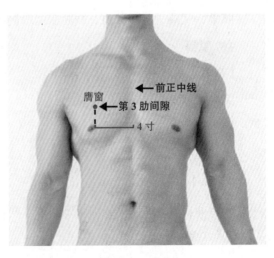

图5-22　膺窗

为第 3 肋间隙。对不易看到或触到肋骨的人，可令其做快速、重复的吸气动作，以抬高肋骨，便于触及。男子第 3 肋间隙为乳头直上的第 1 个肋间隙。此处 4 寸以前正中线到乳晕内缘的横寸值为量取标准。先将前正中线至乳晕内缘之 4 寸自前正中线沿第 3 肋间隙平移，终点即为本穴。（图 5-22）

【简便取穴法】

无。

【主治】

①咳嗽、气喘、胸胁胀痛等胸肺病证；②乳痈。

17. 乳中

【别名】

乳头、乳首、当乳。

【特异性】

无。

【定位】

在胸部，乳头中央。

【点穴要领】

坐位或仰卧位点穴，以乳头中央为定位标志。男子乳头位于第 4 肋间隙。此穴不针不灸，只作为胸腹部取穴的定位标志。（图 5-23）

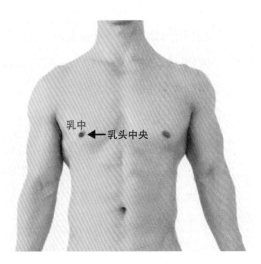

图 5-23　乳中

【简便取穴法】

无。

【主治】

①乳痈；②难产。

18. 乳根

【别名】

薜息、气眼、胸薜。

【特异性】

无。

【定位】

在胸部，第5肋间隙，前正中线旁开4寸。

【点穴要领】

坐位或仰卧位点穴，以第5肋间隙和前正中线为定位标志。第5肋间隙为第5肋骨和第6肋骨之间的间隙，男子为乳头直下的第1个肋间隙；女子以第2肋骨为参照，先于胸骨角水平确定第2肋，自第2肋向下循摸到的第3个肋骨即为第5肋骨，其下凹陷即为第5肋间隙。对不易看到或触到肋骨的人，可令其做快速、重复的吸气动作，以抬高肋骨，便于触及。此处4寸以前正中线到乳晕内缘的横寸值为量取标准。先将前正中线至乳晕内缘之4寸自前正中线沿第5肋间隙平移，终点即为本穴。（图5-24）

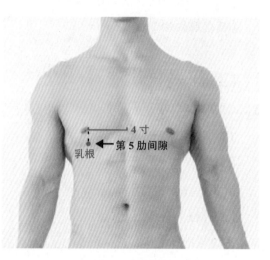

图5-24 乳根

【简便取穴法】

无。

【主治】

①乳痈、乳癖、乳少等乳部疾患；②咳嗽、气喘、呃逆；③胸痛。

19. 不容

【别名】

无。

【特异性】

无。

【定位】

在上腹部，脐中上6寸，前正中线旁开2寸。

【点穴要领】

仰卧位点穴，以脐中和前正中线为定位标志。脐为位于腹部前正中线上的明显凹陷，常作为腹部各穴的定位标志。此处脐中上6寸以脐中到剑突下的直寸值为量取标准。先将脐中至剑突下之8寸平均分为2段，每段4寸；再将上段4寸平均分为2段，上下两段交界处即为脐中上6寸。此处前正中线旁开2寸以前正中线到乳晕内缘的横寸值为量取标准。先将前正中线至乳晕内缘的4寸平均分成2段，每段2寸；接着将此2寸自前正中线沿脐中上6寸水平平移，终点即为本穴。（图5-25）

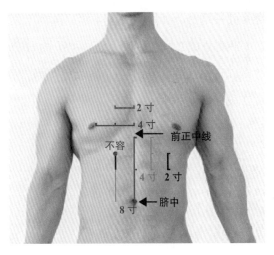

图5-25　不容

【简便取穴法】

无。

【主治】

呕吐、胃痛、纳少、腹胀等胃疾。

20.承满

【别名】

无。

【特异性】

无。

【定位】

在上腹部，脐中上5寸，前正中线旁开2寸。

【点穴要领】

仰卧位点穴，以脐中和前正中线为定位标志。脐中为位于腹部前正中线上的明显凹陷，常作为腹部各穴的定位标志。此处脐中上5寸以脐中到剑突下的直寸值为量取标准。先将脐中至剑突下

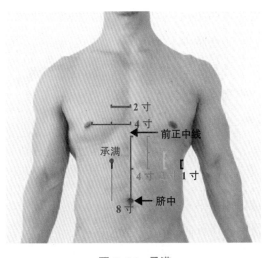

图5-26　承满

之 8 寸平均分为 2 段，每段 4 寸；再将上段 4 寸平均分为 2 段，每段 2 寸；接着将下段 2 寸平均分成 2 段，每段 1 寸，上下两段交界处即为脐中上 5 寸。此处前正中线旁开 2 寸以前正中线到乳晕内缘的横寸值为量取标准。先将前正中线至乳晕内缘的 4 寸平均分成 2 段，每段 2 寸；再将此 2 寸自前正中线沿脐中上 5 寸水平平移，终点即为本穴。（图 5-26）

【简便取穴法】

无。

【主治】

胃痛、吐血、纳少等胃疾。

21. 梁门

【别名】

无。

【特异性】

无。

【定位】

在上腹部，脐中上 4 寸，前正中线旁开 2 寸。

【点穴要领】

仰卧位点穴，以脐中和前正中线为定位标志。脐中为位于腹部前正中线上的明显凹陷，常作为腹部各穴的定位标志。此处脐中上 4 寸以脐中到剑突下的直寸值为量取标准。将脐中至剑突下之 8 寸平均分为 2 段，每段 4 寸，上下两段交界处即为脐中上 4 寸。此处前正中线旁开 2 寸以前正中线到乳晕内缘的横寸值为量取标准。先将前正中线至乳晕内缘的 4 寸平均分成 2 段，每段 2 寸；再将此 2 寸自前正中线沿脐中上 4 寸水平平移，终点即为本穴。（图 5-27）

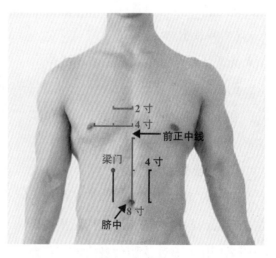

图 5-27　梁门

【简便取穴法】

无。

【主治】

腹胀、纳少、胃痛、呕吐等胃疾。

22. 关门

【别名】

关明。

【特异性】

无。

【定位】

在上腹部，脐中上3寸，前正中线旁开2寸。

【点穴要领】

仰卧位点穴，以脐中和前正中线为定位标志。脐中为位于腹部前正中线上的明显凹陷，常作为腹部各穴的定位标志。此处脐中上3寸以脐中到剑突下的直寸值为量取标准。先将脐中至剑突下之8寸平均分为2段，每段4寸；再将下段4寸平均分为2段，每段2寸；接着将上段2寸平均分成2段，每段1寸，上下两段交界处即为脐中上3寸。此处前正中线旁开2寸以前正中线到乳晕内缘的横寸值为量取标准。先将前正中线至乳晕内缘的4寸平均分成2段，每段2寸；再将此2寸自前正中线沿脐中上3寸水平平移，终点即为本穴。（图5-28）

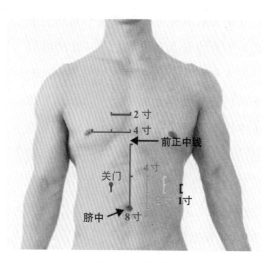

图5-28 关门

【简便取穴法】

无。

【主治】

腹胀、腹痛、肠鸣、腹泻等胃肠病证。

23. 太乙

【别名】

太一、泰一、泰乙。

【特异性】

无。

【定位】

在上腹部，脐中上2寸，前正中线旁开2寸。

【点穴要领】

仰卧位点穴，以脐中和前正中线为定位标志。脐中为位于腹部前正中线上的明显凹陷，常作为腹部各穴的定位标志。此处脐中上2寸以脐中到剑突下的直寸值为量取标准。先将脐中至剑突下之8寸平均分为2段，每段4寸；再将下段4寸平均分为2段，每段2寸，上下两段交界处即为脐中上2寸。此处前正中线旁开2寸以前正中线到乳晕内缘的横寸值为量取标准。先将前正中线至乳晕内缘的4寸平均分成2段，每段2

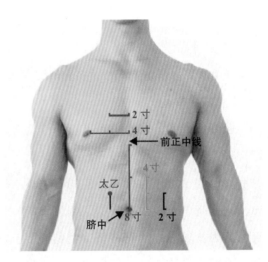

图5-29　太乙

寸；再将此2寸自前正中线沿脐中上2寸水平平移，终点即为本穴。（图5-29）

【简便取穴法】

无。

【主治】

①腹痛、腹胀；②心烦、癫狂等神志疾患。

24. 滑肉门

【别名】

滑肉、滑幽门。

【特异性】

无。

【定位】

在上腹部，脐中上1寸，前正中线旁开2寸。

【点穴要领】

仰卧位点穴，以脐中和前正中线为
定位标志。脐中为位于腹部前正中线上
的明显凹陷，常作为腹部各穴的定位标
志。此处脐中上1寸以脐中到剑突下的
直寸值为量取标准。先将脐中至剑突下
之8寸平均分为2段，每段4寸；再将
下段4寸平均分为2段，每段2寸；接
着将下段2寸平均分成2段，每段1寸，
上下两段交界处即为脐中上1寸。此处
前正中线旁开2寸以前正中线到乳晕内
缘的横寸值为量取标准。先将前正中线
至乳晕内缘的4寸平均分成2段，每段2寸；再将此2寸自前正中线沿脐中上1寸水平
平移，终点即为本穴。（图5-30）

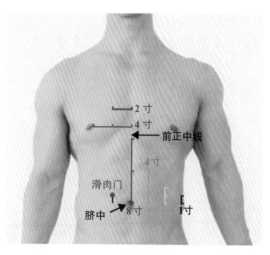

图 5-30 滑肉门

【简便取穴法】

无。

【主治】

①腹痛，腹胀，呕吐；②癫狂。

25. 天枢

【别名】

长溪、长谿、谷门、循际、长谷、大肠募。

【特异性】

大肠募穴。

【定位】

在腹部，横平脐中，前正中线旁开2寸。

【点穴要领】

仰卧位点穴，以脐中和前正中线为定位标志。脐中为位于腹部前正中线上的明显凹

陷，常作为腹部各穴的定位标志。天枢与脐中在同一水平线上。此处前正中线旁开2寸以前正中线到乳晕内缘的横寸值为量取标准。先将前正中线至乳晕内缘的4寸平均分成2段，每段2寸；再将此2寸自前正中线沿脐中水平平移，终点即为本穴。（图5-31）

【简便取穴法】

无。

【主治】

①腹痛、腹胀、便秘、腹泻、痢疾等胃肠病证；②月经不调、痛经等妇科病证。

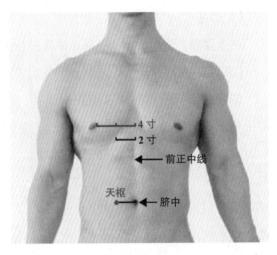

图5-31　天枢

26.外陵

【别名】

无。

【特异性】

无。

【定位】

在下腹部，脐中下1寸，前正中线旁开2寸。

【点穴要领】

仰卧位点穴，以脐中和前正中线为定位标志。脐中为位于腹部前正中线上的明显凹陷，常作为腹部各穴的定位标志。此处脐下1寸以剑突下到脐中的直寸值为量取标准。先将脐中至剑突下的8寸平均分为2段，每段4寸；再将此4寸自脐中垂直平移至脐下，平均分为2段，每段2寸；接着将上段2寸平均分

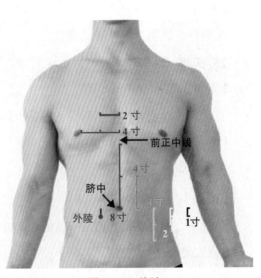

图5-32　外陵

为 2 段，每段 1 寸，上下两段交界处为脐中下 1 寸。此处前正中线旁开 2 寸以前正中线到乳晕内缘的横寸值为量取标准。先将前正中线至乳晕内缘的 4 寸平均分成 2 段，每段 2 寸；再将此 2 寸自前正中线沿脐下 1 寸水平平移，终点即为本穴。（图 5–32）

【简便取穴法】

无。

【主治】

①腹痛，疝气；②痛经。

27. 大巨

【别名】

液门、掖门、腋门。

【特异性】

无。

【定位】

在下腹部，脐中下 2 寸，前正中线旁开 2 寸。

【点穴要领】

仰卧位点穴，以脐中和前正中线为定位标志。脐中为位于腹部前正中线上的明显凹陷，常作为腹部各穴的定位标志。此处脐下 2 寸以剑突下到脐中的直寸值为量取标准。先将脐中至剑突下的 8 寸平均分为 2 段，每段 4 寸；再将此 4 寸自脐中垂直平移至脐下，平均分为 2 段，每段 2 寸，上下两段交界处为脐下 2 寸。此处前正中线旁开 2 寸以前正中线到乳晕内缘的横寸值为量取标准。先将前正中线至乳晕内缘的 4 寸平均分成 2 段，每段 2 寸；再将此 2 寸自前正中线沿脐下 2 寸水平平移，终点即为本穴。（图 5–33）

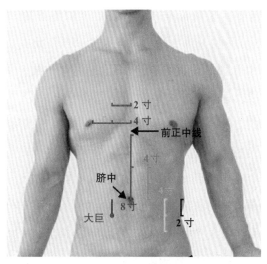

图 5–33　大巨

【简便取穴法】

无。

【主治】

①小腹胀满；②小便不利等水液输布排泄失常性疾患；③疝气；④遗精、早泄等男科疾患。

28. 水道

【别名】

无。

【特异性】

无。

【定位】

在下腹部，脐中下3寸，前正中线旁开2寸。

【点穴要领】

仰卧位点穴，以脐中和前正中线为定位标志。脐中为位于腹部前正中线上的明显凹陷，常作为腹部各穴的定位标志。此处脐下3寸以剑突下到脐中的直寸值为量取标准。先将脐中至剑突下的8寸平均分为2段，每段4寸；再将此4寸自脐中垂直平移至脐下，平均分为2段，每段2寸；接着将下段2寸平均分成2段，每段1寸，上下两段交界处即为脐下3寸。此处前正中线旁开2寸以前正中线到乳晕内缘的横寸值为量取标

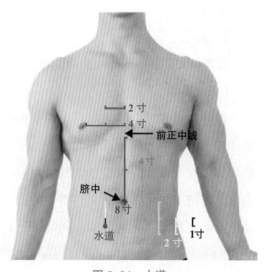

图 5-34 水道

准。先将前正中线至乳晕内缘的4寸平均分成2段，每段2寸；再将此2寸自前正中线沿脐下3寸水平平移，终点即为本穴。（图5-34）

【简便取穴法】

无。

【主治】

①小腹胀满；②小便不利等水液排泄失常性疾患；③疝气；④痛经、不孕等妇科疾患。

29. 归来

【别名】

溪穴、谿穴。

【特异性】

无。

【定位】

在下腹部，脐中下 4 寸，前正中线旁开 2 寸。

【点穴要领】

仰卧位点穴，以脐中和前正中线为定位标志。脐中为位于腹部前正中线上的明显凹陷，常作为腹部各穴的定位标志。此处脐下 4 寸以剑突下到脐中的直寸值为量取标准。先将脐中至剑突下的 8 寸平均分为 2 段，每段 4 寸；再将此 4 寸自脐中垂直平移至脐下，即为脐下 4 寸。此处前正中线旁开 2 寸以前正中线到乳晕内缘的横寸值为量取标准。先将前正中线至乳晕内缘的 4 寸平均分成 2 段，每段 2 寸；再将此 2 寸自前正中线沿脐下 4 寸水平平移，终点即为本穴。（图 5-35）

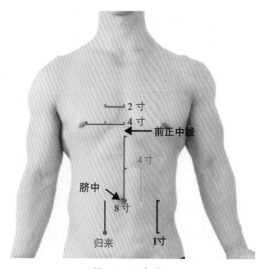

图 5-35　归来

【简便取穴法】

无。

【主治】

①小腹痛，疝气；②月经不调、带下、阴挺等妇科疾患。

30. 气冲

【别名】

气街、羊矢。

【特异性】

足阳明胃经与冲脉的交会穴。

【定位】

在腹股沟区，耻骨联合上缘，前正中线旁开2寸，动脉搏动处。

【点穴要领】

仰卧位点穴，以腹股沟、耻骨联合和前正中线为定位标志。腹股沟是连接腹部和大腿的斜行凹沟，体表易于触及。耻骨联合是位于下腹部正中的横行骨性标志，皮下易于触及。此处前正中线旁开2寸以前正中线到乳晕内缘的横寸值为量取标准。先将前正中线至乳晕内缘的4寸平均分成2段，每段2寸；再将此2寸自前正中线沿耻骨联合上缘水平平移，终点即为本穴。（图5-36）

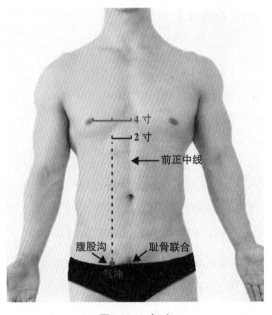

图5-36 气冲

【简便取穴法】

无。

【主治】

①肠鸣，腹痛；②疝气；③月经不调、不孕、阳痿、阴肿等妇科病证及男科病证。

31. 髀关

【别名】

无。

【特异性】

无。

【定位】

在股前区，当髂前上棘与髌底外侧端的连线上，屈股时平会阴，居缝匠肌外侧凹陷处。

【点穴要领】

正坐位或仰卧位点穴，以髂前上棘、髌底、会阴与缝匠肌为定位标志。髂嵴的前端为髂前上棘，仰卧位时，下肢平伸或下肢搭于床沿外下垂，可见腹股沟外侧高高隆起的骨性突起，即为髂前上棘，易于触及。髌骨为膝关节前方皮下三角形的扁平骨，屈伸膝关节时随之移动，底朝上为髌底。从髂前上棘高点至髌底外侧端划一连线，穴在该线平会阴的交点上，此线在髀关处与缝匠肌的外缘重合。会阴是人体部位名称，界线由耻骨联合下极、耻骨弓、坐骨结节、骶结节韧带和尾骨所围成。缝匠肌为扁带状长肌，位于大腿前方和内侧皮下，髋关节前屈、旋外、外展位时，可在大腿内侧看到隆起的带状缝匠肌，穴在该肌外侧。（图5-37）

【简便取穴法】

无。

【主治】

下肢痿痹、腰痛、膝冷等腰部及下肢病证。

32. 伏兔

【别名】

外丘、外勾。

【特异性】

无。

【定位】

在股前区，髌底上6寸，髂前上棘与髌底外侧端的连线上。

【点穴要领】

坐位或仰卧位点穴，以髌底与髂前上棘为定位标志。髂嵴的前端为髂前上棘，仰卧位时，下肢平伸或下肢搭于床沿外下垂，可见腹股沟外侧高高隆起的骨性突起，即为髂前上棘，易于触及。髌骨为膝关节前方皮下三角形的扁平骨，屈伸膝关节时随之移动，底朝上为髌底。此处6寸以耻骨联合上缘到髌底的直寸值为量取标准。将耻骨联合上缘至髌底的18寸平均分为3段，每段6寸，将此6寸自髌底外侧端沿髂前上棘与髌底外侧端的连线上移，终点即为本穴。（图5-38）

【简便取穴法】

仰卧，下肢伸直，足尖用力向前屈，可见膝上股前有一肌肉（股直肌）隆起，状如伏兔，这一肌肉的中点即是本穴。（图5-39）

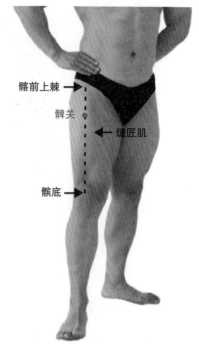

图5-37　髀关

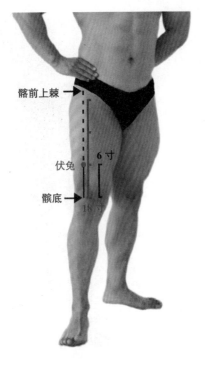

图 5-38　伏兔

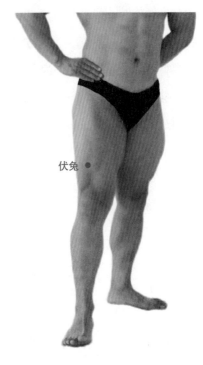

图 5-39　伏兔简便取穴

【主治】

①下肢痿痹、腰痛、膝冷等腰部及下肢病；②疝气；③脚气。

33. 阴市

【别名】

阴鼎。

【特异性】

无。

【定位】

在股前区，髂前上棘与髌底外侧端的连线上，髌底上 3 寸。

【点穴要领】

坐位或仰卧位点穴，以髌底与髂前上棘为定位标志。髂嵴的前端为髂前上棘，仰卧位时，下肢平伸或下肢搭于床沿外下垂，可见腹股沟外侧高高隆起的骨性突起，即为髂前上棘，易于触及。髌骨为膝关节前方皮下三角形的扁平骨，屈伸膝关节时随之移动，底朝上为髌底。此处 3 寸以耻骨联合上缘到髌底的直寸值为量取标准。先将耻骨联合上

缘至髌底的 18 寸平均分为 3 段，每段 6 寸；再将
下段 6 寸平均分成 2 段，每段 3 寸，将此 3 寸自
髌底外侧端沿髂前上棘与髌底外侧端的连线上移，
终点即为本穴。（图 5-40）

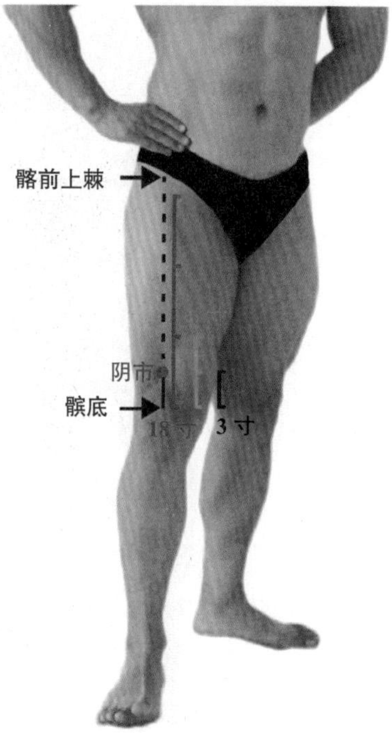

【简便取穴法】

无。

【主治】

①下肢痿痹，膝关节屈伸不利；②疝气。

34. 梁丘

【别名】

跨骨、鹤顶。

【特异性】

郄穴。

【定位】

在股前区，髂前上棘与髌底外侧端的连线上，
髌底上 2 寸。

图 5-40　阴市

【点穴要领】

坐位或仰卧位点穴，以髌底与髂前上棘为定位标志。髂嵴的前端为髂前上棘，仰卧
位时，下肢平伸或下肢搭于床沿外下垂，可见腹股沟外侧高高隆起的骨性突起，即为髂
前上棘，易于触及。髌骨为膝关节前方皮下三角形的扁平骨，屈伸膝关节时随之移动，
底朝上为髌底。从髂前上棘高点至髌底外侧端划一连线，穴在该线上。此处 2 寸以髌底
到髌尖的直寸值为量取标准。将髌底至髌尖的 2 寸自髌底外侧端沿髂前上棘与髌底外侧
端连线上移，终点即为本穴。（图 5-41）

【简便取穴法】

当下肢用力蹬直时，髌骨外上缘上方可见一凹陷（股外直肌与股直肌之间结合部），
该凹陷正中即是本穴。（图 5-42）

【主治】

①急性胃痛；②膝肿痛、下肢不遂等下肢病证；③乳痈、乳痛等乳疾。

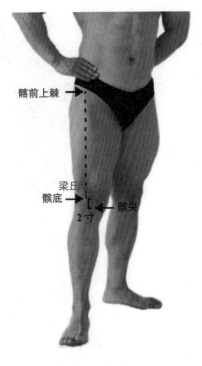

图 5-41　梁丘

髂前上棘

梁丘
髌底
2 寸
髌尖

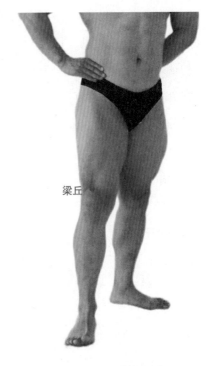

图 5-42　梁丘简便取穴

梁丘

35. 犊鼻

【别名】

外膝眼。

【特异性】

无。

【定位】

在膝前区，髌骨下缘，髌韧带外侧凹陷中。

【点穴要领】

正坐或仰卧位点穴，屈膝，以髌骨下缘和髌韧带为定位标志。髌骨为膝关节前方皮下三角形的扁平骨，屈伸膝关节时随之移动，易于触及。髌韧带位于膝关节前面，是股四头肌腱向下的延续部分，附着于髌骨底及两侧缘，当股四头肌用

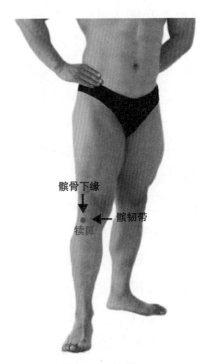

髌骨下缘

髌韧带

犊鼻

图 5-43　犊鼻

力时，髌韧带被拉紧，此时容易在髌尖和胫骨粗隆之间触及，髌韧带两侧的凹陷明显显现，穴在外侧凹陷中。（图5-43）

【简便取穴法】

无。

【主治】

膝痛、屈伸不利、下肢麻痹等下肢、膝关节病证。

36. 足三里

【别名】

下陵、三里、鬼邪、下三里。

【特异性】

合穴，胃下合穴。

【定位】

在小腿外侧，髌韧带外侧凹陷下3寸，胫骨前嵴外一横指处。

【点穴要领】

正坐或仰卧位点穴，屈膝，以髌韧带外侧凹陷和胫骨前嵴为定位标志。髌韧带位于髌尖正下方，内外两侧各有一明显凹陷，下肢曲膝90°时，此凹陷易于显现。此处3寸以髌底到髌尖的直寸值为量取标准。将髌底至髌尖之2寸自髌韧带外侧凹陷向下垂直平移2次，再将下段2寸平均分为2段，上下两段中点即为髌韧带外侧凹陷下3寸。胫骨前嵴为胫骨前缘，在皮下易于触及，形似嵴状，穴在胫骨前嵴外一横指。（图5-44）

【简便取穴法】

屈膝成90°，2～5指并拢，将食指桡侧缘沿髌韧带外侧凹陷水平放置，小指尺侧缘与胫骨前嵴外约一横指的交点即是本穴。（图5-45）

【主治】

①胃痛、呕吐、噎膈、腹胀、腹泻、痢疾、便秘等胃肠病证；②下肢痿痹；③癫狂等神志病；④乳痈、肠痈等外科疾患；⑤虚劳诸证，为强壮保健要穴。

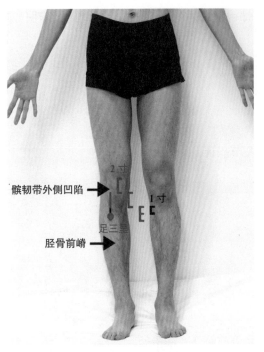

图 5-44　足三里

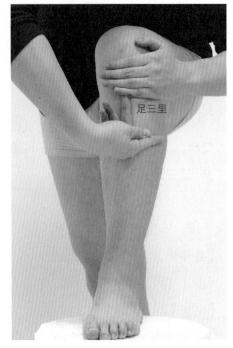

图 5-45　足三里简便取穴

37. 上巨虚

【别名】

巨虚上廉、上廉、巨虚、足上廉。

【特异性】

大肠下合穴。

【定位】

在小腿外侧，髌韧带外侧凹陷下 6 寸，胫骨前嵴外一横指。

【点穴要领】

正坐或仰卧位点穴，以髌韧带外侧凹陷和胫骨前嵴为定位标志。髌韧带位于髌尖正下方，内外两侧各有一明显凹陷，下肢曲膝 90°时，此凹陷易于显现。胫骨前嵴为胫骨前缘，在皮下易于触

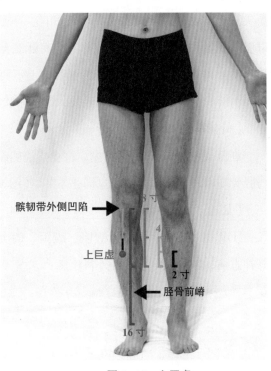

图 5-46　上巨虚

及，形似嵴状，穴在胫骨前嵴外一横指。此处髌韧带外侧凹陷下 6 寸以髌尖到外踝尖的直寸值为量取标准。先将髌尖至外踝尖之 16 寸平均分为 2 段，每段 8 寸；再将上段 8 寸平均分为 2 段，每段 4 寸；接着将下段 4 寸平均分为 2 段，每段 2 寸，上下两段交界处即为髌韧带外侧凹陷下 6 寸。也可以骶底至髌尖的 2 寸作为量取标准。将此 2 寸自髌韧带外侧凹陷沿胫骨前嵴外一横指下移 3 次，末端即为髌韧带外侧凹陷下 6 寸。（图 5-46）

【简便取穴法】

足跟着地，足尖向上用力时，胫腓骨之间的长条形凹陷明显显现。2～5 指并拢，将食指桡侧缘沿髌骨外侧凹陷水平下移 2 次，小指尺侧缘与长条形凹陷相交处即为本穴位置。

【主治】

①肠鸣、腹痛、腹泻、便秘、肠痈、痢疾等胃肠病证；②下肢痿痹。

38. 条口

【别名】

无。

【特异性】

无。

【定位】

在小腿外侧，髌韧带外侧凹陷中下 8 寸，胫骨前嵴外一横指。

【点穴要领】

正坐或仰卧位点穴，以髌韧带外侧凹陷和胫骨前嵴为定位标志。髌韧带位于髌尖正下方，内外两侧各有一明显凹陷，下肢曲膝 90°时，此凹陷易于显现。胫骨前嵴为胫骨前缘，在皮下易于触及，形似嵴状，穴在胫骨前嵴外一横指。此处髌韧带外侧凹陷下 8 寸以髌尖到外踝尖的直寸值为量取标准。将髌尖至外踝尖之 16 寸平均分为 2 段，每段

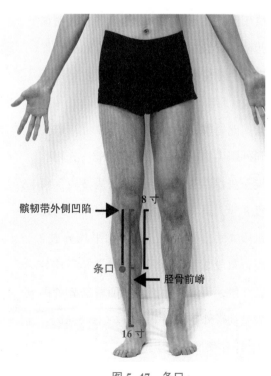

图 5-47 条口

8寸，上下两段交界处即为髌韧带外侧凹陷下8寸。（图5-47）

【简便取穴法】

无。

【主治】

①下肢痿痹，转筋；②肩臂痛；③脘腹疼痛。

39. 下巨虚

【别名】

下廉、巨虚下廉、下林、足下廉。

【特异性】

小肠下合穴。

【定位】

在小腿外侧，髌骨外侧凹陷中下9寸，胫骨前嵴外一横指。

【点穴要领】

正坐或仰卧位点穴，以髌韧带外侧凹陷和胫骨前嵴为定位标志。髌韧带位于髌尖正下方，内外两侧各有一明显凹陷，下肢屈膝90°时，此凹陷易于显现。胫骨前嵴为胫骨前缘，在皮下易于触及，形似嵴状，穴在胫骨前嵴外一横指。此处髌韧带外侧凹陷下9寸以髌尖到外踝尖的直寸值为量取标准。先将髌尖至外踝尖之16寸平均分为2段，每段8寸；再将下段8寸平均分成2段，每段4寸；接着将上段4寸平均分成2段，每段2寸；最后将上段2寸平均分成2段，每段1寸，上下两段交界处即为髌韧带外侧凹陷下9寸。（图5-48）

【简便取穴法】

无。

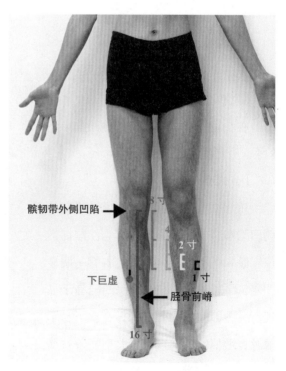

图5-48　下巨虚

【主治】

①腹泻、痢疾、小腹痛等胃肠病证；②下肢痿痹；③乳痈。

40. 丰隆

【别名】

无。

【特异性】

络穴。

【定位】

在小腿外侧，外踝尖上 8 寸，胫骨前嵴外缘两横指。

【点穴要领】

正坐或仰卧位点穴，以外踝尖和胫骨前嵴为定位标志。胫骨前嵴为胫骨前缘，在皮下易于触及，形似嵴状，穴在胫骨前嵴外两横指。此处外踝尖上 8 寸以髌尖到外踝尖的直寸值为量取标准。将髌尖至外踝尖之 16 寸平均分为 2 段，每段 8 寸，上下两段交界处即为外踝尖上 8 寸。（图 5-49）

【简便取穴法】

无。

【主治】

①头痛，眩晕；②癫狂；③咳嗽、痰多等痰饮病证；④下肢痿痹；⑤腹胀，便秘。

41. 解溪

【别名】

草鞋带、鞋带。

【特异性】

经穴。

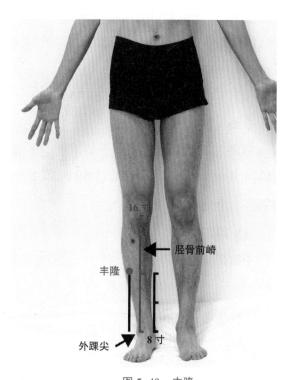

图 5-49 丰隆

【定位】

在踝区，踝关节前横纹的中央凹陷中，拇长伸肌腱与趾长伸肌腱之间。

【点穴要领】

正坐或仰卧位点穴，以踝关节前横纹、拇长伸肌腱与趾长伸肌腱为定位标志。足跟着地，足尖向上时，踝关节前横纹明显显现，穴在踝前横纹中央凹陷中。足跟着地，足尖用力向上，给一阻力向下压足尖时，在拇趾背面可见拇长伸肌腱明显隆起，在足背可见到呈放射状分布的趾长伸肌腱明显隆起，穴在两肌腱之间。（图 5–50）

【简便取穴法】

无。

【主治】

①下肢痿痹、踝关节病、足下垂等下肢、踝关节疾患；②头痛，眩晕；③癫狂；④腹胀，便秘。

42. 冲阳

【别名】

会原、趺阳、会涌、会骨、会屈。

【特异性】

原穴。

【定位】

在足背最高处，第 2 跖骨底与中间楔状骨关节处，可触及足背动脉。

【点穴要领】

正坐或仰卧位点穴，以第 2 跖骨底、中间楔状骨和足背动脉为定位标志。当足尖向下用力跖屈时，足背明显隆起，穴在足背最高处。第 2 跖骨后端略膨大呈楔形，称为跖骨底，与

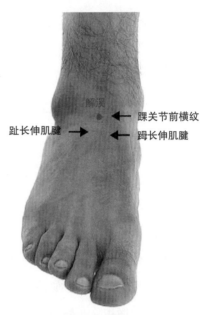

图 5–50 解溪

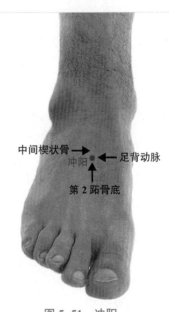

图 5–51 冲阳

中间楔状骨相接，穴在两骨相连接处，此处可触及搏动的足背动脉。（图 5-51）

【简便取穴法】

无。

【主治】

①胃痛；②口眼㖞斜；③癫狂痫；④足痿无力。

43. 陷谷

【别名】

陷骨。

【特异性】

输穴。

【定位】

在足背，第 2、3 跖骨结合部前方凹陷中。

【点穴要领】

正坐或仰卧位点穴，以第 2、3 跖骨结合部为定位标志。各跖骨远心端称为跖骨头，分别与相邻跖骨相连接，握紧全部足趾使之跖屈，各跖骨头即可充分突出，在足背部可清楚看到各跖骨头突出于皮下，穴在第 2、3 跖骨头结合部的前方凹陷中。（图 5-52）

【简便取穴法】

无。

【主治】

①面肿、水肿等水液输布失常性疾患；②足背肿痛；③肠鸣，腹痛。

44. 内庭

【别名】

无。

【特异性】

荥穴。

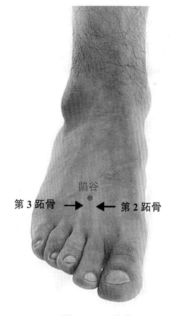

图 5-52　陷谷

【定位】

在足背，第2、3趾间，趾蹼缘后方赤白肉际处。

【点穴要领】

正坐或仰卧位点穴，以第2、3趾间趾蹼缘为定位标志。穴在第2、3趾蹼缘后方的赤白肉际处，如此处皮肤颜色难以分辨，以皮肤纹理分辨，两侧的皮肤纹理明显不同，穴在皮肤纹理变化分界处。（图5-53）

【简便取穴法】

无。

【主治】

①齿痛、咽喉肿痛、鼻衄等五官热性病证；②热病；③吐酸、腹泻、痢疾、便秘等胃肠病证；④足背肿痛，跖趾关节痛。

45. 厉兑

【别名】

无。

【特异性】

井穴。

【定位】

在足趾，第2趾末节外侧，趾甲根角后方0.1寸。

【点穴要领】

正坐或仰卧位点穴，以第2足趾趾甲根角为定位标志。穴在第2足趾趾甲根角外侧。（图5-54）

【简便取穴法】

足第2趾，趾甲外侧缘与下缘的交点即是本穴。（图5-55）

【主治】

①鼻衄、齿痛、咽喉肿痛等实热性五官病证；②热病；③多梦、癫狂等神志病。

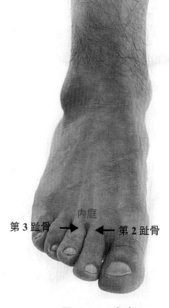

第3趾骨　内庭　第2趾骨

图5-53　内庭

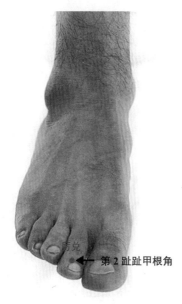

第 2 趾趾甲根角

图 5-54　厉兑

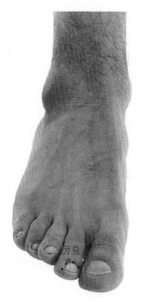

图 5-55　厉兑简便取穴

附：足阳明胃经经穴分寸歌（45 穴）

胃之经兮足阳明，承泣下眶边缘上。

四白眶下孔中存，巨髎鼻旁直瞳子。

地仓挟吻四分近，大迎颔前动脉处。

颊车咬肌高处迎，下关耳前颧弓下。

头维神庭旁四五，人迎喉旁寸五真。

水突筋前迎下在，气舍突下穴相乘。

缺盆舍外锁骨上，相去中线四寸明。

气户锁骨下缘取，库房屋翳膺窗近。

均隔寸六到乳头，乳中正在乳头心。

次有乳根出乳下，第五肋间细扪寻。

不容巨阙旁二寸，以下诸穴与君陈。

其下承满与梁门，关门太乙滑肉门。

上下一寸无多少，共去中行二寸寻。

天枢脐旁二寸间，枢下一寸外陵安。

枢下二寸大巨穴，枢下三寸水道全。

水下一寸归来好，共去中行二寸边。

气冲归来下一寸，髀关髂下对承扶。

伏兔膝下六寸是，阴市膝上方三寸。

梁丘膝上二寸记，膝膑陷中犊鼻存。

膝下三寸三里至，胫外一指须细温。

膝下六寸上廉穴，膝下八寸条口位。

膝下九寸下廉看，条口之旁丰隆系。

却是踝上八寸量，解溪跗上系鞋处。

冲阳跗上五寸唤，陷谷跖趾关节后。

内庭次趾外间陷，厉兑大次趾外端。

第六章　足太阴脾经

一、足太阴脾经循行

《灵枢·经脉》：脾足太阴之脉，起于大指之端，循指内侧白肉际，过核骨后，上内踝前廉，上腨内，循胫骨后，交出厥阴之前，上膝股内前廉，入腹，属脾，络胃，上膈，夹咽，连舌本，散舌下。

其支者，复从胃，别上膈，注心中。

二、足太阴脾经腧穴

足太阴脾经从足走腹胸，两侧对称，一侧有21穴，首穴隐白，末穴大包。下肢12穴，其中足部4穴，隐白、大都、太白和公孙，各穴分别以第1足趾趾甲根角、第1跖趾关节赤白肉际处、第1跖骨底等为定位标志；踝部1穴商丘，以舟骨粗隆和内踝尖为定位标志；小腿内侧4穴，三阴交、漏谷、地机和阴陵泉，均位于胫骨内侧面后缘，各穴分别以胫骨内侧面后缘、内踝尖、胫骨内侧髁等为定位标志；股前区2穴，血海和箕门，分别以髌底或股部动脉搏动处为定位标志；腹股沟区1穴冲门，以腹股沟和髂外动脉为定位标志。腹部4穴，府舍、腹结、大横和腹哀，均位于前正中线旁开4寸，各穴分别以前正中线、乳晕内缘和脐中为定位标志。胸部5穴，食窦、天溪、胸乡、周荣和大包，除大包外，其余4穴均位于前正中线旁开6寸，分别以前正中线或各肋间隙为定位标志，大包以肋间隙和腋中线为定位标志。

1.隐白

【别名】

鬼垒、鬼眼。

【特异性】

井穴。

【定位】

在足趾，大趾末节内侧，趾甲根角侧后方0.1寸。

【点穴要领】

正坐或仰卧位点穴，以足大趾趾甲根角为定位标志，穴在足大趾内侧趾甲根角旁。（图6-1）

【主治】

①月经过多、崩漏等妇科病证；②便血、尿血等慢性出血证；③癫狂，多梦；④惊风；⑤腹满，暴泻。

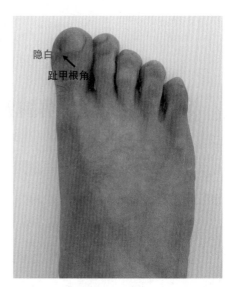

图6-1　隐白

2.大都

【别名】

无。

【特异性】

荥穴。

【定位】

在足趾，第1跖趾关节远端赤白肉际凹陷中。

【点穴要领】

正坐或仰卧位点穴，以第1跖趾关节为定位标志。沿足的内侧缘由后向前循摸，可清晰触及第1跖趾关节，穴在此关节远端赤白肉际处的凹陷中。赤白肉际处是足背与足底

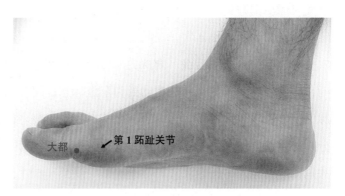

图6-2　大都

的分界处，足背皮肤颜色深，足底皮肤色白，交界处颜色赤白分明，如果交界处皮肤颜色接近，可以两侧的皮肤纹理分辨，交界处皮肤纹理明显不一致。（图6-2）

【简便取穴法】

无。

【主治】

①腹胀、胃痛、呕吐、腹泻、便秘等脾胃病证；②热病，无汗。

3. 太白

【别名】

大白。

【特异性】

输穴，原穴。

【定位】

在跖区，第1跖趾关节近端赤白肉际凹陷中。

【点穴要领】

正坐或仰卧位点穴，以第
1跖趾关节为定位标志。沿足
的内侧缘由后向前循摸，可清
晰触及第1跖趾关节，穴在此
关节近端赤白肉际处的凹陷中。
赤白肉际处是足背与足底的分
界处，足背皮肤颜色深，足底
皮肤色浅，交界处颜色赤白分
明，如果交界处皮肤颜色接近

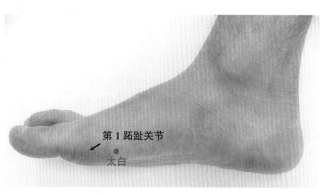

图6-3　太白

难以区分，则以两侧的皮肤纹理分辨，交界处皮肤纹理明显不一致。本穴与大都俱以第
1跖趾关节定位，在第1跖趾关节近端凹陷中，大都在第1跖趾关节远端凹陷中。（图
6-3）

【简便取穴法】

无。

【主治】

①肠鸣、腹胀、腹泻、胃痛、便秘等脾胃病证；②体重节痛。

4. 公孙

【别名】

无。

【特异性】

络穴，八脉交会穴（通冲脉）。

【定位】

在跖区，第1跖骨底的前缘赤白肉际处。

【点穴要领】

正坐或仰卧位点穴，以第1跖骨底为定位标志。跖骨的近端略膨大，称跖骨底，在足内侧由前向后循摸时，可明显感觉第1跖骨底的弧形，穴在此弧形前缘赤白肉际处。赤白肉际处是足背与足底的分界处，足背皮肤颜色深，足底皮肤色白，交界处颜色赤白分明，如果交界处皮肤颜色接近难以区分，可以两侧的皮肤纹理分辨，交界处皮肤纹理明显不一致。（图6-4）

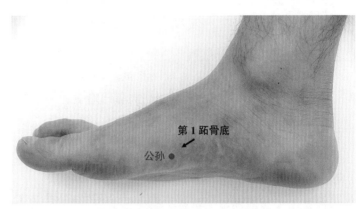

图6-4　公孙

【简便取穴法】

无。

【主治】

①胃痛、呕吐、腹痛、腹泻、痢疾等脾胃肠腑病证；②心烦、失眠、狂证等神志病证；③逆气里急、气上冲心（奔豚气）等冲脉病证。

5.商丘

【别名】

无。

【特异性】

经穴。

【定位】

在踝区，内踝前下方凹陷中，当舟骨粗隆与内踝尖连线中点处。

【点穴要领】

正坐或仰卧位点穴，以内踝尖和舟骨粗隆为定位标志。踝部内侧中间明显的隆起为内踝，是胫骨下端内侧骨质形成的一个粗大的隆起，容易看到和触及。舟骨是位于内踝前下方的明显骨性凸起，当足跖屈内收位时，从内踝

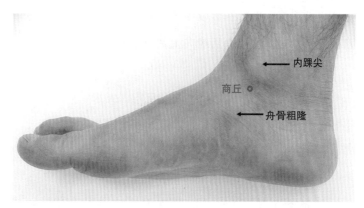

图 6-5　商丘

沿胫骨后肌腱向下循摸，即可触及足舟骨，亦可清晰看到此结构。穴在舟骨粗隆与内踝尖连线中点的凹陷中。（图 6-5）

【简便取穴法】

无。

【主治】

①腹胀、腹泻、便秘等脾胃病证；②黄疸；③足踝痛。

6.三阴交

【别名】

承命、太阴、大阴。

【特异性】

足太阴脾经、足少阴肾经与足厥阴肝经的交会穴。

【定位】

在小腿内侧，内踝尖上3寸，胫骨内侧面后缘。

【点穴要领】

坐位或仰卧位点穴，以内踝尖、胫骨内侧面后缘为定位标志。踝部内侧明显的隆起

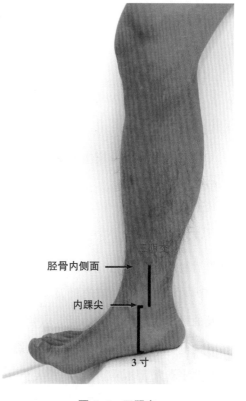

图 6-6　三阴交

为内踝，容易看到和触及。小腿内侧可触及的宽平骨性长条即为胫骨内侧面，穴在胫骨内侧面的后缘。此处 3 寸以内踝尖到足底的直寸值为量取标准。将内踝尖至足底之 3 寸，自内踝尖沿胫骨内侧面后缘向上垂直平移，末端即为本穴。（图 6-6）

【简便取穴法】

2～5 指并拢，将小指尺侧缘自内踝尖水平放置，食指桡侧缘与胫骨内侧面后缘的交点，即是本穴。（图 6-7）

【主治】

①肠鸣、腹胀、腹泻等脾胃虚弱诸证；②月经不调、带下、阴挺、不孕、滞产等妇产科病证；③遗精、阳痿、遗尿等生殖泌尿系统疾患；④心悸、失眠、高血压；⑤下肢痿痹；⑥阴虚诸证。

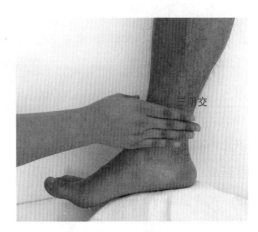

图 6-7　三阴交简便取穴

7. 漏谷

【别名】

太阴络。

【特异性】

无。

【定位】

在小腿内侧，内踝尖上 6 寸，胫骨内侧面后缘。

【点穴要领】

坐位或仰卧位点穴，以内踝尖、胫骨内侧面后缘为定位标志。踝部内侧中间明显的隆起为内踝，容易看到和触及。小腿内侧可触及的宽平骨性长条即为胫骨内侧面，穴在胫骨内侧面的后缘。此处 6 寸以内踝尖到足底的直寸值为量取标准。将内踝尖至足底之 3 寸，自内踝尖沿胫骨内侧面后缘向上垂直平

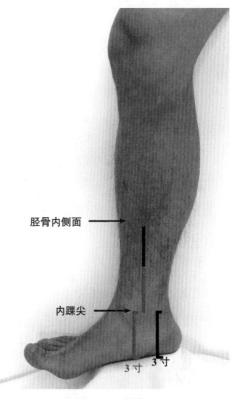

图 6-8　漏谷

移2次，末端即为本穴。（图6-8）

【简便取穴法】

无。

【主治】

①腹胀，肠鸣；②小便不利，遗精；③下肢痿痹。

8. 地机

【别名】

脾舍、太阴郄、地箕。

【特异性】

郄穴。

【定位】

在小腿内侧，胫骨内侧髁下缘下3寸，胫骨内侧面后缘。

【点穴要领】

坐位或仰卧位点穴，以胫骨内侧髁、胫骨内侧面后缘为定位标志。胫骨内侧髁下缘是胫骨内侧髁与胫骨内侧缘交界处略向上的骨性隆起，膝关节屈曲，从胫骨内侧缘自下向上滑动循摸，至胫骨上端有一骨性凹窝，向上推顶向内突起的骨骼即是胫骨内侧髁下缘。小腿内侧可触及的宽平骨性长条即为胫骨内侧面，穴在胫骨内侧面的后缘。此处3寸以内踝尖到足底的直寸值为量取标准。将内踝尖至足底之3寸，自胫骨内侧髁下缘沿胫骨内侧面后缘向下垂直平移，末端即为本穴。（图6-9）

【简便取穴法】

2～5指并拢，将食指桡侧缘沿胫骨内侧髁下缘自胫内内侧面后缘水平放置，小指尺侧缘与胫骨内侧面后缘相交处即为本穴。（图6-10）

【主治】

①痛经、崩漏、月经不调等妇科病；②腹痛、腹泻等肠胃病证；③疝气；④小便不利、水肿等脾不运化水湿病证。

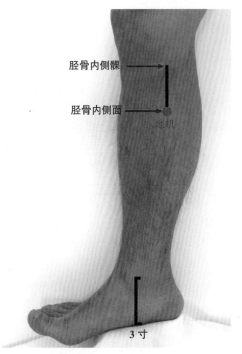

图 6-9　地机

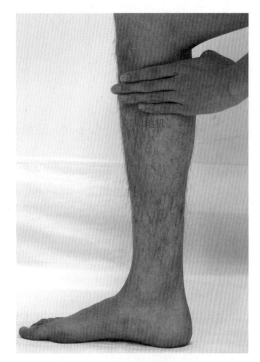

图 6-10　地机简便取穴

9. 阴陵泉

【别名】

阴之陵泉。

【特异性】

合穴。

【定位】

在小腿内侧，当胫骨内侧髁后下方凹陷处。

【点穴要领】

正坐或仰卧位点穴，以胫骨内侧髁为定位标志。胫骨内侧上端的凸起称为胫骨内侧髁，在体表易于看到和触及。穴在胫骨内侧髁后下方的凹陷中。（图 6-11）

【简便取穴法】

无。

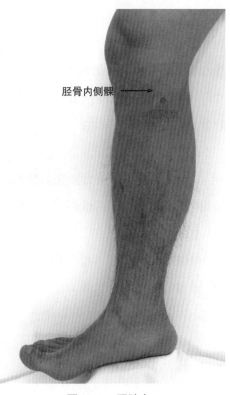

图 6-11　阴陵泉

【主治】

①腹胀，腹泻，水肿，黄疸；②小便不利，遗尿，尿失禁；③阴部痛，痛经，遗精；④膝痛。

10. 血海

【别名】

百虫窠、血郄。

【特异性】

无。

【定位】

在股前区，髌底内侧端上2寸。

【点穴要领】

正坐或仰卧位点穴，屈膝，以髌底内侧端为定位标志。髌骨为膝关节前倒立的三角形扁平骨，上面的边为底。此处2寸以髌尖到髌底的直寸值为量取标准。将髌尖至髌底的2寸自髌底内侧端垂直向上平移，末端即为本穴位置。（图6-12）

【简便取穴法】

坐位，屈膝成90°，医者立于患者对面，医者用左手掌心对准患者右髌骨中央，手掌伏于患者膝盖上，其拇指指尖所指处即是本穴。（图6-13）

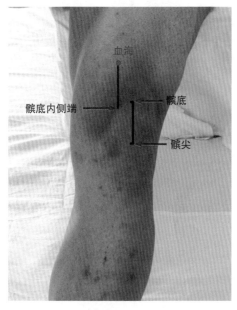

图6-12 血海

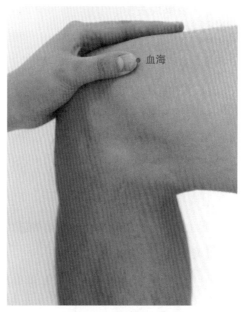

图6-13 血海简便取穴

【主治】

①月经不调、痛经、经闭等妇科病；②瘾疹、湿疹、丹毒等血热性皮肤病；③膝股内侧痛。

11. 箕门

【别名】

无。

【特异性】

无。

【定位】

在股前区，大腿内侧，当髌底内侧端与腹股沟平耻骨联合处的连线上 1/3 与下 2/3 交点处。

【点穴要领】

正坐屈膝，两腿张开或侧卧位点穴，以髌底内侧端和腹股沟内平耻骨联合处的连线为定位标志。髌骨为膝关节前倒立的三角形扁平骨，上面的边为底。将髌底内侧端至腹股沟平耻骨联合处的连线平均分成 3 等份，穴在此线上 1/3 与下 2/3 交点处。（图 6-14）

【简便取穴法】

无。

【主治】

①小便不利，遗尿；②腹股沟肿痛。

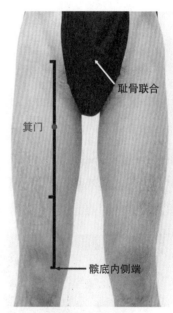

图 6-14　箕门

12. 冲门

【别名】

慈宫、上慈宫、冲脉。

【特异性】

足太阴脾经、足厥阴肝经与阴维脉的交会穴。

【定位】

在腹股沟区，腹股沟斜纹中，髂外动脉搏动处的外侧。

【点穴要领】

仰卧位点穴，以腹股沟和髂外动脉搏动处为定位标志。腹股沟是连接腹部和大腿的斜行凹沟，体表易于触及。在腹股沟内能触及髂外动脉搏动，此搏动处外侧即为本穴。（图6-15）

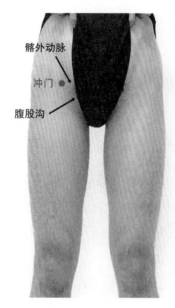

图6-15　冲门

【简便取穴法】

无。

【主治】

①腹痛，疝气；②崩漏、带下、胎气上冲等妇科病证。

13. 府舍

【别名】

无。

【特异性】

足太阴脾经、足厥阴肝经与阴维脉的交会穴。

【定位】

在下腹部，脐中下4.3寸，前正中线旁开4寸。

【点穴要领】

仰卧位点穴，以脐中和前正中线为定位标志。此处脐中下4.3寸以胸剑结合到脐中的直寸值为量取标准。先将胸剑结合至脐中的8寸平均分成2段，每段4寸；再将下段4寸平均分成2段，每段2寸；接着将下段2寸平均分成2段，每段1寸；最后将下段1寸平均分成3段，每段0.3寸。此处前正中线旁开4寸以乳晕内缘到前正中线的横寸值为量取标准。将前正中线至乳晕内缘的4寸自前正中线沿

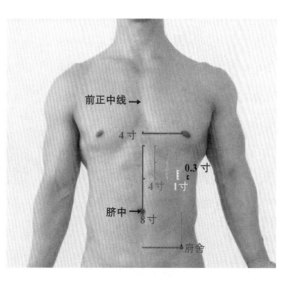

图6-16　府舍

脐中下 4.3 寸水平平移，终点即为本穴。（图 6-16）

【简便取穴法】

无。

【主治】

腹痛、积聚、疝气等下腹部病证。

14. 腹结

【别名】

腹屈、肠窟、肠结、临窟、肠屈、长屈、长窟、肠窝、阳窟。

【特异性】

无。

【定位】

在下腹部，脐中下 1.3 寸，前正中线旁开 4 寸。

【点穴要领】

仰卧位点穴，以脐中和前正中线为定位标志。此处脐中下 1.3 寸以脐中到耻骨联合上缘的直寸值为量取标准。先将脐中至耻骨联合上缘的 5 寸平均分成 2 段，每段 2.5 寸；再将上段 2.5 寸平均分成 2 段，每段 1.25 寸，上下两段交点最接近脐中下 1.3 寸。此处前正中线旁开 4 寸以乳晕内缘到前正中线的横寸值为量取标准。将前正中线至乳晕内缘的 4 寸自前正中线沿脐中下 1.3 寸水平平移，终点即为本穴。（图 6-17）

【简便取穴法】

无。

【主治】

①腹痛，腹泻，食积；②疝气。

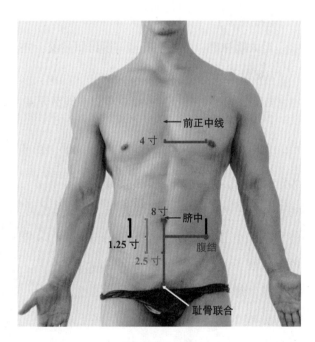

图 6-17　腹结

15. 大横

【别名】

肾气。

【特异性】

足太阴脾经与阴维脉的交会穴。

【定位】

在腹部，脐中旁开4寸。

【点穴要领】

仰卧位点穴。以脐中和前正中线为定位标志。此处4寸以前正中线到乳晕内缘的横寸值为量取标准。将前正中线至乳晕内缘之4寸自脐中水平平移，终点即为本穴。（图6-18）

【简便取穴法】

无。

【主治】

腹痛、腹泻、便秘等脾胃病证。

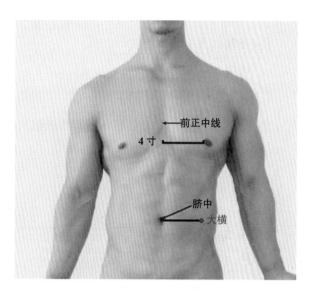

图6-18　大横

16. 腹哀

【别名】

肠哀、肠屈。

【特异性】

足太阴脾经与阴维脉的交会穴。

【定位】

在上腹部，脐上3寸，前正中线旁开4寸。

【点穴要领】

仰卧位点穴，以脐中和前正中线为定位标志。此处脐中上3寸以脐中到剑突下的直寸值为量取标准。

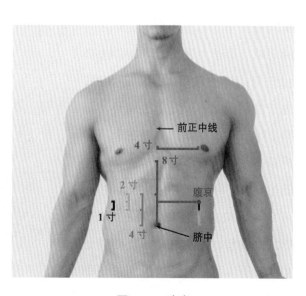

图6-19　腹哀

先将脐中至剑突下的 8 寸平均分成 2 段，每段 4 寸；再将下段 4 寸平均分成 2 段，每段 2 寸；接着将上段 2 寸平均分成 2 段，每段 1 寸，上下两段交点即为脐中上 3 寸。此处前正中线旁开 4 寸以乳晕内缘到前正中线的横寸值为量取标准。将前正中线至乳晕内缘的 4 寸自前正中线沿脐中上 3 寸水平平移，终点即为本穴。（图 6-19）

【简便取穴法】

无。

【主治】

消化不良、腹痛、便秘、痢疾等脾胃肠腑病证。

17. 食窦

【别名】

命关。

【特异性】

无。

【定位】

在胸部，第 5 肋间隙，前正中线旁开 6 寸。

【点穴要领】

坐位或仰卧位点穴，以第 5 肋间隙和前正中线为定位标志。第 5 肋间隙为第 5 肋骨和第 6 肋骨之间的间隙，男子为乳头直下的第 1 个肋间隙；女子以第 2 肋骨为参照，先于胸骨角水平确定第 2 肋骨，自第 2 肋骨向下循摸到的第 3 个肋骨为第 5 肋骨，其下凹陷即为第 5 肋间隙。对不易看到或触到肋骨的人，可令其做快速、重复的吸气动作，以抬高肋骨，便于触及。此处前正中线旁开 6 寸以乳晕内缘到前正中线的横寸值为量取标准。将前正中线至乳晕内缘的 4 寸平均分成 2 段，每段 2 寸，将此

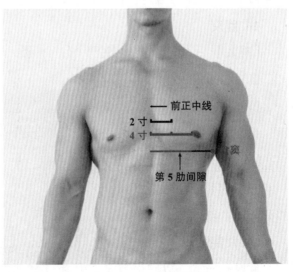

图 6-20　食窦

2寸自乳晕内缘沿第5肋间隙水平平移，终点即为本穴。（图6-20）

【简便取穴法】

无。

【主治】

①胸胁胀痛；②嗳气、反胃、腹胀等胃气失降性病证；③水肿。

18.天溪

【别名】

无。

【特异性】

无。

【定位】

在胸部，第4肋间隙，前正中线旁开6寸。

【点穴要领】

坐位或仰卧位点穴，以第4肋间隙和前正中线为定位标志。第4肋间隙为第4肋骨和第5肋骨之间的间隙，男子为乳头所在的肋间隙；女子以第2肋骨为参照，先于胸骨角水平确定第2肋骨，自第2肋骨向下循摸到的第2个肋骨为第4肋骨，其下凹陷即为第4肋间隙。对不易看到或触到肋骨的人，可令其做快速、重复的吸气动作，以抬高肋骨，便于触及。此处前正中线旁开6寸以乳晕内缘到前正中线的横

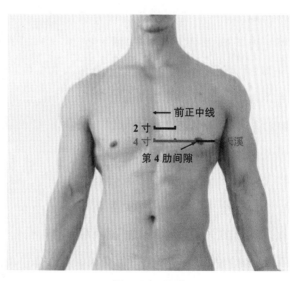

图6-21 天溪

寸值为量取标准。将前正中线至乳晕内缘的4寸平均分成2段，每段2寸，将此2寸自乳晕内缘沿第4肋间隙水平平移，终点即为本穴。（图6-21）

【简便取穴法】

无。

【主治】

①胸胁疼痛，咳嗽；②乳痈，乳少。

19.胸乡

【别名】

无。

【特异性】

无。

【定位】

在胸部，第3肋间隙，前正中线旁开6寸。

【点穴要领】

坐位或仰卧位点穴，以第3肋间隙和前正中线为定位标志。第3肋间隙为第3肋骨和第4肋骨之间的间隙，第3肋骨以第2肋骨为参照，先于胸骨角水平确定第2肋，自第2肋向下循摸到的第1个肋骨为第3肋，其下凹陷即为第3肋间隙。对不易看到或触到肋骨的人，可令其做快速、重复的吸气动作，以抬高肋骨，便于触及。此处前正中线旁开6寸以乳晕内缘到前正中线的横寸值为量取标准。将前正

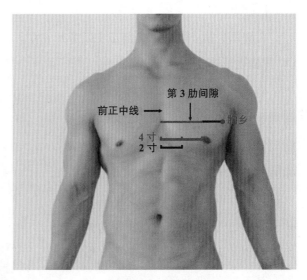

图6-22 胸乡

线至乳晕内缘的4寸平均分成2段，每段2寸，将此2寸自乳晕内缘沿第3肋间隙水平平移，终点即为本穴。（图6-22）

【简便取穴法】

无。

【主治】

胸胁胀痛。

20. 周荣

【别名】

周营。

【特异性】

无。

【定位】

在胸部，第 2 肋间隙，前正中线旁开 6 寸。

【点穴要领】

坐位或仰卧位点穴，以第 2 肋
间隙和前正中线为定位标志。第 2
肋间隙为第 2 肋骨和第 3 肋骨之间
的间隙，先于胸骨角水平确定第 2
肋骨，其下凹陷即为第 2 肋间隙。
对不易看到或触到肋骨的人，可令
其做快速、重复的吸气动作，以抬
高肋骨，便于触及。此处前正中线
旁开 6 寸以乳晕内缘到前正中线的
横寸值为量取标准，将前正中线至
乳晕内缘的 4 寸平均分成 2 段，每
段 2 寸，将此 2 寸自乳晕内缘沿第 2
肋间隙水平平移，终点即为本穴。（图 6-23）

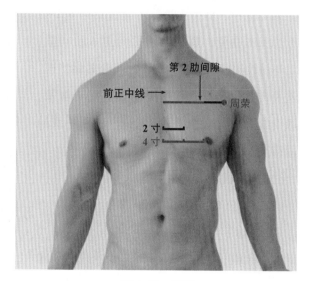

图 6-23 周荣

【简便取穴法】

无。

【主治】

①咳嗽，气逆；②胸胁胀满。

21. 大包

【别名】

大胞。

【特异性】

脾之大络。

【定位】

在胸外侧区，第6肋间隙，在腋中线上。

【点穴要领】

坐位或仰侧卧位点穴，以第6肋间隙和腋中线为定位标志。第6肋间隙为第6肋骨和第7肋骨之间的间隙，先于胸骨角水平确定第2肋骨，自第2肋骨向下数到第4个肋骨为第6肋骨，其下凹陷即为第6肋间隙。对不易看到或触到肋骨的人，可令其做快速、重复的吸气动作，以抬高肋骨，便于触及。腋中线为从腋窝中点引的平行于前正中线的垂线。（图6-24）

【简便取穴法】

无。

【主治】

①气喘；②胸胁痛；③全身疼痛；④四肢无力。

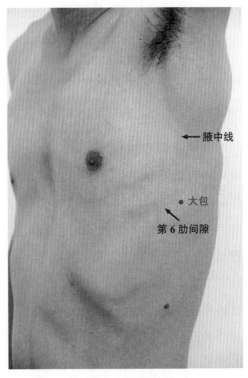

图6-24　大包

附：足太阴脾经经穴分寸歌（21穴）

脾经二十一穴全，起于隐白终大包。

下肢十二胫内后，腹四胸五切莫淆。

隐白大趾甲角内，大都大趾节前凹。

太白节后赤白际，公孙第一跖底巢。

商丘内踝前下陷，踝上三寸三阴交。

踝上六寸是漏谷，胫髁下三地机朝。

胫髁后下阴陵泉，血海髌上2寸敲。

箕门髌沟上三一，冲门股沟动脉抛。

府舍上腹连四穴，自此脐旁四寸胶。

腹结脐下一寸三，大横平脐亦平腰。

腹哀脐上三寸量，食窦肋五寸六跑。

四肋三肋二肋间，天溪胸乡周荣韶。

大包腋中交六肋，脾经诸穴已明标。

第七章 手少阴心经

一、手少阴心经循行

《灵枢·经脉》：心手少阴之脉，起于心中，出属心系，下膈，络小肠。

其支者，从心系上挟咽，系目系。

其直者，复从心系，却上肺，下出腋下，下循臑内后廉，行太阴、心主之后，下肘内，循臂内后廉，抵掌后锐骨之端，入掌内后廉，循小指之内，出其端。

二、手少阴心经腧穴

手少阴心经从胸走手，两侧对称，一侧有 9 穴，首穴极泉，末穴少冲。腋区 1 穴极泉，以腋窝中央为定位标志。上肢 8 穴，均位于上肢掌面尺侧，其中臂前区 2 穴，青灵和少海，以肘横纹、肱二头肌内侧沟或肱骨内上髁为定位标志；前臂前区 4 穴，灵道、通里、阴郄和神门，均位于尺侧腕屈肌腱的桡侧缘，各穴分别以腕掌侧远端横纹和尺侧腕屈肌腱为定位标志；手部 2 穴，少府和少冲，分别以第 5 掌指关节，第 4、5 掌骨或小指指甲根角为定位标志。

1. 极泉

【别名】

无。

【特异性】

无。

【定位】

在腋区，腋窝中央。

【点穴要领】

正坐或仰卧位点穴，须举臂开腋，上臂外展至水平位或以手抚头后部暴露腋窝，以腋窝中央为定位标志。有书记载以腋动脉搏动处为本穴位置，临床中发现很多人腋动脉的走行路线不经腋窝中间，故此处不以腋动脉为本穴定位标志。（图 7-1）

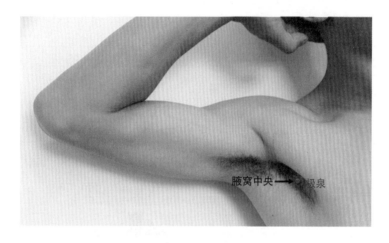

图 7-1　极泉

【简便取穴法】

无。

【主治】

①心痛、心悸等心系病证；②肩臂疼痛、胁肋疼痛等痛证；③瘰疬；④腋臭；⑤上肢痿痹；⑥上肢针刺麻醉用穴。

2. 青灵

【别名】

青灵泉。

【特异性】

无。

【定位】

在臂前区，肘横纹上 3 寸，肱二头肌内侧沟中。

【点穴要领】

正坐或仰卧位点穴，以肘横纹和肱二头肌内侧沟为定位标志。肘横纹出现多条的，以远心端那条为准。此处 3 寸以腋前横纹到肘横纹的直寸值为量取标准。将肘横纹至腋前横纹头之 9 寸平均分为 3 段，每段 3 寸，下段 3 寸与中段 3 寸交界处即为肘横纹上 3 寸。肱二头肌是位于上臂前侧的梭形肌肉，握拳屈肘，医生在前臂加一阻力对抗此动作可使肱二头肌明显显现。女子和胖人不易显现或触及此肌肉时，以肘横纹内侧端和肱骨内侧髁之间的中点与腋窝中点的连线为准。（图 7-2）

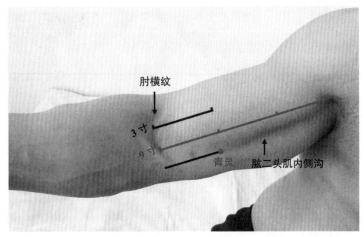

图 7-2　青灵

【简便取穴法】

无。

【主治】

①头痛，振寒；②胁痛，肩臂疼痛。

3. 少海

【别名】

曲节。

【特异性】

合穴。

【定位】

在肘前区，肘横纹内侧端与肱骨内上髁连线之中点。

【点穴要领】

正坐或仰卧位点穴，微屈肘掌心向肩，以肘横纹内侧端和肱骨内上髁为定位标志，穴在两者中点。肘横纹内侧端为尺侧端。肱骨内侧髁为肘部内侧明显隆起的高骨，易于触及和辨识。（图 7-3）

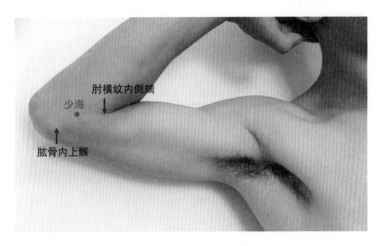

图 7-3　少海

【简便取穴法】

无。

【主治】

①心痛、癔症等心病、神志病；②肘臂挛痛，臂麻手颤；③头项痛，腋胁部痛；④瘰疬。

4. 灵道

【别名】

无。

【特异性】

经穴。

【定位】

在前臂前区，腕掌侧远端横纹上 1.5 寸，尺侧腕屈肌腱的桡侧缘。

【点穴要领】

坐位或仰卧位点穴，仰掌，以腕掌侧远端横纹和尺侧腕屈肌腱为定位标志。当腕掌侧有多条横纹时，以远端那条为标志。此处 1.5 寸以腕掌侧远端横纹与肘横纹的直寸值为量取标准。先将腕掌侧远端横纹与肘横纹之间的 12 寸平均分为 2 段，每段 6 寸；再将下段 6 寸平均分为 2 段，每段 3 寸；接着将下段 3 寸平均分为 2 段，每段 1.5 寸，上下两段交点即为腕掌侧远端横纹上 1.5 寸。尺侧腕屈肌腱为腕掌面尺侧缘肌腱，当握拳屈腕时此肌腱明显隆起或触及。需注意穴在此肌腱的桡侧缘。（图 7-4）

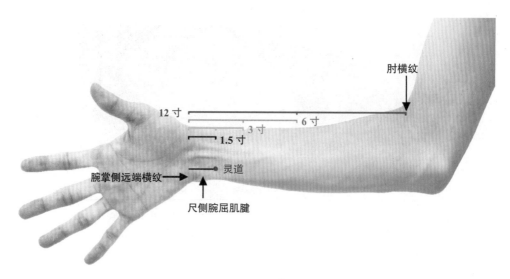

图 7-4　灵道

【主治】

①心痛，悲恐善笑；②暴喑；③肘臂挛痛。

5. 通里

【别名】

通理。

【特异性】

络穴。

【定位】

在前臂前区，腕掌侧远端横纹上 1 寸，尺侧腕屈肌腱的桡侧缘。

【点穴要领】

坐位或仰卧位点穴，仰掌，以腕掌侧远端横纹和尺侧腕屈肌腱为定位标志。当腕掌侧有多条横纹时，以远心端那条为标志。此处 1 寸以腕掌侧远端横纹与肘横纹的直寸值为量取标准。先将腕掌侧远端横纹与肘横纹之间的 12 寸平均分为 2 段，每段 6 寸；再将下段 6 寸平均分为 2 段，每段 3 寸；接着将下段 3 寸平均分为 3 段，每段 1 寸，中段 1 寸与下段 1 寸的交点即为腕掌侧远端横纹上 1 寸。尺侧腕屈肌腱为腕掌面尺侧缘肌腱，当握拳屈腕时此肌腱明显隆起或触及。需注意穴在此肌腱的桡侧缘。（图 7-5）

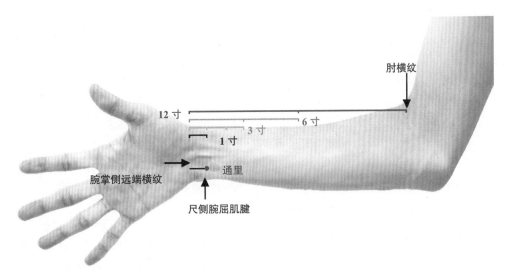

图 7-5 通里

【简便取穴法】

①仰掌，将拇指尺侧缘指间横纹头沿腕掌侧远端横纹垂直放置，拇指桡侧指间横纹头对应处即为本穴。

②仰掌，将中指近心端指间横纹头沿腕掌侧远端横纹垂直放置，远端指间横纹头对应处即为本穴。（图 7-6）

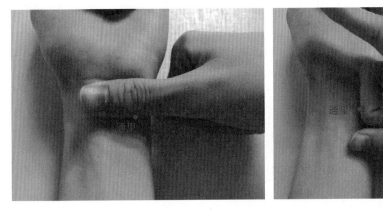
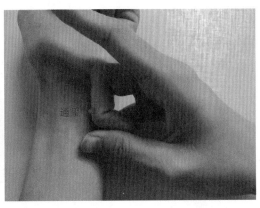

① ②

图 7-6 通里简便取穴

【主治】

①心悸、怔忡等心系病证；②舌强不语、暴喑；③腕臂痛。

6. 阴郄

【别名】

手少阴郄、少阴郄。

【特异性】

郄穴。

【定位】

在前臂前区，腕掌侧远端横纹上 0.5 寸，尺侧腕屈肌腱的桡侧缘。

【点穴要领】

坐位或仰卧位点穴，仰掌，以腕掌侧远端横纹和尺侧腕屈肌腱为定位标志。当腕掌侧有多条横纹时，以远端那条为标志。此处 0.5 寸以腕掌侧远端横纹与肘横纹的直寸值为量取标准。先将腕掌侧远端横纹与肘横纹之间的 12 寸平均分为 2 段，每段 6 寸；再将下段 6 寸平均分为 2 段，每段 3 寸；接着将下段 3 寸平均分为 3 段，每段 1 寸；最后将下段 1 寸平均分为 2 段，每段 0.5 寸，上下两段的交点即为腕掌侧远端横纹上 0.5 寸。尺侧腕屈肌腱为腕掌面尺侧缘肌腱，当握拳屈腕时此肌腱明显隆起或触及。需注意穴在此肌腱的桡侧缘。（图 7-7）

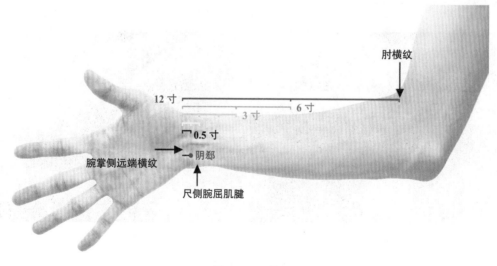

图 7-7　阴郄

【简便取穴法】

无。

【主治】

①心痛、惊悸等心系病证；②骨蒸盗汗；③吐血，衄血。

7. 神门

【别名】

兑骨、兑冲、中都、锐中。

【特异性】

输穴，原穴。

【定位】

在腕前区，腕掌侧远端横纹尺侧端，尺侧腕屈肌腱的桡侧缘。

【点穴要领】

坐位或仰卧位点穴，仰掌。以腕掌侧远端横纹和尺侧腕屈肌腱为定位标志。当腕掌侧有多条横纹时，以远心端那条为标志。尺侧腕屈肌腱为腕掌面尺侧缘肌腱，当握拳屈腕时此肌腱明显隆起。需注意穴在此肌腱的桡侧缘。（图7-8）

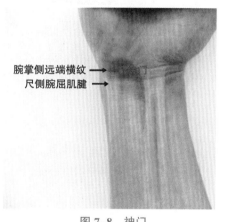

腕掌侧远端横纹 →
尺侧腕屈肌腱 →

图 7-8　神门

【简便取穴法】

无。

【主治】

①心痛、心烦、惊悸、怔忡、健忘、失眠、痴呆、癫狂痫等心与神志病证；②高血压；③胸胁痛。

8. 少府

【别名】

兑骨。

【特异性】

荥穴。

【定位】

在手掌，横平第5掌指关节近端，第4、5掌骨之间。

【点穴要领】

坐位或仰卧位点穴，仰掌，以第5掌指关节为定位标志。第5掌指关节在掌面容易

触及，穴在第5掌指关节近心端，第4、5掌骨之间。（图7–9）

【简便取穴法】

仰掌呈半握拳状，除拇指外，其余四指轻压手掌心，小指处即是本穴。（图7–10）

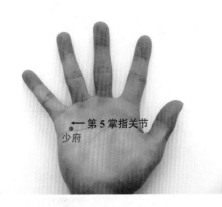 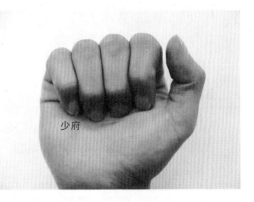

图7–9　少府　　　　　　　　　　图7–10　少府简便取穴

【主治】

①心悸、胸痛等心胸病证；②阴痒，阴痛；③痈疡；④小指挛痛。

9.少冲

【别名】

经始。

【特异性】

井穴。

【定位】

在手指，小指末节桡侧，指甲根角侧0.1寸。

【点穴要领】

坐位或仰卧位点穴，伏掌或微握拳掌心向上，小指上翘。以小指指甲根角为定位标志，穴在小指指甲桡侧根角旁0.1寸处。（图7–11）

【简便取穴法】

无。

【主治】

①心悸、心痛、癫狂、昏迷等心与神志病证；②热病；③胸胁痛。

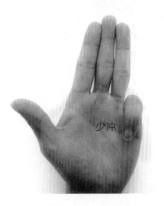

图7–11　少冲

附：手少阴心经经穴分寸歌（9穴）

少阴心经有九穴，极泉起始少冲止。

腋窝中央点极泉，青灵肘上三寸是。

少海纹端肱髁中，灵道腕上寸半比。

通里腕上一寸量，腕上五分阴郄已。

神门腕纹尺腱桡，少府握拳顶小指。

少冲小指甲根外，心经诸穴按条理。

第八章　手太阳小肠经

一、手太阳小肠经循行

《灵枢·经脉》：小肠手太阳之脉，起于小指之端，循手外侧上腕，出踝中，直上循臂骨下廉，出肘内侧两骨之间，上循臑外后廉，出肩解，绕肩胛，交肩上，入缺盆，络心，循咽，下膈，抵胃，属小肠。

其支者，从缺盆循颈上颊，至目锐眦，却入耳中。

其支者，别颊，上䪼，抵鼻，至目内眦（斜络于颧）。

二、手太阳小肠经腧穴

手太阳小肠经从手走头，两侧对称，一侧有19穴，首穴少泽，末穴听宫。上肢8穴，其中手部3穴，少泽、前谷和后溪，3穴分别以小指尺侧指甲根角、第5掌指关节尺侧近端或远端赤白肉际处的凹陷为定位标志；腕区2穴，腕骨和阳谷，分别以第5掌骨底、三角骨或尺骨茎突为定位标志；前臂掌背侧3穴，养老、支正和小海，各穴分别以腕背横纹、尺骨头、尺骨、尺侧腕屈肌、尺骨鹰嘴或肱骨内上髁等为定位标志。肩胛区5穴，肩贞、臑俞、天宗、秉风和曲垣，分别以腋后纹头、肩胛冈、肩胛骨下角或冈上窝为定位标志。脊柱区2穴，肩外俞和肩中俞，分别以第1胸椎棘突、第7颈椎棘突或后正中线为定位标志。颈部2穴，天窗和天容，分别以喉结、胸锁乳突肌或下颌角为定位标志。面部2穴，颧髎和听宫，分别以颧骨、目外眦或耳屏正中与下颌骨髁突之间的凹陷为定位标志。

1. 少泽

【别名】

小吉、少吉。

【特异性】

井穴。

【定位】

在手指，小指末节尺侧，指甲根角旁 0.1 寸。

【点穴要领】

坐位或卧位点穴，伏掌伸直小指或仰掌微握拳，拳心向上，以小指尺侧指甲根角为定位标志。穴在小指指甲尺侧根角旁 0.1 寸处。（图 8-1）

【简便点穴法】

无。

【主治】

①乳痈、乳少等乳疾；②昏迷、热病等急症、热证；③头痛、目翳、咽喉肿痛等头面五官病证。

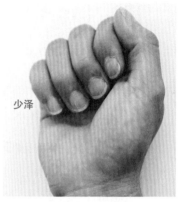

图 8-1　少泽

2. 前谷

【别名】

无。

【特异性】

荥穴。

【定位】

在手尺侧，第 5 掌指关节远端掌指横纹头赤白肉际处。

【点穴要领】

坐位或卧位点穴，微握拳，以第 5 掌指关节远端掌指横纹头为定位标志。第 5 掌指关节远端掌指横纹位于手尺侧边缘，易于分辨。赤白肉际处为手背侧与掌侧皮肤颜色不一致的交界处，也是手背侧与掌侧的交界处，当两侧皮肤颜色接近不易区分时，以皮肤纹理区别，两侧皮肤纹理明显不一致。（图 8-2）

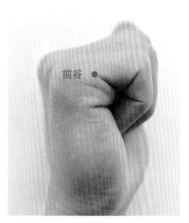

图 8-2　前谷

【简便点穴法】

无。

【主治】

①热病；②乳痈，乳少；③头痛、目痛、耳鸣、咽喉肿痛等头面五官病证。

3. 后溪

【别名】

无。

【特异性】

输穴，八脉交会穴（通督脉）。

【定位】

在手掌尺侧缘第 5 掌指关节后方，微握拳时当掌横纹端赤白肉际处。

【点穴要领】

坐位或卧位点穴，微握拳，以第 5 掌指关节后方掌横纹头为定位标志。第 5 掌指关节皮下易于触及，掌指关节后方掌横纹头位于手尺侧边缘，容易分辨。赤白肉际处为手背侧与掌侧的皮肤颜色不一致的交界处，也是手背侧与掌侧的交界处，当两侧皮肤颜色接近不易区分时，以皮肤纹理区别，两侧皮肤纹理明显不一致。（图 8-3）

【简便点穴法】

仰掌，握拳，第 5 掌指关节后，有一皮肤皱襞突起，其尖端即是本穴。（图 8-4）

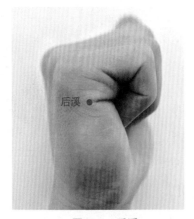

图 8-3　后溪　　　　　　　　　　图 8-4　后溪简便取穴

【主治】

①头项强痛、腰背痛、手指及肘臂挛痛等痛证；②耳聋，目赤；③癫狂痫；

④疟疾。

4. 腕骨

【别名】

无。

【特异性】

原穴。

【定位】

在腕区，第5掌骨底与三角骨之间的赤白肉际凹陷中。

【点穴要领】

坐位或卧位点穴，以第5掌骨底与三角骨之间的赤白肉际处为定位标志。第5掌骨皮下易于触及，近端为掌骨底。三角骨形似三角形，当前臂旋前，腕关节屈曲位时，在腕背面尺侧缘，尺骨茎突的远端触及的第1个骨性突起即为三角骨。赤白肉际处为手背侧与掌侧的皮肤颜色不一的交界处，也是手背侧与掌侧的交界处，当两侧皮肤颜色接近不易区分时，以皮肤纹理区别，两侧皮肤纹理明显不一致（图8-5）

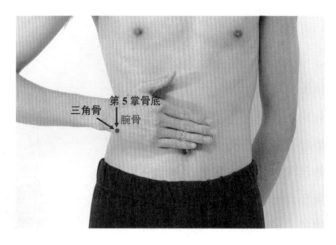

图8-5　腕骨

【简便点穴法】

沿第5掌骨向后直推，与第1个骨性突起之间的凹陷即为腕骨。（图8-6）

【主治】

①手指挛痛，头项强痛；

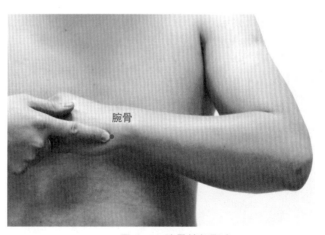

图8-6　腕骨简便取穴

②目翳；③黄疸；④热病，疟疾。

5. 阳谷

【别名】

无。

【特异性】

经穴。

【定位】

在腕后区，尺骨茎突与三角骨之间的凹陷中。

【点穴要领】

坐位或卧位点穴，俯掌，以尺骨茎突与三角骨之间的凹陷为定位标志。尺骨下端背内侧向下的突起为尺骨茎突，顺着尺骨的背内侧向下循摸，可触及尺骨茎突。三角骨形似三角形，当前臂旋前，腕关节屈曲位时，在腕背面尺侧缘，尺骨茎突的远端触及的第1个骨性突起即为三角骨。尺骨茎突

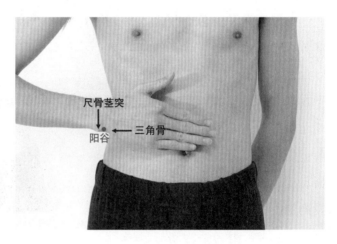

图 8-7　阳谷

与三角骨之间有明显的凹陷，穴在此凹陷中。（图 8-7）

【简便点穴法】

无。

【主治】

①颈颔肿痛、臂外侧痛、腕痛等痛证；②头痛、目眩、耳鸣、耳聋等头面五官病证；③热病；④癫狂痫。

6. 养老

【别名】

无。

【特异性】

郄穴。

【定位】

在前臂后区，尺骨头桡侧凹陷中。

【点穴要领】

坐位或卧位点穴，屈肘，掌心向胸，以尺骨头为定位标志。尺骨下段的末端较为膨大，为尺骨头，当屈肘掌心向胸时，略屈腕则尺骨头桡侧凹陷可明显触及，穴在此凹陷中。手位于其他位置时此凹陷不显现。（图8-8）

【简便点穴法】

无。

【主治】

①目视不明；②肩、背、肘、臂酸痛。

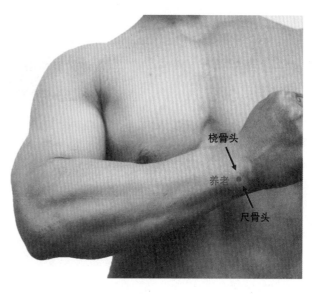

图8-8　养老

7. 支正

【别名】

无。

【特异性】

络穴。

【定位】

在前臂后区，腕背侧横纹上5寸，尺骨尺侧与尺侧腕屈肌之间。

【点穴要领】

坐位或卧位点穴，以腕背侧横纹、尺骨及尺侧腕屈肌为定位标志。此处5寸以腕背侧横纹到肘横纹的直寸值为量取标准。先将腕背侧横纹至肘横纹之12寸平均分为3段，每段4寸；再将中段4寸平均分为2段，每段2寸；接着将上段2寸平均分为2段，每段1寸，上下两段交界处即为腕背侧远端横纹上5寸。尺侧腕屈肌是前臂前面最内侧的

那条肌肉，前屈和内收腕关节时易于显现。穴在尺骨尺侧与尺侧腕屈肌之间。（图 8-9）

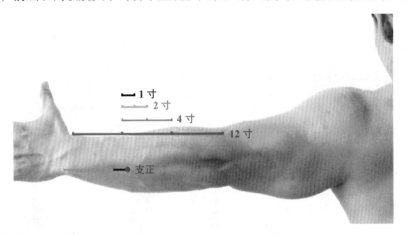

图 8-9　支正

【简便点穴法】

无。

【主治】

①头痛，项强，肘臂酸痛；②热病；③癫狂；④疣。

8. 小海

【别名】

无。

【特异性】

合穴。

【定位】

在肘后区，尺骨鹰嘴与肱骨内上髁之间的凹陷中。

【点穴要领】

坐位或卧位点穴，屈肘，以尺骨鹰嘴与肱骨内上髁为定位标志。尺骨鹰嘴是位于尺骨上端后面的骨性隆起，可随肘关节的活动而上、下滑动，在肘关节背面正中的最高位，于

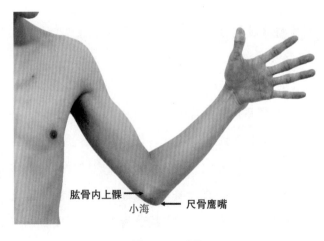

图 8-10　小海

肘关节的后方可清楚触及。肱骨内上髁为肱骨下端内的骨性突起，大而显著，在肘关节内侧极易触及。屈肘时，两者之间的凹陷可明显触及，穴在此凹陷中。（图 8-10）

【简便点穴法】

无。

【主治】

①肘臂疼痛，麻木；②癫痫。

9. 肩贞

【别名】

无。

【特异性】

无。

【定位】

在肩胛区，肩关节后方，腋后纹头直上 1 寸。

【点穴要领】

正坐位或俯卧位点穴，垂肩，上臂内收或俯卧位点穴，上臂自然贴于身侧，以腋后纹头为定位标志。此处 1 寸以第 7 颈椎棘突到后发际的直寸值为量取标准。先将第 7 颈椎棘突到后发际之 3 寸平均分为 3 段，每段 1 寸；再将此 1 寸自腋后纹头向上垂直平移，终点即为腋后纹头直上 1 寸。（图 8-11）

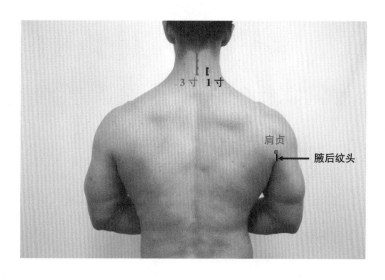

图 8-11 肩贞

【简便点穴法】

无。

【主治】

①肩臂疼痛，上肢不遂；②瘰疬。

10. 臑俞

【别名】

无。

【特异性】

手太阳小肠经、足太阳膀胱经、阳维脉与阳跷脉的交会穴。

【定位】

在肩胛区，腋后纹头直上，肩胛冈下缘凹陷中。

【点穴要领】

正坐点穴，垂臂合腋或俯卧点穴，将两臂自然平放于身体两侧，以腋后纹头及肩胛冈下缘为定位标志。肩胛冈是肩胛骨背面上部的一条横行骨嵴，皮下易于触及。穴在腋后纹头直上与肩胛冈下缘交界处的凹陷中。（图 8-12）

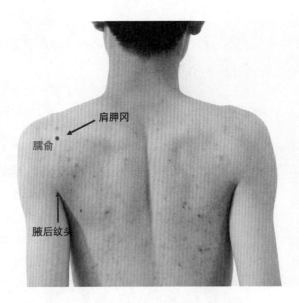

图 8-12　臑俞

【简便点穴法】

无。

【主治】

①肩臂疼痛，肩不举；②瘰疬。

11. 天宗

【别名】

无。

【特异性】

无。

【定位】

在肩胛区，当冈下窝中央凹陷处。

【点穴要领】

正坐垂肩，前倾坐位或俯卧位点穴，以冈下窝为定位标志。冈下窝为肩胛冈下缘大的凹窝，穴在冈下窝中央凹陷处。（图8-13）

【简便点穴法】

以对侧手，由颈下过肩，手伸向肩胛骨处，中指指腹所在处即是本穴。（图8-14）

【主治】

①肩胛疼痛、肩背部损伤等局部病证；②气喘。

12. 秉风

【别名】

肩解。

【特异性】

手太阳小肠经、手阳明大肠经、手少阳三焦经与足少阳胆经的交会穴。

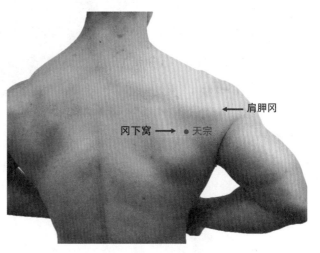

图8-13 天宗

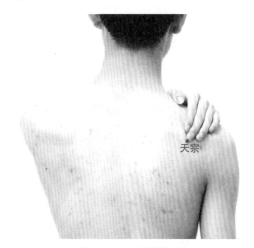

图8-14 天宗简便取穴

【定位】

在肩胛区，肩胛冈中点上方冈上窝中。

【点穴要领】

正坐位、俯伏坐位或俯卧位点穴，以肩胛冈中点与冈上窝为定位标志。肩胛冈是肩胛骨背面上部的一条横行骨嵴，皮下易于触及，肩胛冈的嵴状游离缘是冈上下窝的分界线，上面为冈上窝。穴在经肩胛冈中点的冈上窝中。（图 8-15）

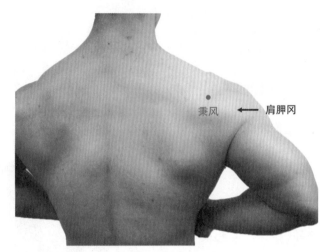

图 8-15　秉风

【简便点穴法】

正坐，在肩胛冈上窝中点，举臂有凹陷处即为本穴。（图 8-16）

【主治】

肩胛疼痛、上肢酸麻等肩胛、上肢病证。

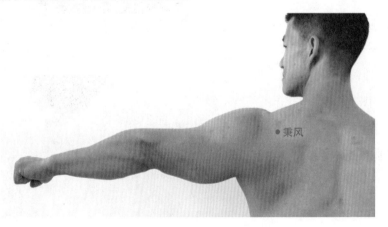

图 8-16　秉风简便取穴

13. 曲垣

【别名】

无。

【特异性】

无。

【定位】

在肩胛区，肩胛冈内侧端上缘凹陷中。

【点穴要领】

正坐，前倾坐位或俯卧位点穴，以肩胛冈内侧端为定位标志。肩胛冈是肩胛骨背面上部的一条横行骨嵴，皮下易于触及。穴在肩胛冈内侧端上缘的凹陷中。（图8-17）

【简便点穴法】

无。

【主治】

肩胛疼痛。

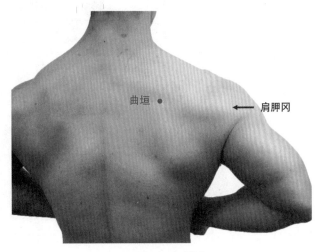

图8-17　曲垣

14. 肩外俞

【别名】

无。

【特异性】

无。

【定位】

在脊柱区，第1胸椎棘突下，后正中线旁开3寸。

【点穴要领】

正坐、前倾坐位或俯卧位点穴，以第1胸椎棘突和后正中线为定位标志。第1胸椎以第3胸椎为定位标志，当人体直立两手自然下垂时，肩胛骨的内上角平对第3胸椎棘突平面，沿第3胸椎棘突向上循摸到的第2个骨性突起即为第1胸椎棘突。此处3寸以肩胛骨内侧缘到后正中线的直寸值为量取标准。肩胛骨内侧缘至后正中线的距离为3寸，将此3寸自后正中线沿第1胸椎棘突下水平平移，终点即为本穴。（图8-18）

【简便点穴法】

无。

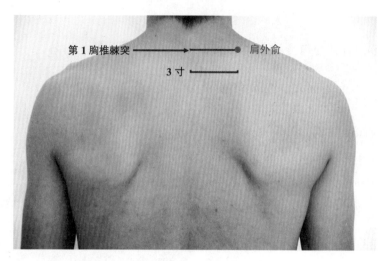

第1胸椎棘突 ⟶ 肩外俞

3寸

图8-18　肩外俞

【主治】

肩背疼痛、颈项强急等肩背痹证。

15. 肩中俞

【别名】

无。

【特异性】

无。

【定位】

在脊柱区，第7颈椎棘突下，后正中线旁开2寸。

【点穴要领】

正坐位、俯伏坐位或俯卧位点穴，以第7颈椎棘突和后中线为定位标志。第7颈椎位于颈椎与胸椎的交界处，低头位时明显隆起，一般情况下，低头位时颈胸交界处出现的1个突起高骨即为第7颈椎，有的人会出现2个或3个几乎等高的突起，难以辨识，此时以椎体的活动来识别，将指腹横向放于突起的椎体上，当颈部转动时，颈椎棘突可随之活动，胸椎则不动，由此可知有活动度的最低椎体即为第7颈椎。此处2寸以肩胛骨内侧缘到后正中线的横寸值为量取标准。将肩胛骨内侧缘至后正中线的3寸平均分为3段，2段2寸，将此2寸自第7颈椎棘突下水平向外平移，终点即为本穴。（图8-19）

【简便点穴法】

无。

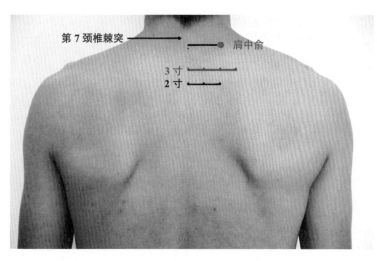

图 8-19　肩中俞

【主治】

①咳嗽，气喘；②肩背疼痛。

16. 天窗

【别名】

窗笼、天笼、窗聋。

【特异性】

无。

【定位】

在颈部，横平喉结，胸锁乳突肌的后缘。

【点穴要领】

正坐位、侧伏坐位或仰卧位点穴，以喉结和胸锁乳突肌为定位标志。喉结为咽喉部明显的软骨凸起，男子的喉结大而突出，易于辨识；女子的喉结小而隐蔽，将指腹放在咽喉中部，可触摸到随吞咽动作活动的喉结。胸锁乳突肌位于颈部两侧皮下，是颈部诸多肌肉中最大最粗的一条，略低头向一侧转动时，对侧胸锁乳突肌即

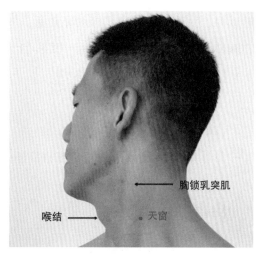

图 8-20　天窗

明显隆起。穴在胸锁乳突肌后缘平喉结处。（图 8-20）

【简便点穴法】

无。

【主治】

①耳鸣、耳聋、咽喉肿痛、暴喑等五官病证；②颈项强痛。

17. 天容

【别名】

无。

【特异性】

无。

【定位】

在颈部，下颌角后方，胸锁乳突肌的前缘凹陷中。

【点穴要领】

正坐位、俯伏坐位或仰卧位点穴，以下颌角和胸锁乳突肌前缘为定位标志。下颌角是面部下段两侧的角状骨性结构，是下颌骨升支部后缘与下颌骨下缘的相交处。胸锁乳突肌位于颈部两侧皮下，是颈部诸多肌肉中最大最粗的一条，略低头向一侧转动时，对侧胸锁乳突肌即明显隆起。穴在胸锁乳突肌前缘平下颌角处。（图 8-21）

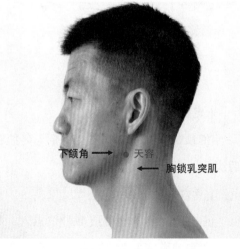

图 8-21　天容

【简便点穴法】

无。

【主治】

①耳鸣、耳聋、咽喉肿痛等五官病证；②头痛，颈项强痛。

18. 颧髎

【别名】

兑骨、权髎、兑端。

【特异性】

手太阳小肠经与手少阳三焦经的交会穴。

【定位】

在面部，目外眦直下，颧骨下缘凹陷中。

【点穴要领】

仰靠坐位或仰卧位点穴，以目外眦和颧骨下缘为定位标志。目外眦又称外眼角。颧骨是面颅骨之一，位于面中部前面，眼眶的外下方，呈菱形，形成面颊部的骨性突起，皮下易于触及。穴在目外眦直下与颧骨下缘相交处。（图 8-22）

【简便点穴法】

无。

【主治】

口眼㖞斜、眼睑眴动、齿痛、面痛等。

19. 听宫

【别名】

听多闻、多所闻、窗笼。

【特异性】

手太阳小肠经、手少阳三焦经与足少阳胆经的交会穴。

【定位】

在面部，耳屏正中与下颌骨髁突之间的凹陷中。

【点穴要领】

正坐位或仰卧位点穴，张口，以耳屏和下颌骨髁突之间的凹陷为定位标志。耳屏是外耳门前面的软骨突起。下颌骨下颌支末端分叉形成前方的冠突，后方的髁突，

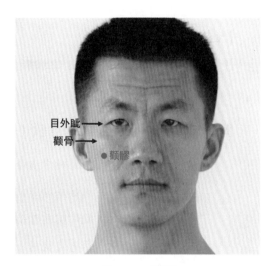

图 8-22　颧髎

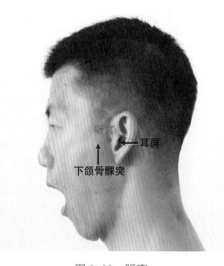

图 8-23　听宫

髁突又名下颌头，张口时髁突向前下方滑行，在原位形成可明显触及的凹陷，闭口时恢复原状，触及不到凹陷，故点本穴时须张口。穴在张口时下颌骨髁突滑行形成的凹陷中，平对耳屏。（图8-23）

【简便点穴法】

无。

【主治】

①耳鸣、耳聋、聤耳等耳疾；②齿痛。

附：手太阳小肠经经穴分寸歌（19穴）

太阳小肠十九穴，末穴听宫少泽自。

少泽小指甲角外，前谷小指节前次。

后溪捏拳节后取，腕骨腕前骨陷地。

阳谷茎突三角中，养老尺桡转手易。

支正腕后五寸量，小海鹰嘴肱髁刺。

肩贞纹头上一寸，臑俞冈下纹头示。

天宗冈下窝中央，秉风冈上窝中莅。

曲垣冈端上内陷，肩外俞胸一三积。

肩中俞颈七二寸，天窗平喉肌后至。

天容角后肌前缘，颧髎颧下平外眦。

听宫髁后屏前凹，小肠经穴细细记。

第九章　足太阳膀胱经

一、足太阳膀胱经循行

《灵枢·经脉》：膀胱足太阳之脉，起于目内眦，上额，交巅。

其支者，从巅至耳上角。

其直者，从巅入络脑，还出别下项，循肩髆内，挟脊抵腰中，入循膂，络肾，属膀胱。

其支者，从腰中，下挟脊，贯臀，入腘中。

其支者，从髆内左右别下贯胛，夹脊内，过髀枢，循髀外后廉下合腘中，以下贯腨内，出外踝之后，循京骨至小指外侧。

二、足太阳膀胱经腧穴

足太阳膀胱经从头走足，两侧对称，一侧有 67 穴，为 14 经中分布穴位最多的经脉。首穴睛明，末穴至阴。面部 2 穴，睛明和攒竹，分别以目内眦、额切迹或眉头为定位标志。头部 7 穴，眉冲、曲差、五处、承光、通天、络却和玉枕，除眉冲和玉枕外，其余 5 穴均位于头部正中线旁开 1.5 寸的连线上，各穴分别以额切迹、前发际、头部正中线或枕外隆凸上缘为定位标志。颈部 1 穴天柱，以第 2 颈椎棘突和斜方肌为定位标志。背部 34 穴，膀胱经在背部循行有两条侧线，第一侧线距后正中线 1.5 寸，分布 20 穴，大杼、风门、肺俞、厥阴俞、心俞、督俞、膈俞、肝俞、胆俞、脾俞、胃俞、三焦俞、肾俞、气海俞、大肠俞、关元俞、小肠俞、膀胱俞、中膂俞和白环俞，各穴分别以各胸椎棘突、各腰椎棘突或各骶后孔为定位标志；第二侧线距后正中线 3 寸，分布 14 穴，附分、魄户、膏肓、神堂、譩譆、膈关、魂门、阳纲、意舍、胃仓、肓门、志室、胞肓和秩边，各穴分别以各胸椎棘突、各腰椎棘突或各骶后孔为定位标志。骶区 5 穴，上髎、次髎、中髎、下髎和会阳，各穴以各骶后孔或尾骨端为定位标志。下肢18穴，其中股后区5穴，承扶、殷门、浮郄、委阳和委中，各穴分别以臀横纹、股二头肌、半腱肌、肌二头肌腱或腘横纹为定位标志；小腿后区5穴，合阳、承筋、承山、飞扬和跗阳，分别以腘横纹、腓肠肌、腓骨或跟腱为定位标志；足部8穴，昆仑、仆参、申脉、金门、京骨、束骨、足通谷和至阴，各穴分别以外踝、跟腱、足部赤白肉际处、跟骨、第5跖骨、骰骨、第5跖趾关节或足小趾指甲根角为定位标志。

1. 睛明

【别名】

目内眦、泪孔、泪空、精明、泪腔。

【特异性】

足太阳膀胱经、手太阳小肠经、足阳明胃经、阳跷脉与阴跷脉的交会穴。

【定位】

在面部，目内眦内上方眶内侧壁凹陷中。

【点穴要领】

正坐位、仰靠坐位或仰卧位点穴，以目内眦及眶上缘为定位标志。目内眦又称内眼角，沿内眼角垂直向上循摸可清楚摸到眶内侧壁凹陷，穴在此凹陷中。（图9-1）

【简便点穴法】

无。

【主治】

①目赤肿痛、流泪、视物不明、目眩、近视、夜盲、色盲、干眼症等目疾；②急性腰扭伤，坐骨神经痛；③心悸，怔忡。

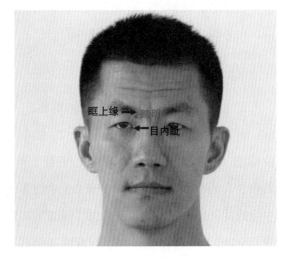

图9-1 睛明

2. 攒竹

【别名】

始光、夜光、明光、眉本、眉头、光明、员在、员柱、矢光、元柱、小竹、眉中。

【特异性】

无。

【定位】

在面部，眉头凹陷中，额切迹（眶上切迹）处。

【点穴要领】

正坐位、仰靠坐位或仰卧位点穴，以眉头或眶上切迹为定位标志。眉头为眉毛内侧端，将指腹平放在眉头处可摸到一明显凹陷，穴在此凹陷中。在眉毛的下缘可清楚摸到一弓状锐缘，即眶上缘，在眶上缘的中内 1/3 交界处可触及一凹陷，即为眶上切迹，穴在此切迹上。（图 9-2）

【简便点穴法】

无。

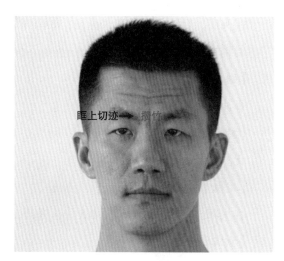

图 9-2　攒竹

【主治】

①头痛，眉棱骨痛；②眼睑眴动、眼睑下垂、口眼喎斜、目视不明、流泪、目赤肿痛等目疾；③呃逆。

3. 眉冲

【别名】

小竹。

【特异性】

无。

【定位】

在头部，眉头直上入发际 0.5 寸。

【点穴要领】

正坐位、仰靠坐位或仰卧位点穴，以眉头和前发际为定位标志。眉头为眉毛内侧端。此处 0.5 寸以两眉中点到前发际的直寸值为量取标准。先将两眉中

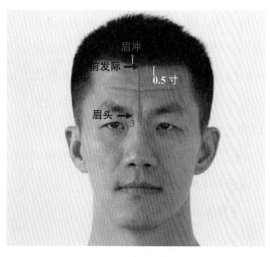

图 9-3　眉冲

点至前发际的 3 寸平均分为 3 段，每段 1 寸；再将上段 1 寸平均分为 2 段，每段 0.5 寸，将此 0.5 寸沿前发际经眉头直上平移，终点即为本穴。（图 9-3）

【简便点穴法】

无。

【主治】

①头痛，目眩；②鼻塞，鼻衄；③癫痫。

4. 曲差

【别名】

鼻冲。

【特异性】

无。

【定位】

在头部，前发际正中直上 0.5 寸，旁开 1.5 寸。

【点穴要领】

正坐位或仰卧位点穴，以前发际正中为定位标志。此处前发际正中直上 0.5 寸以两眉中点到前发际的直寸值为量取标准。先将两眉中点至前发际之 3 寸平均分为 3 段，每段 1 寸；再将上段 1 寸平均分为 2 段，每段 0.5 寸，将此 0.5 寸自前发际正中垂直平移，即为入前发际 0.5 寸。此处旁开 1.5 寸以两额角发际之间的横寸值为量取标准。将前正中线到额角之间的 4.5 寸平均分为 3 段，每段 1.5 寸，内侧段与中间段的交点即为前正中线旁开 1.5 寸。（图 9-4）

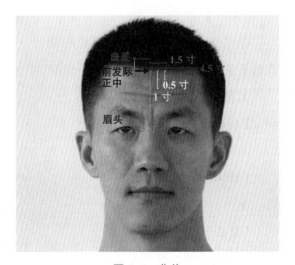

图 9-4 曲差

【简便点穴法】

无。

【主治】

①头痛，目眩；②鼻塞、鼻衄等鼻病。

5. 五处

【别名】

巨处。

【特异性】

无。

【定位】

在头部，前发际正中直上1寸，旁开1.5寸。

【点穴要领】

正坐位或仰卧位点穴，以前发际正中为定位标志。此处前发际正中直上1寸以两眉中点到前发际的直寸值为量取标准。先将两眉中点至前发际之3寸平均分为3段，每段1寸；将此1寸自前发际正中垂直平移，即为入前发际1寸。此处旁开1.5寸以两额角发际之间的横寸值为量取标准。将前正中线到额角之间的4.5寸平均分为3段，每段1.5寸，内侧段与中间段的交点即为前正中线旁开1.5寸。（图9-5）

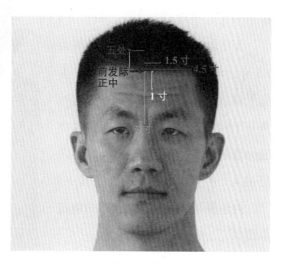

图9-5　五处

【简便点穴法】

无。

【主治】

①头痛，目眩；②癫痫。

6. 承光

【别名】

无。

无。

【特异性】

无。

【定位】

在头部，前发际正中直上 2.5 寸，旁开 1.5 寸。

【点穴要领】

正坐位或仰卧位点穴，以前发际正中为定位标志。此处前发际正中直上 2.5 寸以两眉中点到前发际的直寸值为量取标准。先将两眉中点至前发际之 3 寸平均分为 3 段，每段 1 寸；将下段 1 寸平均分为 2 段，每段 0.5 寸，则 2 段中点到前发际之距离为 2.5 寸，将此 2.5 寸自前发际正中垂直平移，即为入前发际 2.5 寸。此处旁开 1.5 寸以两额角发际之间的横寸值为量取标准。将前正中线到额角之间的 4.5 寸平均分为 3 段，每段 1.5 寸，内侧段与中间段的交点即为前正中线旁开 1.5 寸。（图 9-6）

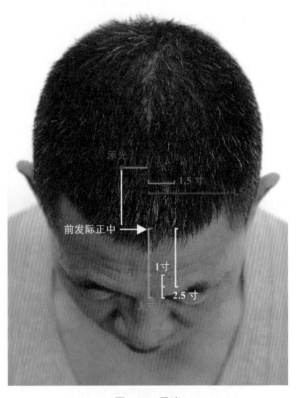

图 9-6　承光

【简便点穴法】

无。

【主治】

①头痛，目眩；②鼻塞。

7. 通天

【别名】

天臼、天白、天伯、天目、天归。

【特异性】

无。

【定位】

在头部，前发际正中直上 4 寸，旁开 1.5 寸。

【点穴要领】

正坐位或仰卧位点穴，以前发际正中为定位标志。此处前发际正中直上 4 寸以两眉中点到前发际的直寸值为量取标准。先将两眉中点至前发际之 3 寸经前正中线旁开 1.5 寸沿前发际垂直向上平移两次，将上段 3 寸平均分为 3 段，每段 1 寸，中段 1 寸与下段 1 寸之交点即为前发际直上 4 寸。此处旁开 1.5 寸以两额角发际之间的横寸值为量取标准。将前正中线到额角之间的 4.5 寸平均分为 3 段，每段 1.5 寸，内侧段 1.5 寸与中间段 1.5 寸交点即为前正中线旁开 1.5 寸。（图 9-7）

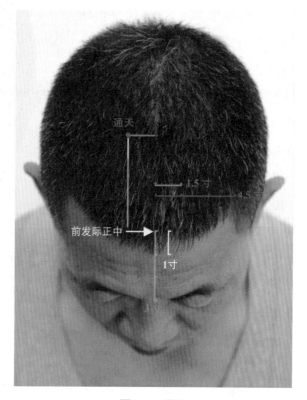

图 9-7 通天

【简便点穴法】

无。

【主治】

①头痛，眩晕；②鼻塞、鼻衄、鼻渊等鼻病；③癫痫。

8.络却

【别名】

脑盖、胳却、络郄、强阳、及行。

【特异性】

无。

【定位】

在头部，前发际正中直上 5.5 寸，旁开 1.5 寸。

【点穴要领】

正坐位或仰卧位点穴，以前发际正中为定位标志。此处前发际正中直上 5.5 寸以两眉中点到前发际的直寸值为量取标准。先将两眉中点至前发际之3寸经前正中线旁开1.5寸沿前发际垂直向上平移两次，将上段3寸平均分为3段，每段1寸，再将上段1寸平均分为2段，每段0.5寸，上段0.5寸与下段0.5寸之交点即为前发际直上5.5寸。此处旁开1.5寸以两额角发际之间的横寸值为量取标准。将前正中线到额角之间的4.5寸平均分为3段，每段1.5寸，内侧段1.5寸与中间段1.5寸交点即为前正中线旁开1.5寸。（图9-8）

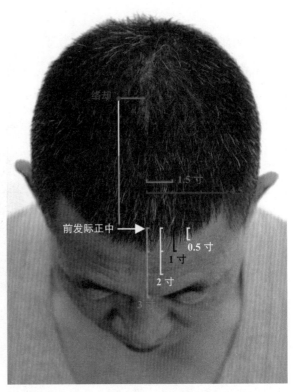

图9-8 络却

【简便点穴法】

无。

【主治】

①头晕；②目视不明，耳鸣。

9. 玉枕

【别名】

无。

【特异性】

无。

【定位】

在头部，横平枕外隆凸上缘，后正中线旁开1.3寸。

【点穴要领】

正坐位、俯伏坐位或俯卧位点穴，以枕外隆凸和后正中线为定位标志。枕外隆凸是枕部中央的骨性隆起，位于头

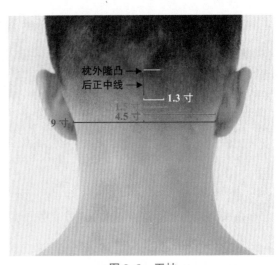

图9-9 玉枕

颈交界处，沿项沟向上循摸，即可触及明显隆起的枕外隆凸。此处 1.3 寸以两乳突之间的横寸值为量取标准。先将后正中线至乳突之 4.5 寸平均分为 3 段，每段 1.5 寸，将内段与中段交点向内稍挪些许即接近后正中线旁开 1.3 寸。（图 9-9）

【简便点穴法】

无。

【主治】

①头项痛，目痛；②鼻塞。

10. 天柱

【别名】

无。

【特异性】

无。

【定位】

在颈后区，横平第 2 颈椎棘突上际，斜方肌外缘凹陷中。

【点穴要领】

正坐位、俯伏坐位或俯卧位点穴，以第 2 颈椎棘突和斜方肌为定位标志。第 2 棘突是所有颈椎棘突中最大的棘突，体表容易触及，从枕外隆凸沿后正中线向下循摸到的第 1 个明显骨突就是第 2 颈椎棘突，此棘突比较宽大。斜方肌是位于项部和背上部的浅层肌肉，侧卧位时，上提肩部对抗下压肩部的力度，同时使头部对抗阻力向同侧侧屈，可使斜方肌上部在颈部明显显现，有利于确定斜方肌外缘。穴在斜方肌外缘平第 2 颈椎棘突上发际处。（图 9-10）

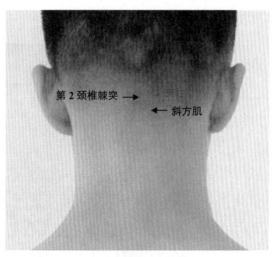

图 9-10　天柱

【简便点穴法】

无。

【主治】

①后头痛、项强、肩背腰痛；②鼻塞；③目痛；④癫狂痫；⑤热病。

11. 大杼

【别名】

背俞、大腧、本神、百旁、风府。

【特异性】

八会穴之骨会，足太阳膀胱经与手太阳小肠经的交会穴。

【定位】

在脊柱区，第 1 胸椎棘突下，后正中线旁开 1.5 寸。

【点穴要领】

正坐位低头、俯伏坐位或俯卧位点穴，以第 1 胸椎棘突和后正中线为定位标志。第 1 胸椎以第 3 胸椎为定位标志，当人体直立两手自然下垂时，肩胛骨的上角平对第 3 胸椎棘突平面，沿第 3 胸椎棘突向上循摸到的第 2 个骨性突起即为第 1 胸椎棘突。此处 1.5 寸以肩胛骨内上角至后正中线的横寸值为量取标准。将肩胛骨内上角至后正中线之 3 寸平均分为 2 段，每段 1.5 寸，再将此 1.5 寸自第 1 胸椎棘突下缘水平平移，终点即为本穴。（图 9-11）

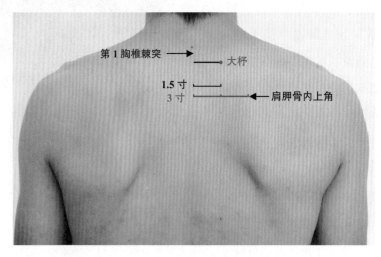

图 9-11 大杼

【简便点穴法】

无。

【主治】

①咳嗽，发热；②项强，肩背痛。

12. 风门

【别名】

热府，又有左为风门、右为热府之说。

【特异性】

足太阳膀胱经与督脉的交会穴。

【定位】

在脊柱区，第2胸椎棘突下，后正中线旁开1.5寸。

【点穴要领】

正坐位低头、俯伏坐位或俯卧位点穴，以第2胸椎棘突和后正中线为定位标志。第2胸椎以第3胸椎为定位标志，当人体直立两手自然下垂时，肩胛骨的上角平对第3胸椎棘突平面，沿第3胸椎棘突向上循摸到的第1个骨性突起即为第2胸椎棘突。此处1.5寸以肩胛骨内上角至后正中线的横寸值为量取标准。将肩胛骨内上角至后正中线之3寸平均分为2段，每段1.5寸，再将此1.5寸沿第1胸椎棘突下缘水平平移，终点即为本穴。（图9-12）

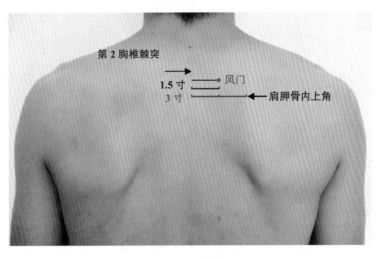

图9-12　风门

【简便点穴法】

无。

【主治】

①感冒、咳嗽、发热、头痛等外感病证；②项强，胸背痛。

13. 肺俞

【别名】

肩中外俞。

【特异性】

肺之背俞穴。

【定位】

在脊柱区，第 3 胸椎棘突下，后正中线旁开 1.5 寸。

【点穴要领】

正坐位低头、俯伏坐位或俯卧位点穴，以第 3 胸椎棘突和后正中线为定位标志。当人体直立两手自然下垂时，肩胛骨的上角平对第 3 胸椎棘突平面。此处 1.5 寸以肩胛骨内上角至后正中线的横寸值为量取标准。将肩胛骨内上角至后正中线之 3 寸平均分为 2 段，每段 1.5 寸，再将此 1.5 寸沿第 3 胸椎棘突下缘水平平移，终点即为本穴。（图9-13）

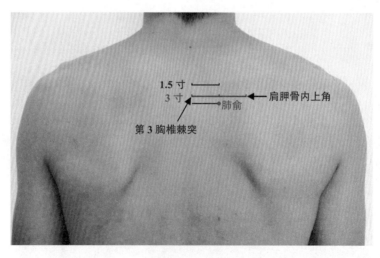

图 9-13　肺俞

【简便点穴法】

肩胛骨内上角与后正中线之中点即为本穴。（图 9-14）

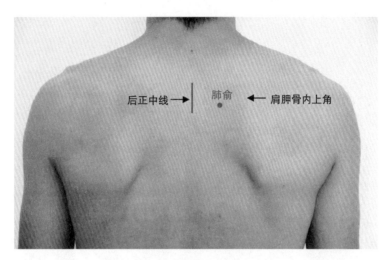

图 9-14　肺俞简便取穴

【主治】

①咳嗽、气喘、咯血等肺系病证；②骨蒸潮热、盗汗等阴虚病证；③瘙痒、瘾疹等皮肤病。

14. 厥阴俞

【别名】

阙俞、阴俞、心包俞。

【特异性】

心包之背俞穴。

【定位】

在脊柱区，第 4 胸椎棘突下，后正中线旁开 1.5 寸。

【点穴要领】

正坐位低头、俯伏坐位或俯卧位点穴，以第 4 胸椎棘突和后正中线为定位标志。第 4 胸椎以第 3 胸椎为定位标志，当人体直立两手自然下垂时，肩胛骨的上角平对第 3 胸椎棘突平面，沿第 3 胸椎棘突向下循摸到的第 1 个骨性突起即为第 4 胸椎棘突。此处 1.5 寸以肩胛骨内上角至后正中线的横寸值为量取标准。将肩胛骨内上角至后正中线之 3 寸平均分为 2 段，每段 1.5 寸，再将此 1.5 寸沿第 4 胸椎棘突下缘水平平移，终点即为本穴。（图 9-15）

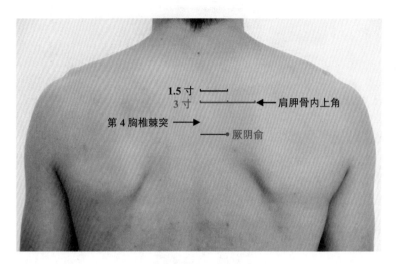

图 9-15　厥阴俞

【简便点穴法】

无。

【主治】

①心痛，心悸；②咳嗽，胸闷；③呕吐。

15. 心俞

【别名】

心念。

【特异性】

心之背俞穴。

【定位】

在脊柱区，第 5 胸椎棘突下，后正中线旁开 1.5 寸。

【点穴要领】

正坐位低头、俯伏坐位或俯卧位点穴，以第 5 胸椎棘突和后正中线为定位标志。第 5 胸椎以第 3 胸椎为定位标志，当人体直立两手自然下垂时，肩胛骨的上角平对第 3 胸椎棘突平面，沿第 3 胸椎棘突向下循摸到的第 2 个骨性突起即为第 5 胸椎棘突。此处 1.5 寸以肩胛骨内上角至后正中线的横寸值为量取标准。将肩胛骨内上角至后正中线之 3 寸平均分为 2 段，每段 1.5 寸，再将此 1.5 寸沿第 5 胸椎棘突下缘水平平移，终点即为本穴。（图 9-16）

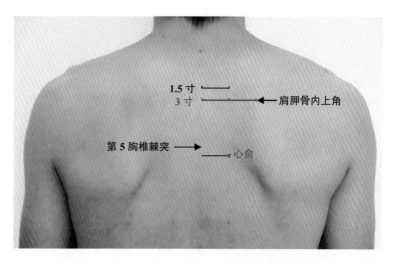

图 9-16　心俞

【简便点穴法】

无。

【主治】

①心痛、惊悸、失眠、健忘、癫痫等心与神志病证；②咳嗽、咯血等肺系病证；③盗汗，遗精。

16. 督俞

【别名】

高盖、商盖、高益。

【特异性】

无。

【定位】

在脊柱区，第6胸椎棘突下，后正中线旁开1.5寸。

【点穴要领】

正坐位低头、俯伏坐位或俯卧位点穴，以第6胸椎棘突和后正中线为定位标志。第6胸椎以第7胸椎为定位标志，当人体直立位两手自然下垂时，肩胛骨的下角平对第7胸椎棘突平面，沿第7胸椎向上循摸到的第1个骨性突起即为第6胸椎棘突。此处1.5寸以肩胛骨内上角至后正中线的横寸值为量取标准。将肩胛骨内上角至后正中线之3寸平均分为2段，每段1.5寸，再将此1.5寸沿第6胸椎棘突下缘水平平移，终点即为本穴。（图9-17）

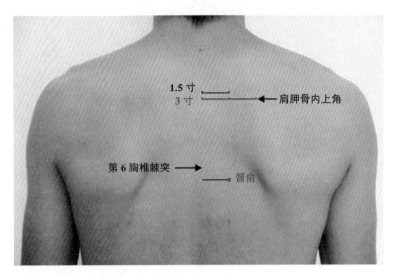

图 9-17 督俞

【简便点穴法】

无。

【主治】

①心痛，胸闷；②寒热，气喘；③腹胀、腹痛、肠鸣、呃逆等胃肠病证。

17. 膈俞

【别名】

无。

【特异性】

八会穴之血会。

【定位】

在脊柱区，第 7 胸椎棘突下，后正中线旁开 1.5 寸。

【点穴要领】

正坐位低头、俯伏坐位或俯卧位点穴，以第 7 胸椎棘突和后正中线为定位标志。当人体直立位两手自然下垂时，肩胛骨的下角平对第 7 胸椎棘突平面。此处 1.5 寸以肩胛骨内上角至后正中线的横寸值为量取标准。将肩胛骨内上角至后正中线之 3 寸平均分为 2 段，每段 1.5 寸，再将此 1.5 寸沿第 7 胸椎棘突下缘水平平移，终点即为本穴。（图 9-18）

【简便点穴法】

无。

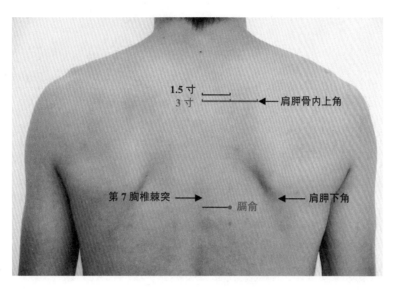

图 9-18　膈俞

【主治】

①血瘀诸证；②呕吐、呃逆、气喘、吐血等上逆之证；③瘾疹，皮肤瘙痒；④贫血；⑤潮热，盗汗。

18. 肝俞

【别名】

肝念。

【特异性】

肝之背俞穴。

【定位】

在脊柱区，第9胸椎棘突下，后正中线旁开1.5寸。

【点穴要领】

正坐位低头、俯伏坐位或俯卧位点穴，以第9胸椎棘突和后正中线为定位标志。第9胸椎以第7胸椎为定位标志，当人体直立位两手自然下垂时，肩胛骨的下角平对第7胸椎棘突平面，沿第7胸椎向下循摸到的第2个骨性突起即为第9胸椎棘突。此处1.5寸以肩胛骨内上角至后正中线的横寸值为量取标准。将肩胛骨内上角至后正中线之3寸平均分为2段，每段1.5寸，再将此1.5寸沿第9胸椎棘突下缘水平平移，终点即为本穴。（图9-19）

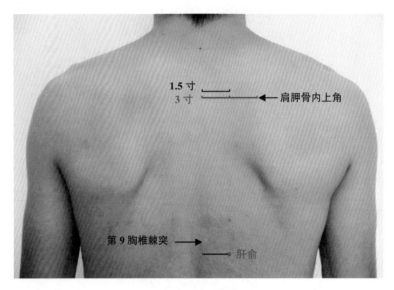

图 9-19　肝俞

【简便点穴法】

无。

【主治】

①胁痛、黄疸等肝胆病证；②目赤、目视不明、目眩、夜盲、迎风流泪等目疾；③癫狂痫；④脊背痛。

19. 胆俞

【别名】

无。

【特异性】

胆之背俞穴。

【定位】

在脊柱区，第 10 胸椎棘突下，后正中线旁开 1.5 寸。

【点穴要领】

正坐位低头、俯伏坐位或俯卧位点穴，以第 10 胸椎棘突和后正中线为定位标志。第 10 胸椎以第 7 胸椎为定位标志，当人体直立位两手自然下垂时，肩胛骨的下角平对第 7 胸椎棘突平面，沿第 7 胸椎向下循摸到的第 3 个骨性突起即为第 10 胸椎棘突。此处 1.5 寸以肩胛骨内上角至后正中线的横寸值为量取标准。将肩胛骨内上角至后正中线之 3

寸平均分为 2 段，每段 1.5 寸，再将此 1.5 寸沿第 10 胸椎棘突下缘水平平移，终点即为本穴。（图 9-20）

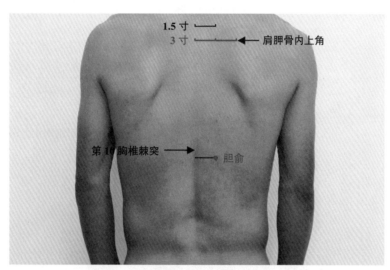

图 9-20　胆俞

【简便点穴法】

无。

【主治】

①黄疸、口苦、胁痛等肝胆病证；②肺痨，潮热。

20. 脾俞

【别名】

无。

【特异性】

脾之背俞穴。

【定位】

在脊柱区，第 11 胸椎棘突下，后正中线旁开 1.5 寸。

【点穴要领】

正坐位低头、俯伏坐位或俯卧位点穴，以第 11 胸椎棘突和后正中线为定位标志。第 11 胸椎以第 7 胸椎为定位标志，当人体直立位两手自然下垂时，肩胛骨的下角平对第 7 胸椎棘突平面，沿第 7 胸椎向下循摸到的第 4 个骨性突起即为第 11 胸椎棘突。此处 1.5

寸以肩胛骨内上角至后正中线的横寸值为量取标准。将肩胛骨内上角至后正中线之 3 寸平均分为 2 段，每段 1.5 寸，再将此 1.5 寸沿第 11 胸椎棘突下缘水平平移，终点即为本穴。（图 9-21）

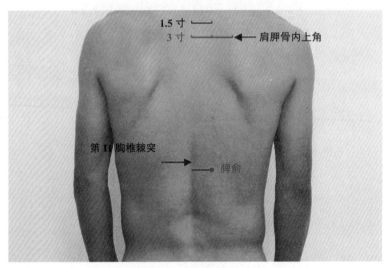

图 9-21　脾俞

【简便点穴法】

无。

【主治】

①腹胀、纳呆、呕吐、腹泻、痢疾、便血、水肿等脾胃肠腑病证；②多食善饥，身体消瘦；③背痛。

21. 胃俞

【别名】

无。

【特异性】

胃之背俞穴。

【定位】

在脊柱区，第 12 胸椎棘突下，后正中线旁开 1.5 寸。

【点穴要领】

正坐位低头、俯伏坐位或俯卧位点穴，以第 12 胸椎棘突和后正中线为定位标志。

第 12 胸椎以第 7 胸椎为定位标志，当人体直立位两手自然下垂时，肩胛骨的下角平对第 7 胸椎棘突平面，沿第 7 胸椎向下循摸到的第 5 个骨性突起即为第 12 胸椎棘突。此处 1.5 寸以肩胛骨内上角至后正中线的横寸值为量取标准。将肩胛骨内上角至后正中线之 3 寸平均分为 2 段，每段 1.5 寸，再将此 1.5 寸沿第 12 胸椎棘突下缘水平平移，终点即为本穴。（图 9–22）

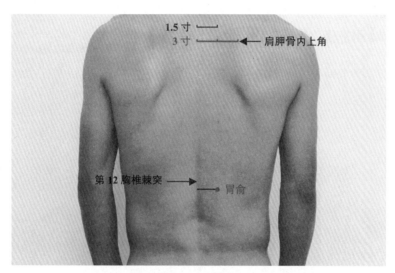

图 9–22　胃俞

【简便点穴法】

无。

【主治】

①胃脘痛、呕吐、腹胀、肠鸣等胃肠病证；②多食善饥，身体消瘦。

22. 三焦俞

【别名】

悬极俞、大仓窬。

【特异性】

三焦之背俞穴。

【定位】

在脊柱区，第 1 腰椎棘突下，后正中线旁开 1.5 寸。

【点穴要领】

俯卧位点穴，以第 1 腰椎棘突和后正中线为定位标志。第 1 腰椎棘突以第 4 腰椎棘突为定位标志，两侧髂嵴最高点连线经过第 4 腰椎棘突，沿第 4 腰椎棘突向上循摸到的第 3 个椎体即为第 1 腰椎棘突。如果相邻两棘突距离太近难以触清，可在腹下垫一薄枕，使棘突间隙增大而易于触及。此处 1.5 寸以肩胛骨内上角至后正中线的横寸值为量取标准。将肩胛骨内上角至后正中线之 3 寸平均分为 2 段，每段 1.5 寸，再将此 1.5 寸沿第 1 腰椎棘突下缘水平平移，终点即为本穴。（图 9-23）

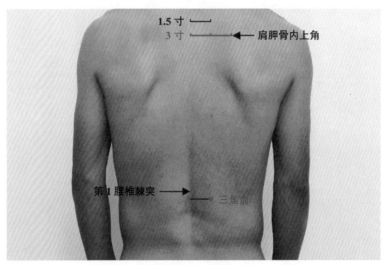

图 9-23 三焦俞

【简便点穴法】

无。

【主治】

①肠鸣、腹胀、呕吐、腹泻、痢疾等脾胃肠腑病证；②小便不利、水肿等三焦气化不利病证；③腰背强痛。

23. 肾俞

【别名】

少阴俞、肾念、高盖。

【特异性】

肾之背俞穴。

【定位】

在脊柱区，第 2 腰椎棘突下，后正中线旁开 1.5 寸。

【点穴要领】

俯卧位点穴，以第 2 腰椎棘突和后正中线为定位标志。第 2 腰椎棘突以第 4 腰椎棘突为定位标志，两侧髂嵴最高点连线经过第 4 腰椎棘突，沿第 4 腰椎棘突向上循摸到的第 2 个椎体即为第 2 腰椎棘突。如果相邻两棘突距离太近难以触清，可在腹下垫一薄枕，使棘突间隙增大而易于触及。此处 1.5 寸以肩胛骨内上角至后正中线的横寸值为量取标准。将肩胛骨内上角至后正中线之 3 寸平均分为 2 段，每段 1.5 寸，再将此 1.5 寸沿第 2 腰椎棘突下缘水平平移，终点即为本穴。（图 9-24）

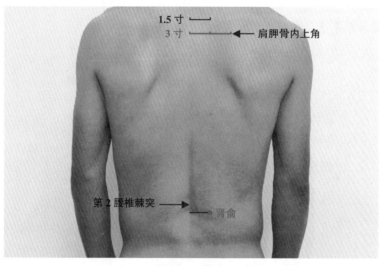

图 9-24　肾俞

【简便点穴法】

无。

【主治】

①头晕、耳鸣、耳聋、腰酸痛等肾虚病证；②遗尿、遗精、阳痿、早泄、不育等泌尿生殖系统疾患；③月经不调、带下、不孕等妇科病证；④消渴。

24. 气海俞

【别名】

无。

【特异性】

无。

【定位】

在脊柱区，第 3 腰椎棘突下，后正中线旁开 1.5 寸。

【点穴要领】

俯卧位点穴，以第 3 腰椎棘突和后正中线为定位标志。第 3 腰椎棘突以第 4 腰椎棘突为定位标志，两侧髂嵴最高点连线经过第 4 腰椎棘突，沿第 4 腰椎棘突向上循摸到的第 1 个椎体即为第 3 腰椎棘突。如果相邻两棘突距离太近难以触清，可在腹下垫一薄枕，使棘突间隙增大而易于触及。此处 1.5 寸以肩胛骨内上角至后正中线的横寸值为量取标准。将肩胛骨内上角至后正中线之 3 寸平均分为 2 段，每段 1.5 寸，再将此 1.5 寸沿第 3 腰椎棘突下缘水平平移，终点即为本穴。（图 9–25）

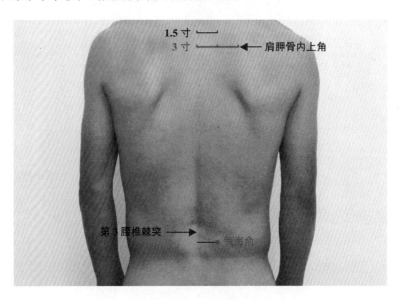

图 9–25　气海俞

【简便点穴法】

无。

【主治】

①肠鸣，腹胀；②痛经；③腰痛。

25. 大肠俞

【别名】

裂结窬。

【特异性】

大肠之背俞穴。

【定位】

在脊柱区,第4腰椎棘突下,后正中线旁开1.5寸。

【点穴要领】

俯卧位点穴,以第4腰椎棘突和后正中线为定位标志。两侧髂嵴最高点连线经过第4腰椎棘突。如果相邻两棘突距离太近难以触清,可在腹下垫一薄枕,使棘突间隙增大而易于触及。此处1.5寸以肩胛骨内上角至后正中线的横寸值为量取标准。将肩胛骨内上角至后正中线之3寸平均分为2段,每段1.5寸,再将此1.5寸沿第4腰椎棘突下缘水平平移,终点即为本穴。(图9-26)

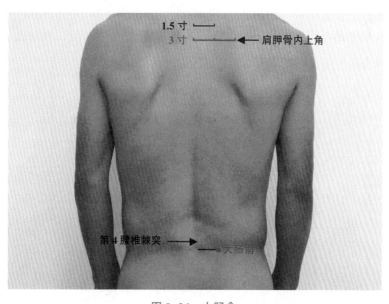

图9-26 大肠俞

【简便点穴法】

无。

【主治】

①腰腿痛；②腹胀、腹泻、便秘等胃肠病证。

26. 关元俞

【别名】

无。

【特异性】

无。

【定位】

在脊柱区，第 5 腰椎棘突下，后正中线旁开 1.5 寸。

【点穴要领】

俯卧位点穴，以第 5 腰椎棘突和后正中线为定位标志。第 5 腰椎棘突以第 4 腰椎棘突为定位标志，两侧髂嵴最高点连线经过第 4 腰椎棘突，沿第 4 腰椎棘突向下循摸到的第 1 个椎体即为第 5 腰椎棘突。如果相邻两棘突距离太近难以触清，可在腹下垫一薄枕，使棘突间隙增大而易于触及。此处 1.5 寸以肩胛骨内上角至后正中线的横寸值为量取标准。将肩胛骨内上角至后正中线之 3 寸平均分为 2 段，每段 1.5 寸，再将此 1.5 寸沿第 5 腰椎棘突下缘水平平移，终点即为本穴。（图 9-27）

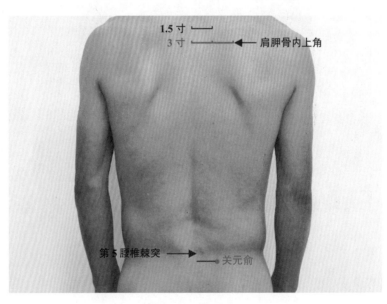

图 9-27　关元俞

【简便点穴法】

无。

【主治】

①腹胀，泄泻；②腰骶痛；③小便频数或不利，遗尿。

27. 小肠俞

【别名】

三焦窬、八辽窬。

【特异性】

小肠之背俞穴。

【定位】

在骶区，横平第 1 骶后孔，骶正中嵴旁开 1.5 寸。

【点穴要领】

俯卧位点穴，腹下垫软枕，以第 1 骶后孔和骶正中嵴为定位标志。第 1 骶后孔以第 2 骶后孔为标志定位，第 2 骶后孔在骶管裂孔顶点与髂后上棘连线中点处的凹陷中，从第 2 骶后孔向上约 2cm，略向外揣摸第 1 骶后孔。骶管裂孔在臀裂的上端，体表易触及。髂嵴的后端为髂后上棘，女子该处有皮肤凹陷，男子该处有倒三角形骨隆。骶正中嵴是在骶骨后面正中线上的一列纵行骨隆起，皮下易于触及。此处 1.5 寸以肩胛骨内上角至

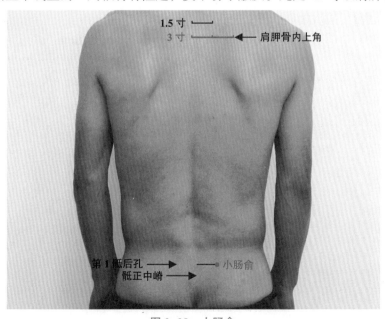

图 9-28　小肠俞

后正中线的横寸值为量取标准。将肩胛骨内上角至后正中线之 3 寸平均分为 2 段，每段 1.5 寸，再将此 1.5 寸自骶正中嵴沿第 1 骶后孔水平平移，终点即为本穴。（图 9-28）

【简便点穴法】

无。

【主治】

①遗精、遗尿、尿血、尿痛、带下等泌尿生殖系统疾患；②腹泻，痢疾；③疝气；④腰骶痛。

28. 膀胱俞

【别名】

傍光俞。

【特异性】

膀胱之背俞穴。

【定位】

在骶区，横平第 2 骶后孔，骶正中嵴旁开 1.5 寸。

【点穴要领】

俯卧位点穴，腹下垫软枕，以第 2 骶后孔和骶正中嵴为定位标志。第 2 骶后孔在骶管裂孔顶点与髂后上棘连线中点处的凹陷中。骶管裂孔在臀裂的上端，体表易触及。髂

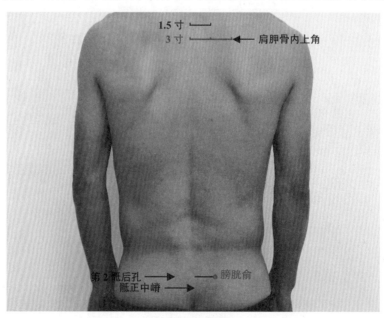

图 9-29 膀胱俞

嵴的后端为髂后上棘，女子该处有皮肤凹陷，男子该处有倒三角形骨隆起。骶正中嵴是在骶骨后面正中线上的一列纵行骨隆起，皮下易于触及。此处 1.5 寸以肩胛骨内上角至后正中线的横寸值为量取标准。将肩胛骨内上角至后正中线之 3 寸平均分为 2 段，每段 1.5 寸，再将此 1.5 寸自骶正中嵴沿第 2 骶后孔水平平移，终点即为本穴。（图 9–29）

【简便点穴法】

无。

【主治】

①小便不利、遗尿等膀胱气化功能失调病证；②腹泻，便秘；③腰脊强痛。

29. 中膂俞

【别名】

中膂俞、中膂内俞、脊内俞、旋俞、中䏰俞。

【定位】

在骶区，横平第 3 骶后孔，骶正中嵴旁开 1.5 寸。

【点穴要领】

俯卧位点穴，腹下垫软枕，以第 3 骶后孔和骶正中嵴为定位标志。从髂后上棘向后正中线做连线，以此为边长，向下做等边三角形，这个倒置等边三角形的顶点就是第 3

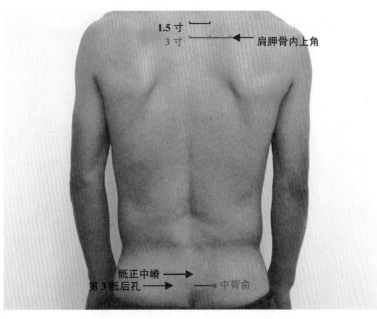

图 9–30 中膂俞

骶后孔。髂嵴的后端为髂后上棘，女子该处有皮肤凹陷，男子该处有倒三角形骨隆起。骶正中嵴是在骶骨后面正中线上的一列纵行骨隆起，皮下易于触及。此处 1.5 寸以肩胛骨内上角至后正中线的横寸值为量取标准。将肩胛骨内上角至后正中线之 3 寸平均分为 2 段，每段 1.5 寸，再将此 1.5 寸自骶正中嵴沿第 3 骶后孔水平平移，终点即为本穴。（图 9–30）

【简便点穴法】

无。

【主治】

①腹泻；②疝气；③腰骶痛。

30. 白环俞

【别名】

环俞、玉环俞、玉房俞、解脊窬。

【定位】

在骶区，横平第 4 骶后孔，骶正中嵴旁开 1.5 寸。

【点穴要领】

俯卧位点穴，腹下垫软枕，以第 4 骶后孔和骶正中嵴为定位标志。先摸到骶管裂孔

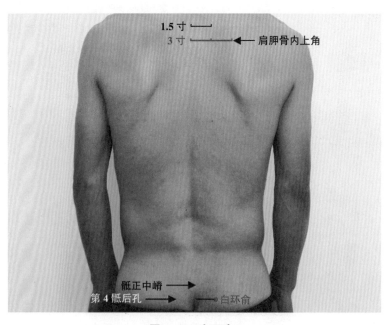

图 9–31　白环俞

顶点旁边突起的骶角，紧挨骶角外侧的凹陷就是第 4 骶后孔。骶管裂孔在臀裂的上端，体表易触及。在骶正中嵴的两侧有一列不太明显的粗线，称为骶关节嵴，该嵴的下端游离下垂突出，称为嵴角。骶正中嵴是在骶骨后面正中线上的一列纵行骨隆起，皮下易于触及。此处 1.5 寸以肩胛骨内上角至后正中线的横寸值为量取标准。将肩胛骨内上角至后正中线之 3 寸平均分为 2 段，每段 1.5 寸，再将此 1.5 寸自骶正中嵴沿第 4 骶后孔水平平移，终点即为本穴。（图 9-31）

【简便点穴法】

无。

【主治】

①遗尿、遗精；②月经不调，带下；③疝气；④腰骶痛。

31. 上髎

【别名】

无。

【特异性】

无。

【定位】

在骶区，正对第 1 骶后孔。

【点穴要领】

俯卧位点穴，腹下垫软枕，以第 1 骶后孔定位标志。第 1 骶后孔以第 2 骶后孔为定位标志，第 2 骶后孔在骶管裂孔顶点与髂后上棘连线中点处的凹陷中。骶管裂孔在臀裂的上端，体表易触及。髂嵴的后端为髂后上棘，女子该处有皮肤凹陷，男子该处有倒三角形骨隆起。从第 2 骶后孔向上约 2cm，略向外揣摸第 1 骶后孔。（图 9-32）

【简便点穴法】

无。

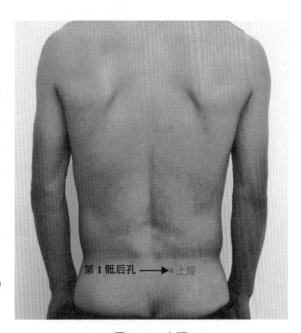

第 1 骶后孔 ——▶ 上髎

图 9-32　上髎

【主治】

①大小便不利；②月经不调、带下、阴挺等妇科病证；③遗精、阳痿；④腰骶痛。

32. 次髎

【别名】

中空。

【特异性】

无。

【定位】

在骶区，正对第2骶后孔。

【点穴要领】

俯卧位点穴，腹下垫软枕，以第2骶后孔为定位标志。第2骶后孔在骶管裂孔顶点与髂后上棘连线中点处的凹陷中。骶管裂孔在臀裂的上端，体表易触及。髂嵴的后端为髂后上棘，女子该处有皮肤凹陷，男子该处有倒三角形骨隆起。（图9-33）

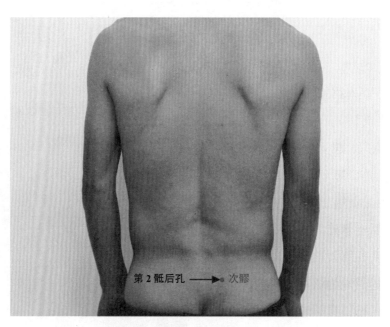

第2骶后孔 ——► 次髎

图9-33　次髎

【简便点穴法】

无。

【主治】

①月经不调、痛经、带下等妇科病证；②小便不利、遗精、阳痿等；③疝气；④腰骶痛，下肢痿痹。

33. 中髎

【别名】

无。

【特异性】

无。

【定位】

在骶区，正对第 3 骶后孔。

【点穴要领】

俯卧位点穴，腹下垫软枕，以第 3 骶后孔为定位标志。从髂后上棘向后正中线做连线，以此为边长，向下做等边三角形，这个倒置等边三角形的顶点就是第 3 骶后孔。髂嵴的后端为髂后上棘，女子该处有皮肤凹陷，男子该处有倒三角形骨隆起。（图 9-34）

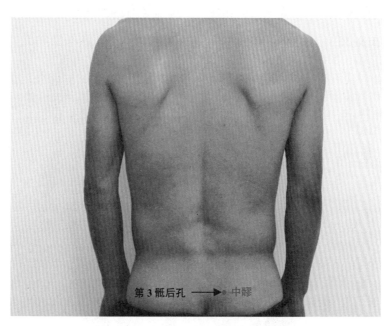

图 9-34　中髎

【简便点穴法】

无。

【主治】

①便秘，泄泻；②小便不利；③月经不调，带下；④腰骶痛。

34. 下髎

【别名】

无。

【特异性】

无。

【定位】

在骶区，正对第 4 骶后孔。

【点穴要领】

俯卧位点穴，腹下垫软枕，以第 4 骶后孔为定位标志。先摸到骶管裂孔顶点旁边突起的骶角，紧挨骶角外侧的凹陷就是第 4 骶后孔。骶管裂孔在臀裂的上端，体表易触及。在骶正中嵴的两侧有一列不太明显的粗线，称为骶关节嵴，该嵴的下端游离下垂突出，称为嵴角。（图 9-35）

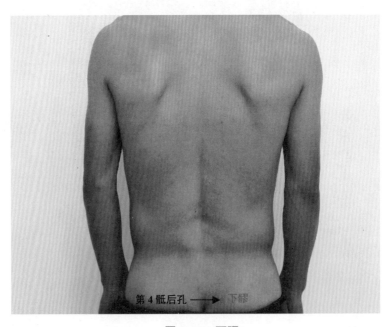

图 9-35　下髎

【简便点穴法】

无。

【主治】

①腹痛，便秘；②小便不利；③带下；④腰骶痛。

35. 会阳

【别名】

利机、利极。

【特异性】

无。

【定位】

在骶区，尾骨旁开 0.5 寸。

【点穴要领】

俯卧位或跪伏位点穴，以尾骨为定位标志。尾骨位于骶骨的下方，在臀沟内可触及。此处 0.5 寸以肩胛骨内上角到后正中线的横寸值为量取标准。将肩胛骨内上角至后正中线之 3 寸平均分为 2 段，每段 1.5 寸，将外段 1.5 寸平均分为 3 段，每段 0.5 寸，将此 0.5 寸沿尾骨边平移，终点即为本穴。（图 9–36）

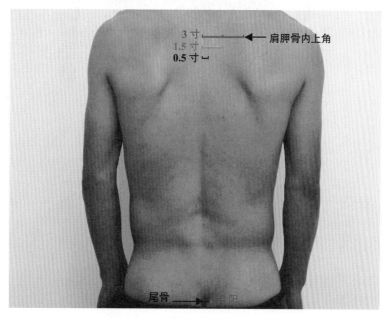

图 9–36　会阳

【简便点穴法】

无。

【主治】

①痔疾，腹泻，便血；②阳痿；③带下。

36. 承扶

【别名】

肉郄、阴关、皮部、扶承、皮郄。

【特异性】

无。

【定位】

在股后区，臀横纹的中点。

【点穴要领】

俯卧位点穴，以臀横纹为定位标志。臀横纹为臀部与大腿之间的横行皱纹，明显可见。（图9-37）

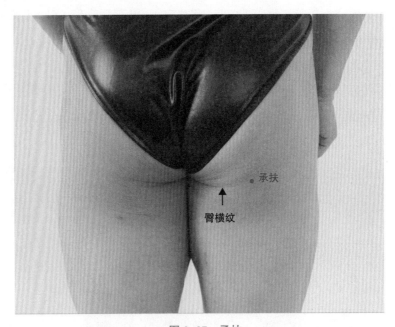

图9-37　承扶

【简便点穴法】

无。

【主治】

①腰、骶、臀、股部疼痛；②痔疾。

37. 殷门

【别名】

无。

【特异性】

无。

【定位】

在股后区，当臀横纹中点与腘横纹中点的连线上，臀横纹下 6 寸。

【点穴要领】

俯卧位点穴，以臀横纹和腘横纹为定位标志。此处 6 寸以臀横纹与腘横纹之间的直寸值、股骨大转子与臀横纹之间的直寸值为量取标准。将臀横纹中点至腘横纹中点之 14 寸平均分为 2 段，中点为臀横纹下 7 寸。将股骨大转子至臀横纹之 5 寸沿臀横纹中点向下垂直平移，终点为臀横纹下 5 寸。将臀横纹下 5 寸与臀横纹下 7 寸之间的 2 寸平均分为 2 段，中点即为臀横纹下 6 寸。臀横纹为臀部与大腿之间的横纹，易于辨识。侧卧位时，髋关节外侧面高隆突起的骨骼即为大转子，下肢外展时，原来隆起的骨骼形成皮肤凹陷，凹陷处即可触及股骨大转子。（图 9-38）

【简便点穴法】

无。

【主治】

腰痛，下肢痿痹。

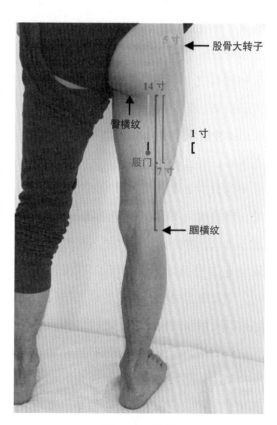

图 9-38　殷门

38. 浮郄

【别名】

无。

【特异性】

无。

【定位】

在膝后区，腘横纹上1寸，股二头肌腱的内侧缘。

【点穴要领】

俯卧位点穴，以腘横纹和股二头肌腱为定位标志。此处1寸以臀横纹与腘横纹之间的直寸值、股骨大转子与臀横纹之间的直寸值为量取标准。将臀横纹至腘横纹之14寸平均分为2段，中点为腘横纹上7寸。将股骨大转子至臀横纹之5寸沿腘横纹上7寸处中点向下垂直平移，终点为腘横纹上2寸，将此2寸平均分为2段，中点即为腘横纹上1寸。臀横纹为臀部与大腿之间的横纹，易于辨识。侧卧位时，髋关节外侧面高隆突起的骨骼即为大转子，下肢外展时，原来隆起的骨骼形成皮肤凹陷，凹陷处即可触及股骨大转子。股二头肌位于大腿后侧，俯卧位时膝关节屈曲和外旋，腘窝上部外侧可见或循摸到的粗大肌腱即为股二头肌腱，医生握持足跟对抗此动作时股二头肌腱更加明显。穴在股二头肌腱的内侧缘。（图9-39）

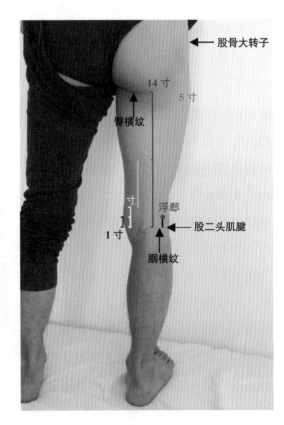

图9-39 浮郄

【简便点穴法】

无。

【主治】

①股腘部疼痛、麻木；②便秘。

39.委阳

【别名】

无。

【特异性】

三焦之下合穴。

【定位】

在膝部，腘横纹外侧端，股二头肌腱的内侧缘。

【点穴要领】

俯卧位点穴，以腘横纹和股二头肌腱的内侧缘为定位标志。俯卧位时膝关节屈曲和外旋，在腘横纹外侧可见或循摸到的粗大肌腱即为股二头肌腱，医生握持足跟对抗此动作时股二头肌腱更加明显。穴在腘横纹上股二头肌腱的内侧缘。（图9-40）

【简便点穴法】

无。

【主治】

①腹满，小便不利；②腰脊强痛，腿足挛痛。

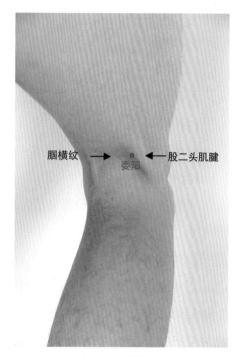

图9-40　委阳

40.委中

【别名】

委中央、郄中、血郄、腘中、腿凹、中郄。

【特异性】

合穴，膀胱之下合穴。

【定位】

在膝后区，腘横纹中点。

【点穴要领】

俯卧位点穴，以腘横纹为定位标志，穴在腘横纹中点处。（图9-41）

【简便点穴法】

无。

【主治】

①腰背痛、下肢痿痹等腰及下肢病证；②腹痛、急性吐泻等急症；③瘾疹，丹毒；④小便不利，遗尿。

41. 附分

【别名】

无。

【特异性】

足太阳膀胱经与手太阳小肠经的交会穴。

【定位】

在脊柱区，第2胸椎棘突下，后正中线旁开3寸。

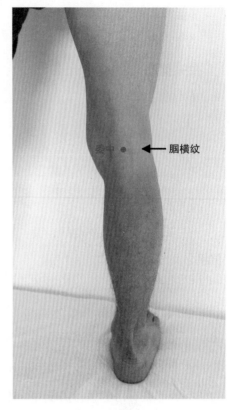

图9-41　委中

【点穴要领】

正坐位低头、俯伏坐位或俯卧位点穴，以第2胸椎棘突和后正中线为定位标志。第2胸椎以第3胸椎为定位标志，当人体直立两手自然下垂时，肩胛骨的上角平对第3胸椎棘突平面，沿第3胸椎棘突向上循摸到的第1个骨性突起即为第2胸椎棘突。此处3寸以肩胛骨内上角至后正中线的横寸值为量取标准。将肩胛骨内上角至后正中线之3寸沿第2胸椎棘突下缘水平平移，终点即为本穴。（图9-42）

【简便点穴法】

无。

【主治】

颈项强痛，肩背拘急，肘臂麻木。

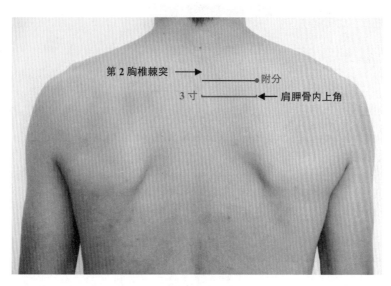

图 9-42　附分

42. 魄户

【别名】

魂户。

【特异性】

无。

【定位】

在脊柱区，第 3 胸椎棘突下，后正中线旁开 3 寸。

【点穴要领】

正坐位低头、俯伏坐位或俯卧位点穴，以第 3 胸椎棘突和后正中线为定位标志。当人体直立两手自然下垂时，肩胛骨的内上角平对第 3 胸椎棘突平面。此处 3 寸以肩胛骨内上角至后正中线的横寸值为量取标准。将肩胛骨内上角至后正中线之 3 寸沿第 3 胸椎棘突下缘水平平移，终点即为本穴。（图 9-43）

【简便点穴法】

无。

【主治】

①咳嗽、气喘、肺痨等肺疾；②项强，肩背痛。

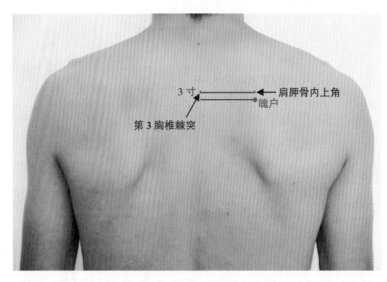

图 9-43　魄户

43. 膏肓

【别名】

膏肓俞。

【特异性】

无。

【定位】

在脊柱区，第4胸椎棘突下，后正中线旁开3寸。

【点穴要领】

正坐位低头、俯伏坐位或俯卧位点穴，以第4胸椎棘突和后正中线为定位标志。第4胸椎以第3胸椎为定位标志，当人体直立两手自然下垂时，肩胛骨的内上角平对第3胸椎棘突平面，沿第3胸椎棘突向下循摸到的第1个骨性突起即为第4胸椎棘突。此处3寸以肩胛骨内上角至后正中线的横寸值为量取标准。将肩胛骨内上角至后正中线之3寸沿第4胸椎棘突下缘水平平移，终点即为本穴。（图9-44）

【简便点穴法】

无。

【主治】

①咳嗽、气喘、肺痨等肺系虚损病证；②健忘、遗精、盗汗、羸瘦等虚劳诸证；③肩胛痛。

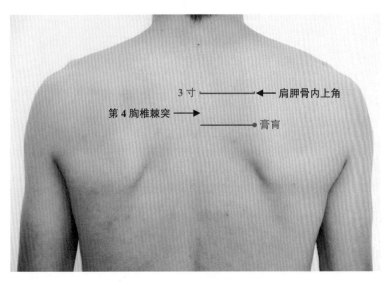

图 9-44　膏肓

44. 神堂

【别名】

无。

【特异性】

无。

【定位】

在脊柱区，第 5 胸椎棘突下，后正中线旁开 3 寸。

【点穴要领】

正坐位低头、俯伏坐位或俯卧位点穴，以第 5 胸椎棘突和后正中线为定位标志。第 5 胸椎以第 7 胸椎为定位标志，当人体直立位两手自然下垂时，肩胛骨的下角平对第 7 胸椎棘突平面，沿第 7 胸椎棘突向上循摸到的第 2 个骨性突起即为第 5 胸椎棘突。此处 3 寸以肩胛骨内上角至后正中线的横寸值为量取标准。将肩胛骨内上角至后正中线之 3 寸沿第 5 胸椎棘突下缘水平平移，终点即为本穴。（图 9-45）

【简便点穴法】

无。

【主治】

①咳嗽、气喘、胸闷等肺胸病证；②脊背强痛。

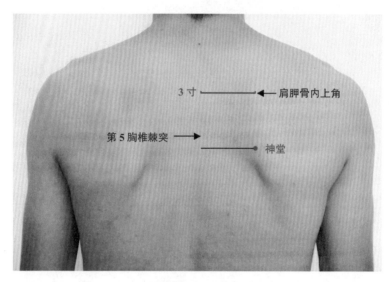

图 9-45　神堂

45.谵谵

【别名】

五胠俞、噫嘻。

【特异性】

无。

【定位】

在脊柱区，第6胸椎棘突下，后正中线旁开3寸。

【点穴要领】

正坐位低头、俯伏坐位或俯卧位点穴，以第6胸椎棘突和后正中线为定位标志。第6胸椎以第7胸椎为定位标志，当人体直立位两手自然下垂时，肩胛骨的下角平对第7胸椎棘突平面，沿第7胸椎棘突向上循摸到的第1个骨性突起即为第6胸椎棘突。此处3寸以肩胛骨内上角至后正中线的横寸值为量取标准。将肩胛骨内上角至后正中线之3寸沿第6胸椎棘突下缘水平平移，终点即为本穴。（图9-46）

【简便点穴法】

无。

【主治】

①咳嗽，气喘；②肩背痛；③疟疾，热病。

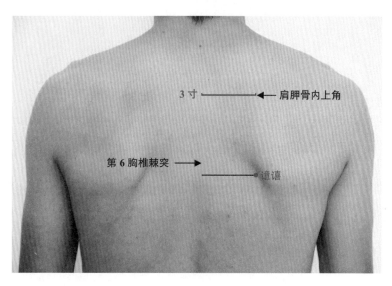

图 9-46　谚谑

46.膈关

【别名】

阳关。

【特异性】

无。

【定位】

在脊柱区，第 7 胸椎棘突下，后正中线旁开 3 寸。

【点穴要领】

正坐位低头、俯伏坐位或俯卧位点穴，以第 7 胸椎棘突和后正中线为定位标志。当人体直立位两手自然下垂时，肩胛骨的下角平对第 7 胸椎棘突平面。此处 3 寸以肩胛骨内上角至后正中线的横寸值为量取标准。将肩胛骨内上角至后正中线之 3 寸沿第 7 胸椎棘突下缘水平平移，终点即为本穴。（图 9-47）

【简便点穴法】

无。

【主治】

①胸闷、嗳气、呕吐等气上逆之病证；②脊背强痛。

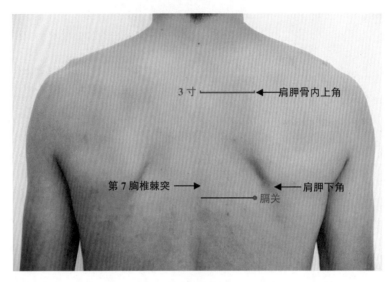

图 9-47 膈关

47. 魂门

【别名】

无。

【特异性】

无。

【定位】

在脊柱区，第9胸椎棘突下，后正中线旁开3寸。

【点穴要领】

正坐位低头、俯伏坐位或俯卧位点穴，以第9胸椎棘突和后正中线为定位标志。第9胸椎以第7胸椎为定位标志，当人体直立位两手自然下垂时，肩胛骨的下角平对第7胸椎棘突平面，沿第7胸椎棘突向下循摸到的第2个骨性突起即为第9胸椎棘突。此处3寸以肩胛骨内上角至后正中线的横寸值为量取标准。将肩胛骨内上角至后正中线之3寸沿第9胸椎棘突下缘水平平移，终点即为本穴。（图9-48）

【简便点穴法】

无。

【主治】

①胸胁痛，背痛；②呕吐，腹泻。

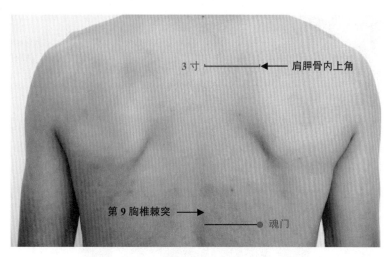

图 9-48 魂门

48. 阳纲

【别名】

无。

【特异性】

无。

【定位】

在脊柱区，第 10 胸椎棘突下，后正中线旁开 3 寸。

【点穴要领】

正坐位低头、俯伏坐位或俯卧位点穴，以第 10 胸椎棘突和后正中线为定位标志。第 10 胸椎以第 7 胸椎为定位标志，当人体直立位两手自然下垂时，肩胛骨的下角平对第 7 胸椎棘突平面，沿第 7 胸椎棘突向下循摸到的第 3 个骨性突起即为第 10 胸椎棘突。此处 3 寸以肩胛骨内上角至后正中线的横寸值为量取标准。将肩胛骨内上角至后正中线之 3 寸沿第 10 胸椎棘突下缘水平平移，终点即为本穴。（图 9-49）

【简便点穴法】

无。

【主治】

①肠鸣、腹痛、腹泻等胃肠病证；②黄疸；③消渴。

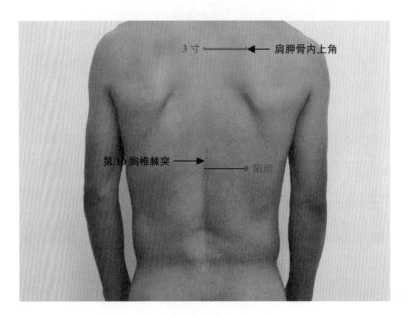

图 9-49　阳纲

49. 意舍

【别名】

无。

【特异性】

无。

【定位】

在脊柱区，第 11 胸椎棘突下，后正中线旁开 3 寸。

【点穴要领】

正坐位低头、俯伏坐位或俯卧位点穴，以第 11 胸椎棘突和后正中线为定位标志。第 11 胸椎以第 7 胸椎为定位标志，当人体直立位两手自然下垂时，肩胛骨的下角平对第 7 胸椎棘突平面，沿第 7 胸椎棘突向下循摸到的第 4 个骨性突起即为第 11 胸椎棘突。此处 3 寸以肩胛骨内上角至后正中线的横寸值为量取标准。将肩胛骨内上角至后正中线之 3 寸沿第 11 胸椎棘突下缘水平平移，终点即为本穴。（图 9-50）

【简便点穴法】

无。

【主治】

腹胀、肠鸣、呕吐、腹泻等胃肠病证。

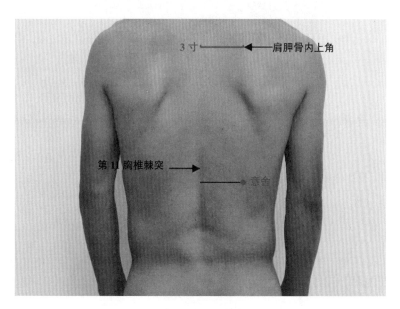

图 9-50　意舍

50. 胃仓

【别名】

食仓。

【特异性】

无。

【定位】

在脊柱区，第 12 胸椎棘突下，后正中线旁开 3 寸。

【点穴要领】

正坐位低头、俯伏坐位或俯卧位点穴，以第 12 胸椎棘突和后正中线为定位标志。第 12 胸椎以第 7 胸椎为定位标志，当人体直立位两手自然下垂时，肩胛骨的下角平对第 7 胸椎棘突平面，沿第 7 胸椎棘突向下循摸到的第 5 个骨性突起即为第 12 胸椎棘突。此处 3 寸以肩胛骨内上角至后正中线的横寸值为量取标准。将肩胛骨内上角至后正中线之 3 寸沿第 12 胸椎棘突下缘水平平移，终点即为本穴。（图 9-51）

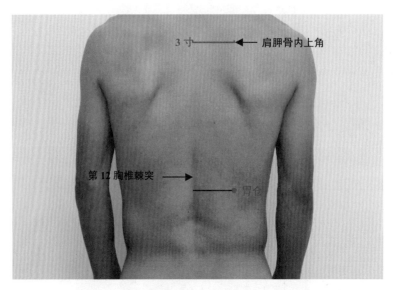

图 9-51　胃仓

【简便点穴法】

无。

【主治】

①胃脘痛、腹胀、小儿食积等脾胃病证；②水肿；③腰脊强痛。

51. 肓门

【别名】

无。

【特异性】

无。

【定位】

在腰区，第1腰椎棘突下，后正中线旁开3寸。

【点穴要领】

俯卧位点穴，以第1腰椎棘突和后正中线为定位标志。第1腰椎棘突以第4腰椎棘突为定位标志，两侧髂嵴最高点连线经过第4腰椎，沿第4腰椎棘突向上循摸，第3个椎体即为第1腰椎棘突。如果相邻两棘突距离太近难以触清，可在腹下垫一薄枕，使棘突间隙增大而易于触及。此处3寸以肩胛骨内上角至后正中线的横寸值为量取标准。将肩胛骨内上角至后正中线之3寸沿第1腰椎棘突下缘水平平移，终点即为本穴。（图9-52）

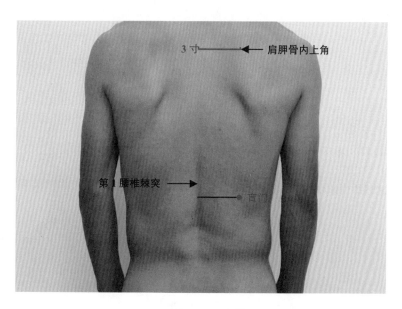

图 9-52　肓门

【简便点穴法】

无。

【主治】

①腹痛、胃痛、便秘、痞块等胃肠病证；②乳疾。

52. 志室

【别名】

精宫、神关、志舍、志堂、精舍。

【特异性】

无。

【定位】

在腰区，第 2 腰椎棘突下，后正中线旁开 3 寸。

【点穴要领】

俯卧位点穴，以第 2 腰椎棘突和后正中线为定位标志。第 2 腰椎棘突以第 4 腰椎棘突为定位标志，两侧髂嵴最高点连线经过第 4 腰椎，沿第 4 腰椎棘突向上循摸，第 2 个椎体即为第 2 腰椎棘突。如果相邻两棘突距离太近难以触清，可在腹下垫一薄枕，使棘突间隙增大而易于触及。此处 3 寸以肩胛骨内上角至后正中线的横寸值为量取标准。将肩胛骨内上角至后正中线之 3 寸沿第 2 腰椎棘突下缘水平平移，终点即为本穴。（图 9-53）

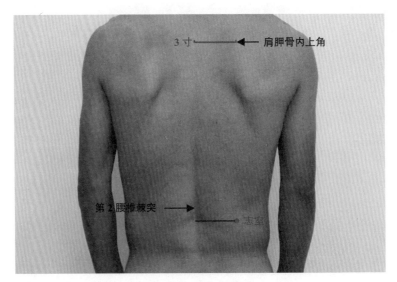

图 9-53　志室

【简便点穴法】

　　肚脐水平线与脊柱相交处平第 2 腰椎棘突，其下缘水平线与经肩胛骨内上角的垂直线交点即是本穴。（图 9-54）

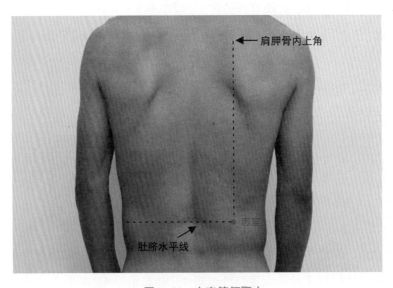

图 9-54　志室简便取穴

【主治】

　　①遗精，阳痿，小便不利；②腰背痛。

53. 胞肓

【别名】

无。

【特异性】

无。

【定位】

在骶区，横平第 2 骶后孔，骶正中嵴旁开 3 寸。

【点穴要领】

俯卧位点穴，腹下垫软枕，以第 2 骶后孔和骶正中嵴为定位标志。第 2 骶后孔在骶管裂孔顶点与髂后上棘连线中点处，触及的凹陷就是。骶管裂孔在臀裂的上端，体表易触及。髂嵴的后端为髂后上棘，女子该处有皮肤凹陷，男子该处有倒三角形骨隆起。骶正中嵴是在骶骨后面正中线上的一列纵行骨隆起，皮下易于触及。此处 3 寸以肩胛骨内上角至后正中线的横寸值为量取标准。将肩胛骨内上角至后正中线之 3 寸沿第 2 骶后孔水平平移，终点即为本穴。（图 9-55）

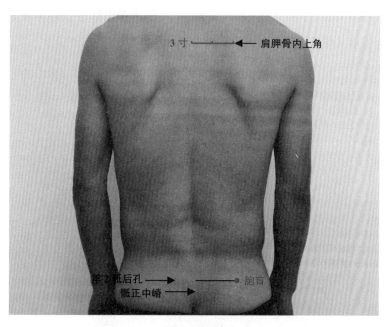

图 9-55　胞肓

【简便点穴法】

无。

【主治】

①癃闭；②肠鸣，腹胀，便秘；③腰脊痛。

54. 秩边

【别名】

无。

【特异性】

无。

【定位】

在骶区，横平第4骶后孔，骶正中嵴旁开3寸。

【点穴要领】

俯卧位点穴，腹下垫软枕，以第4骶后孔和骶正中嵴为定位标志。先摸到骶管裂孔顶点旁边突起的骶角，紧挨骶角外侧的凹陷就是第4骶后孔。骶管裂孔在臀裂的上端，体表易触及。在骶正中嵴的两侧有一列不太明显的粗线，称为骶关节嵴，该嵴的下端游离下垂突出，称为嵴角。骶正中嵴是在骶骨后面正中线上的一列纵行骨隆起，皮下易于触及。此处3寸以肩胛骨内上角至后正中线的横寸值为量取标准。将肩胛骨内上角至后正中线之3寸沿第4骶后孔水平平移，终点即为本穴。（图9-56）

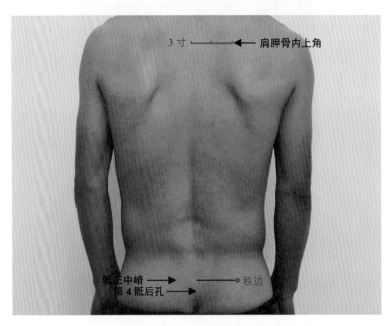

图 9-56　秩边

【简便点穴法】

无。

【主治】

①痔疾，便秘，小便不利，阴痛；②腰骶痛，下肢痿痹。

55. 合阳

【别名】

无。

【特异性】

无。

【定位】

在小腿后区，腘横纹下2寸，腓肠肌内、外侧头之间。

【点穴要领】

俯卧位或正坐位垂足位点穴，以腘横纹和腓肠肌内外侧头为定位标志。此处腘横纹下2寸以腘横纹到外踝尖的直寸值为量取标准。先将腘横纹到外踝尖之16寸平均分为2段，每段8寸；将上段8寸平均分成2段，每段4寸；再将上段4寸平均分成2段，每段2寸。将此2寸自腘横纹向下沿腓肠肌内、外侧头之间垂直平移，终点即为本穴。腓肠肌有内、外两头，在腘窝内侧部和外下缘处可触及腓肠肌的内、外侧头，当给一力对抗距小腿关节跖屈和膝关节屈曲时，在小腿后部可明显见到腓肠肌轮廓，中间呈现一条纵行的浅沟标志，即腓肠肌两头之间的区域，穴在腓肠肌内、外侧头之间。（图9-57）

【简便点穴法】

无。

【主治】

①疝气；②崩漏；③腰背痛，下肢痿痹。

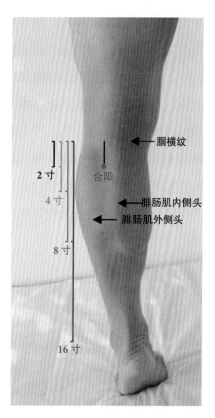

图9-57 合阳

56. 承筋

【别名】

腨肠、直肠、踹肠。

【特异性】

无。

【定位】

在小腿后区，腘横纹下 5 寸，腓肠肌两肌腹之间。

【点穴要领】

俯卧位或正坐位垂足位点穴，以腘横纹和腓肠肌为定位标志。此处 5 寸以腘横纹到外踝尖的直寸值为量取标准。先将腘横纹至外踝尖之 16 寸平均分为 2 段，每段 8 寸；再将上段 8 寸平均分为 2 段，每段 4 寸；接着将下段 4 寸平均分为 2 段，每段 2 寸；最后将上段 2 寸平均分为 2 段，上下两段交点即为腘横纹下 5 寸。腓肠肌有内、外两头，在腘窝内侧部和外下缘处可触及腓肠肌的内、外侧头，当给一力对抗距小腿关节跖屈和膝关节屈曲时，在小腿后部可明显见到腓肠肌轮廓，中间呈现一条纵行的浅沟标志，即腓肠肌两头之间的区域，穴在腓肠肌内、外侧头之间。（图 9-58）

【简便点穴法】

无。

【主治】

①痔疾；②小腿拘急疼痛。

57. 承山

【别名】

鱼腹、肉柱、肠山、伤山、玉柱、鱼阳、肉付、鱼肠。

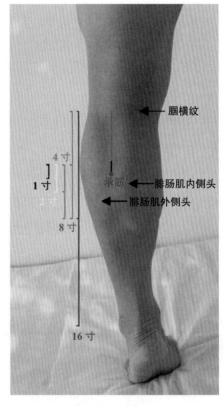

图 9-58 承筋

【特异性】

无。

【定位】

在小腿后区，腓肠肌肌腹与肌腱交角处。

【点穴要领】

俯卧位点穴，以腓肠肌为定位标志。腓肠肌为位于小腿后部的肌肉，下肢伸直，足趾挺而向上时，腓肠肌部出现"人"字形凹陷，穴在此人字尖下。（图 9-59）

【简便点穴法】

无。

【主治】

①痔疾，便秘；②腰背痛，小腿拘急疼痛。

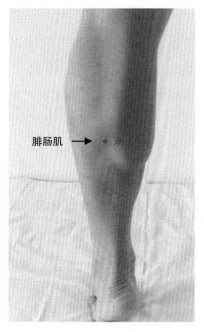

图 9-59 承山

58. 飞扬

【别名】

厥阳、飞阳、厥阴、厥扬。

【特异性】

络穴。

【定位】

在小腿后区，外踝尖直上 7 寸，腓肠肌外下缘与跟腱移行处。

【点穴要领】

坐位、侧卧位或俯卧位点穴，以外踝尖和腓肠肌为定位标志。此处 7 寸以腘横纹到外踝尖的直寸值为量取标准。先将腘横纹至外踝尖之 16 寸平均分为 2 段，每段 8 寸；再将下段 8 寸平均分为 2 段，每段 4 寸；接着将上段 4 寸平均分为 2 段，每段 2 寸；最后将上段 2 寸平均分为 2 段，上下两段交点即为外踝尖直上 7 寸。外踝尖为腓骨下端膨大的锥形隆起，易

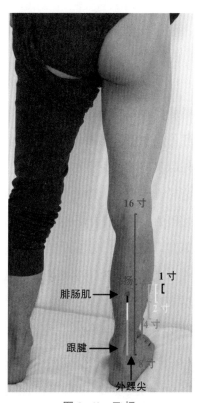

图 9-60 飞扬

于辨识。腓肠肌为位于小腿后部的肌肉，膝关节屈曲和足背跖屈，加一力对抗此动作时，小腿后部的腓肠肌轮廓可明显显现。跟腱起于小腿中部，由腓肠肌和比目鱼肌合成，肌腱由上向下逐渐增厚、变窄，止于跟骨结节后面下半部，在小腿下端及距小腿关节的后方摸到的粗大肌腱为跟腱。穴在腓肠肌外下缘与跟腱移行处。（图9-60）

【简便点穴法】

无。

【主治】

①头痛，眩晕；②鼻衄；③痔疾；④腰腿疼痛。

59. 跗阳

【别名】

付阳、附阳、外阳、阳跷。

【特异性】

阳跷脉之郄穴。

【定位】

在小腿后区，外踝尖直上3寸，腓骨与跟腱之间。

【点穴要领】

正坐位垂足、俯卧位或侧卧位点穴，以外踝尖、腓肠肌和跟腱为定位标志。此处3寸以外踝尖到足底的直寸值为量取标准。将外踝尖至足底的3寸自外踝尖向上垂直平移即为外踝尖直上3寸。外踝尖为腓骨下端膨大的锥形隆起易于辨识。腓骨为下肢外侧的长骨，腓骨干的下1/4至外踝位置表浅，容易摸清。跟腱起于小腿中部，由腓肠肌和比目鱼肌合成，肌腱由上向下逐渐增厚、变窄，止于跟骨结节后面下半部，在小腿后下方摸到的粗大肌腱即为跟腱。穴在腓骨与跟腱之间。（图9-61）

【简便点穴法】

2～5指并拢，将小指尺侧缘沿外踝尖水平放置，食指桡侧缘与腓骨和跟腱之间即为本穴。（图9-62）

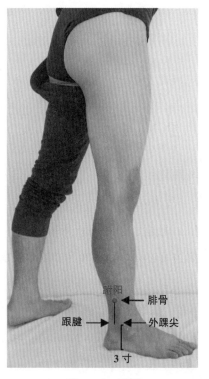

图9-61　跗阳

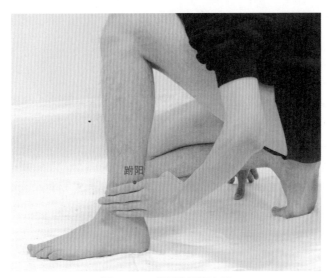

图 9-62 跗阳简便取穴法

【主治】

①头痛；②腰骶痛，下肢痿痹，足踝肿痛。

60. 昆仑

【别名】

上昆仑、内昆仑、下昆仑、足太阳。

【特异性】

经穴。

【定位】

在踝区，外踝尖与跟腱之间的凹陷中。

【点穴要领】

正坐位、俯卧位或侧卧位点穴，以外踝尖和跟腱为定位标志。外踝尖为腓骨下端膨大的锥形隆起。跟腱起于小腿中部，由腓肠肌和比目鱼肌合成，肌腱由上向下逐渐增厚、变窄，止于跟骨结节后面下半部，在小腿后下方摸到的粗大肌腱即为跟腱。穴在外踝尖与跟腱之间的凹陷中。（图 9-63）

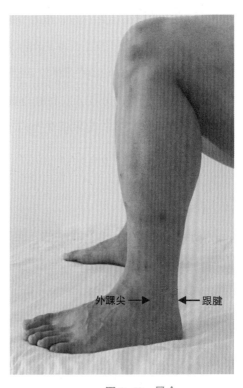

图 9-63 昆仑

【简便点穴法】

无。

【主治】

①头痛，目痛，鼻衄；②滞产；③癫痫；④颈项强痛，腰痛，足踝肿痛。

61. 仆参

【别名】

安邪、安耶。

【特异性】

足太阳膀胱经与阳跷脉的交会穴。

【定位】

在跟区，外踝尖与跟腱之间，跟骨外侧，赤白肉际处。

【点穴要领】

正坐位、俯卧位或侧卧位点穴，以跟骨和赤白肉际为定位标志。跟骨为最大的足骨，在跟腱两侧可触摸到跟骨上面后段，跟骨外侧面平坦而粗糙，几乎直接位于皮下。赤白肉际为足背与足底皮肤交界处，赤白颜色分明，当颜色难以区别时，以皮肤纹理分辨。穴在经外踝尖与跟腱之中点的垂线与赤白肉际相交处。（图9-64）

【简便点穴法】

无。

【主治】

①癫痫；②腰痛，下肢痿软，腿痛转筋，足跟肿痛。

62. 申脉

【别名】

阳跷、鬼路。

【特异性】

八脉交会穴，通于阳跷脉。

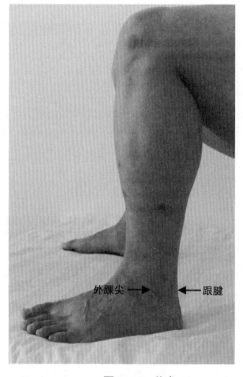

外踝尖 →　　← 跟腱

图 9-64　仆参

【定位】

在踝区，外踝尖直下，外踝下缘与跟骨之间凹陷中。

【点穴要领】

正坐位、俯卧位或侧卧位点穴，以外踝尖和跟骨为定位标志。外踝尖为腓骨下端膨大的锥形隆起。跟骨为最大的足骨，在跟腱两侧可触摸到跟骨上面后段。以指腹按压外踝下缘与跟骨之间，可明显触及两者之间的凹陷。（图9-65）

【简便点穴法】

无。

【主治】

①失眠，头痛，眩晕，癫狂痫；②腰腿痛。

63. 金门

【别名】

关梁、金阙、梁关。

【特异性】

郄穴。

【定位】

在足背，外踝前缘直下，第5跖骨粗隆后方，骰骨下缘凹陷中。

【点穴要领】

正坐位、俯卧位或侧卧位点穴，以第5跖骨粗隆和骰骨为定位标志。跖骨为短管状骨，共有5个，各跖骨的后端都略膨大，称为跖骨底，第5跖骨底的外侧有一乳头状突起，称为第5跖骨粗隆，在足的外侧缘中部明

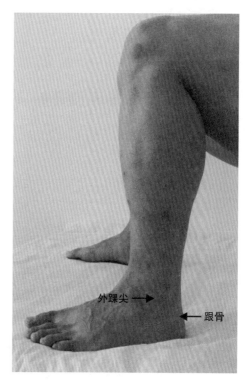

图9-65　申脉

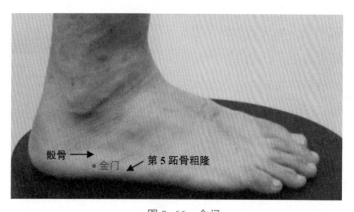

图9-66　金门

显隆起于皮下，很容易摸到。骰骨紧跟第5跖骨粗隆后面，一旦确定了第5跖骨茎突，手指向后循摸至足外侧缘的凹陷中，触到的骨嵴即骰骨外侧缘，足部放松时更易触到。穴在骰骨下缘凹陷中。（图9-66）

【简便点穴法】

无。

【主治】

①头痛；②小儿惊风；③腰痛，下肢痿痹，足踝肿痛。

64. 京骨

【别名】

刺骨。

【特异性】

原穴。

【定位】

在跖区，第5跖骨粗隆前下方，赤白肉际处。

【点穴要领】

正坐位、俯卧位或侧卧位点穴，以第5跖骨粗隆和赤白肉际为定位标志。跖骨为短管状骨，共有5个，各跖骨的后端都略膨大，称为跖骨底，第5跖骨底的外侧有一乳头状突起，称为第5跖骨粗隆，在足的外侧缘中部明显隆起于皮下，很容易

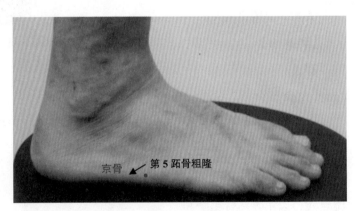

图9-67　京骨

摸到。赤白肉际为足背与足底皮肤交界处，赤白颜色分明，当颜色难以区别时，以皮肤纹理分辨。（图9-67）

【简便点穴法】

无。

【主治】

①头痛；②癫痫；③颈项强痛，腰腿痛。

65. 束骨

【别名】

刺骨。

【特异性】

输穴。

【定位】

在跖区，第5跖趾关节外侧近端，赤白肉际处。

【点穴要领】

正坐位、俯卧位或侧卧位点穴，以第5跖趾关节和赤白肉际处为定位标志。在足的外侧缘很容易摸到隆起的第5跖趾关节。赤白肉际为足背与足底皮肤交界处，赤白颜色分明，当颜色难以区别时，以皮肤纹理分辨。（图9-68）

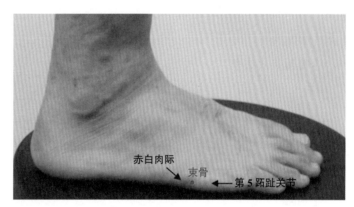

图9-68　束骨

【简便点穴法】

无。

【主治】

①头痛，眩晕；②癫狂痫；③颈项强痛，腰腿痛。

66. 足通谷

【别名】

无。

【特异性】

荥穴。

【定位】

在足趾，第5跖趾关节的远端，赤白肉际处。

【点穴要领】

正坐位、俯卧位或侧卧位点穴，以第5跖趾关节和赤白肉际处为定位标志。在足的外侧缘很容易摸到隆起的第5跖趾关节。赤白肉际为足背与足底皮肤交界处，赤白颜色分明，当颜色难以区别时，以皮肤纹理分辨。（图9-69）

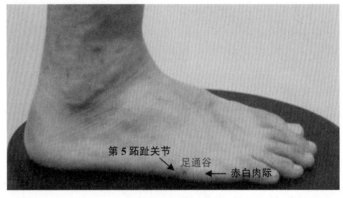

图9-69 足通谷

【简便点穴法】

无。

【主治】

①头痛，项强，鼻衄；②癫狂。

67. 至阴

【别名】

独阴。

【特异性】

井穴。

【定位】

在足趾，足小趾末节外侧，趾甲根角侧后方0.1寸。

【点穴要领】

正坐位、仰卧位或侧卧位点穴，以足小趾趾甲根角为定位标志。穴在足小趾趾甲外侧根角后方。（图9-70）

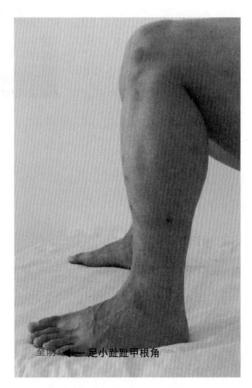

图9-70 至阴

【简便点穴法】

无。

【主治】

①胎位不正，滞产，胞衣不下；②头痛，目痛，鼻塞，鼻衄。

附：足太阳膀胱经经穴分寸歌（67穴）

太阳膀胱六七穴，起于睛明至阴齐。

睛明内眦上方四，攒竹眉头陷中箕。

头部七穴分三行，眉冲直眉半寸机。

五穴入发旁寸半，曲差半寸五处一。

承光二五通天四，络却五五线未移。

玉枕平枕一寸三，天柱颈二斜方栖。

此后背列三十四，两行并行棘下驰。

一行寸五二十穴，二行三寸十四熙。

大杼胸一风门二，肺俞三四厥阴期。

五心六督七膈俞，九肝十胆十一脾。

十二胃俞三焦一，肾二气海腰三椎。

大肠腰四关元五，小肠俞在骶一挥。

膀胱骶二中膂三，白环骶四五穴弥。

更有上次中下髎，一二三四骶孔知。

会阳尾端旁半寸，穴有十八布下肢。

承扶臀纹中点取，殷门臀下六寸司。

浮郄腘上一寸清，委阳腘外腱内低。

委中腘横纹中央，却到二线再详推。

附分第二魄户三，膏肓四神堂五陪。

第六谚语膈关七，魂门九十阳纲持。

十一椎下意舍存，十二椎下胃仓提。

腰一肓门端正在，腰二椎下志室追。

骶二孔边胞肓寻，骶四孔旁秩边之。

合阳腘纹下二寸，承筋纹下五寸肌。

承山腨下人字间，飞扬踝上七寸支。

跗阳踝上三寸有，昆仑平踝腱前辞。

仆参肉际尖腱间，申脉踝尖直下施。

金门五跖粗隆后，京骨五跖隆前基。

束骨本节近肉交，足通谷本节前歧。

至阴小趾甲根外，太阳穴多不需疑。

第十章　足少阴肾经

一、足少阴肾经循行

《灵枢·经脉》：肾足少阴之脉，起于小指之下，邪走足心，出于然骨之下，循内踝之后，别入跟中，以上腨内，出腘内廉，上股内后廉，贯脊属肾，络膀胱。

其直者，从肾上贯肝膈，入肺中，循喉咙，挟舌本。

其支者，从肺出，络心，注胸中。

二、足少阴肾经腧穴

足少阴肾经从足走胸，两侧对称，一侧有 27 穴，首穴涌泉，末穴俞府。下肢 10 穴，均分布于下肢内侧面，其中足部 6 穴，涌泉、然谷、太溪、大钟、水泉和照海，各穴分别以足底、足舟骨、足部赤白肉际处、内踝尖、跟腱或跟骨为定位标志；小腿内侧 4 穴，复溜、交信、筑宾和阴谷，各穴分别以内踝尖、跟腱、胫骨内侧缘、比目鱼肌、腘横纹或半腱肌肌腱为定位标志。腹部 11 穴，横骨、大赫、气穴、四满、中注、肓俞、商曲、石关、阴都、腹通谷和幽门，均位于前正中线旁开 0.5 寸的垂线上，各穴分别以脐和前正中线为定位标志。胸部 6 穴，步廊、神封、灵墟、神藏、彧中和俞府，均位于前正中线旁开 2 寸的垂线上，各穴分别以前正中线、各肋间隙或锁骨为定位标志。

1. 涌泉

【别名】

地冲、足心。

【特异性】

井穴。

【定位】

在足底，屈足卷趾时足心最凹陷处。

【点穴要领】

仰卧位或俯卧位点穴，足底朝上，足底第 2、3 跖趾缝纹头端与足跟连线的前 1/3 与后 2/3 交点上。（图 10-1）

【简便取穴法】

在足底，卷足时足心前三分之一的凹陷处。（图 10-2）

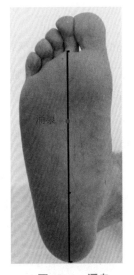

图 10-1　涌泉

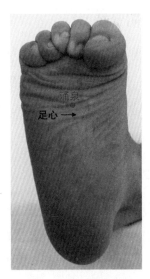

图 10-2　涌泉简便取穴

【主治】

①昏厥、中暑、小儿惊风、癫狂痫等急症及神志病证；②头痛，头晕，目眩，失眠；③咯血、咽喉肿痛、喉痹、失音等肺系病证；④大便难，小便不利；⑤奔豚气；⑥足心热。

2. 然谷

【别名】

龙渊、然骨、龙泉。

【特异性】

荥穴。

【定位】

在足内侧，足舟骨粗隆下方，赤白肉际处。

【点穴要领】

正坐垂足或仰卧点穴，以足舟骨粗隆和赤白肉际处为定位标志。足舟骨呈舟形，位于距骨头与三块楔骨之间，内侧面有一向下方的圆形隆起，称为舟骨粗隆，一般可清晰看到此结构，当足在跖屈位内收时，从内踝向下循摸即可触及足舟骨粗隆。赤白肉际为足背与足底皮肤交界处，赤白颜色分明，当颜色难以区别时，以皮肤纹理分辨。（图10-3）

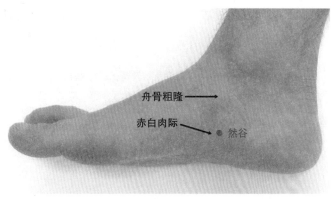

图 10-3 然谷

【简便取穴法】

无。

【主治】

①月经不调、阴挺、阴痒、白浊等妇科病证；②遗精、阳痿、小便不利等泌尿生殖系统疾患；③咯血，咽喉肿痛；④消渴；⑤下肢痿痹，足跗痛；⑥小儿脐风，口噤；⑦腹泻。

3. 太溪

【别名】

吕细、内昆仑、大溪。

【特异性】

输穴，原穴。

【定位】

在踝区，内踝尖与跟腱之间的凹陷中。

【点穴要领】

正坐垂足、仰卧位或俯卧位点穴，以内踝尖与跟腱为定位标志。内踝是胫骨内侧面下端的粗大骨性隆起，容易看到和触及。在小腿后方正中下端摸到的粗大肌腱为跟腱。穴在两者之间的凹陷中。（图10-4）

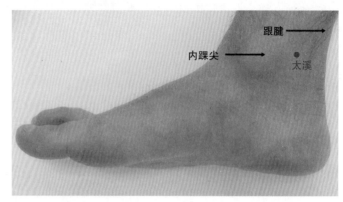

图10-4 太溪

【简便取穴法】

无。

【主治】

①头痛、目眩、失眠、健忘、遗精、阳痿等肾虚证；②咽喉肿痛、齿痛、耳鸣、耳聋等阴虚性五官病证；③咳嗽、气喘、咯血、胸痛等肺系疾患；④消渴，小便频数，便秘；⑤月经不调；⑥腰脊痛，下肢厥冷，内踝肿痛。

4. 大钟

【别名】

太钟。

【特异性】

络穴。

【定位】

在跟区，内踝后下方，跟骨上缘，跟腱附着部前缘凹陷中。

【点穴要领】

正坐垂足、仰卧位或俯卧位点穴，以内踝、跟骨与跟腱为定位标志。内踝是胫骨内侧面下端的粗大骨性隆

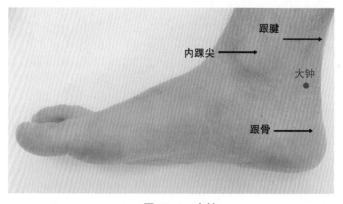

图10-5 大钟

起，容易看到和触及。跟骨位于足后正中，后面凸隆分为三部分，中部宽广而粗糙，为跟腱的附着部。在小腿后方正中的下端摸到的粗大肌腱为跟腱。（图 10-5）

【简便取穴法】

无。

【主治】

①痴呆；②癃闭，遗尿，便秘；③月经不调；④咯血，气喘；⑤腰脊强痛，足跟痛。

5. 水泉

【别名】

水原。

【特异性】

郄穴。

【定位】

在跟区，内踝尖与跟腱之中点直下 1 寸，跟骨结节内侧凹陷中。

【点穴要领】

正坐垂足、仰卧或俯卧位点穴，以内踝尖与跟腱之中点、跟骨结节为定位标志。内踝是胫骨内侧面下端的粗大骨性隆起，容易看到和触及。在小腿后方正中的下端摸到的粗大肌腱为跟腱。跟骨后部肥大的部分称为跟骨体，体的后端突出，称为跟骨结节，跟骨结节内侧面凹陷容易触及。此处 1 寸以内踝尖到足底的直寸值为量取标准。先将内踝尖至足底之 3 寸平均分为 3 段，每段 1 寸；再将上段 1 寸自内踝尖与跟腱的中点向下垂直平移，终点即为内踝尖与跟腱中点直下 1 寸，位于跟骨结节内侧凹陷中。（图 10-6）

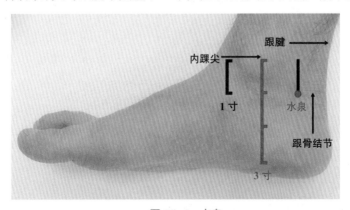

图 10-6　水泉

【简便取穴法】

将拇指指间横纹桡侧头自内踝尖与跟腱的中点垂直放置，尺侧头对应处即为本穴。（图10-7）

【主治】

①月经不调，痛经，阴挺，小便不利；②目视不明。

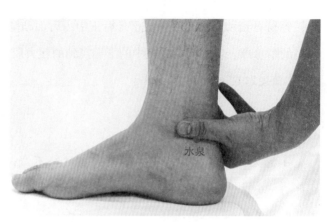

图10-7 水泉

6. 照海

【别名】

阴跷、漏阴、阴阳跷四穴。

【特异性】

八脉交会穴，通阴跷脉。

【定位】

在踝区，内踝尖下1寸，内踝下缘边际凹陷中。

【点穴要领】

正坐垂足、仰卧或俯卧位点穴，以内踝尖为定位标志。内踝是胫骨内侧面下端的粗大骨性隆起，容易看到和触及。此处1寸以内踝尖到足底的直寸值为量取标准。先将内踝尖至足底之3寸平均分为3段，每段1寸，上段1寸与中段1寸的交点即为内踝尖下1寸。内踝下缘边际凹陷容易触及。（图10-8）

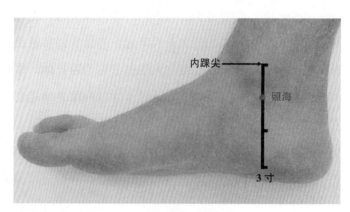

图10-8 照海

【简便取穴法】

无。

【主治】

①失眠，目赤肿痛，咽干，咽痛；②月经不调，赤白带下，阴挺，癃闭，疝气；

③癫痫。

7. 复溜

【别名】

复留、伏白、昌阳、外命、胃阳、复白。

【特异性】

经穴。

【定位】

在小腿内侧，内踝尖上 2 寸，跟腱的前缘。

【点穴要领】

正坐垂足、仰卧位或俯卧位点穴，以内踝尖、跟腱为定位标志。内踝是胫骨内侧面下端的粗大骨性隆起，容易看到和触及。此处 2 寸以内踝尖到足底的直寸值为量取标准。先将内踝尖至足底之 3 寸平均分为 3 段，每段 1 寸；再将上、中两段沿内踝尖向上垂直平移，即为内踝尖上 2 寸。在小腿后方正中的下端摸到的粗大肌腱为跟腱。穴在跟腱前缘，与内踝尖上 2 寸相平。（图 10-9）

【简便取穴法】

无。

【主治】

①腹胀，泄泻；②多汗，无汗，水肿；③腰背痛，下肢痿痹。

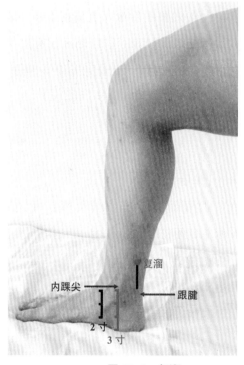

图 10-9　复溜

8. 交信

【别名】

阴跷、内筋。

【特异性】

阴跷脉郄穴。

【定位】

在小腿内侧，内踝尖上 2 寸，胫骨内侧面后缘凹陷中。

【点穴要领】

正坐垂足、仰卧或俯卧位点穴，以内踝尖、胫骨内侧面后缘为定位标志。内踝是胫骨内侧面下端的粗大骨性隆起，容易看到和触及。此处 2 寸以内踝尖到足底的直寸值为量取标准。先将内踝尖至足底之 3 寸平均分为 3 段，每段 1 寸；再将上、中两段自内踝尖沿胫骨内侧面后缘向上垂直平移，即为内踝尖上 2 寸。胫骨下段内侧面仅有皮肤和浅筋膜覆盖，容易触及。穴在胫骨内侧面后缘，与内踝尖上 2 寸相平。（图 10-10）

【简便取穴法】

无。

【主治】

①癃闭，疝气痛引股膝，月经不调；②泄泻，便秘。

9. 筑宾

【别名】

筑滨、腿肚。

【特异性】

阴维脉郄穴。

【定位】

在小腿内侧，内踝尖与跟腱中点直上 5 寸。

【点穴要领】

正坐、仰卧位点穴，以内踝尖与跟腱中点为定位标志。内踝是胫骨内侧面下端的粗大骨性隆起，容易看到和触及。在小腿后方正中的下端摸到的粗大肌腱为跟腱。此处 5 寸以内踝尖到足底的直寸值、胫骨内侧髁到内踝尖的直寸值为量取标准。先将内踝尖至

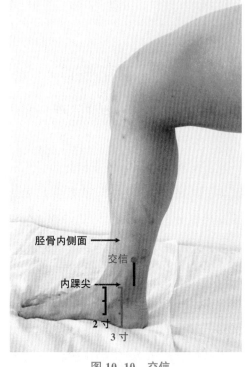

图 10-10 交信

足底之 3 寸自胫骨内侧髁下方垂直向下平移，则终点到内踝尖的距离为 10 寸；再将此 10 寸平均分为 2 段，中点即为内踝尖上 5 寸。穴在内踝尖与跟腱中点直上 5 寸处。（图 10-11）

【简便取穴法】

无。

【主治】

①癫痫，吐舌；②呕吐；③疝气；④小腿疼痛。

10. 阴谷

【别名】

阴舍。

【特异性】

合穴。

【定位】

在膝后区，腘横纹上，半腱肌肌腱与半膜肌肌腱之间。

【点穴要领】

正坐屈膝或俯卧位点穴，以腘横纹、半腱肌腱、半膜肌腱为定位标志。俯卧屈膝并外旋，同时施一阻力对抗时，可以在腘窝内侧触及两条粗大肌腱，外侧为半腱肌肌腱，内侧为半膜肌肌腱，穴在两肌腱之间。（图 10-12）

【简便取穴法】

无。

【主治】

①阳痿，小便不利，月经不调，崩漏；②癫狂；③腰脊痛，少腹、前阴、膝股引痛。

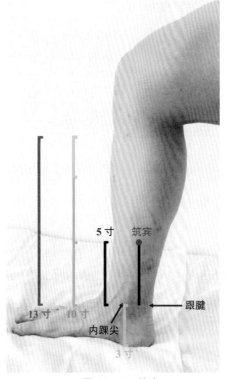

图 10-11　筑宾

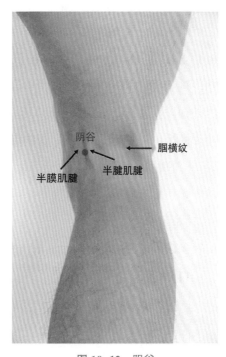

图 10-12　阴谷

11. 横骨

【别名】

下极、屈骨、髓空、下横、曲骨端、髓孔。

【特异性】

足少阴肾经、冲脉交会穴。

【定位】

在下腹部，脐中下 5 寸，前正中线旁开 0.5 寸。

【点穴要领】

仰卧位点穴，以脐、前正中线为定位标志。此处脐中下 5 寸以脐中到耻骨联合上缘的直寸值为量取标准。脐中至耻骨联合上缘为 5 寸。沿脐垂直向下循摸，触及的横向骨性结构即为耻骨联合。此处前正中线旁开 0.5 寸以乳晕内缘到前正中线的横寸值为量取标准。先将乳晕内缘至前正中线之 4 寸平均分为 2 段，每段 2 寸；再将内段 2 寸平均分为 2 段，每段 1 寸；接着将内段 1 寸平均分为 2 段，

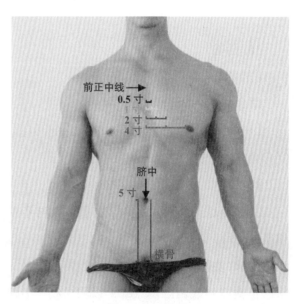

图 10-13　横骨

内外两段交点即为前正中线旁开 0.5 寸。将此 0.5 寸沿耻骨联合上缘中点水平平移，终点即为本穴。（图 10-13）

【简便取穴法】

无。

【主治】

少腹胀痛，小便不利，遗尿，遗精，阳痿，疝气。

12. 大赫

【别名】

阴维、阴关。

【特异性】

足少阴肾经、冲脉交会穴。

【定位】

在下腹部，脐中下 4 寸，前正中线旁开 0.5 寸。

【点穴要领】

仰卧位点穴，以脐、前正中线为定位标志。此处脐中下 4 寸以脐中到剑突下的直寸值为量取标准。先将脐中至剑突下之 8 寸平均分为 2 段，每段 4 寸；再将此 4 寸自脐中向下垂直平移，终点即为脐中下 4 寸。此处前正中线旁开 0.5 寸以乳晕内缘到前正中线的横寸值为量取标准。先将乳晕内缘至前正中线之 4 寸平均分为 2 段，每段 2 寸；再将内段 2 寸平均分为 2 段，每段 1 寸；接着将内段 1 寸平均分为 2 段，内外两段交点即为前正中线旁开 0.5 寸。将此 0.5 寸沿脐中下 4 寸水平平移，终点即为本穴。（图 10-14）

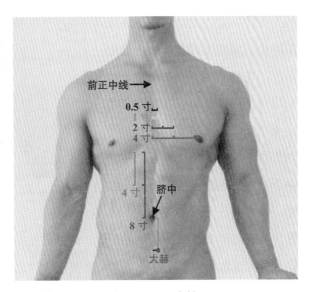

图 10-14　大赫

【简便取穴法】

无。

【主治】

遗精，阳痿，阴挺，带下，阴囊挛缩。

13. 气穴

【别名】

胞门、子户、子宫。

【特异性】

足少阴肾经、冲脉交会穴。

【定位】

在下腹部，脐中下 3 寸，前正中线旁开 0.5 寸。

【点穴要领】

仰卧位点穴，以脐、前正中线为定位标志。此处脐中下 3 寸以脐中到剑突下的直寸值为量取标准。先将脐中至剑突下之 8 寸平均分为 2 段，每段 4 寸；再将此 4 寸自脐中向下垂直平移，终点即为脐中下 4 寸；接着将脐中下 4 寸平均分为 2 段，每段 2 寸；最后将下段 2 寸平均分成 2

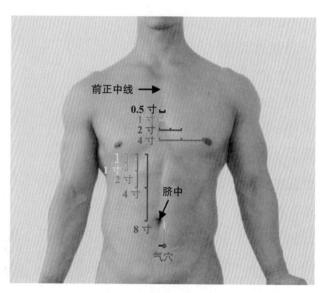

图 10-15　气穴

段，上下两段交点即为脐中下 3 寸。此处前正中线旁开 0.5 寸以乳晕内缘到前正中线的横寸值为量取标准。先将乳晕内缘至前正中线之 4 寸平均分为 2 段，每段 2 寸；再将内段 2 寸平均分为 2 段，每段 1 寸；接着将内段 1 寸平均分为 2 段，内外两段交点即为前正中线旁开 0.5 寸。将此 0.5 寸沿脐中下 3 寸水平平移，终点即为本穴。（图 10-15）

【简便取穴法】

无。

【主治】

①月经不调，带下；②不孕；③腹痛引腰脊。

14. 四满

【别名】

髓府、髓中、髓海。

【特异性】

足少阴肾经、冲脉交会穴。

【定位】

在下腹部，脐中下 2 寸，前正中线旁开 0.5 寸。

【点穴要领】

仰卧位点穴，以脐、前正中线为定位标志。此处脐中下2寸以脐中到剑突下的直寸值为量取标准。先将脐中至剑突下之8寸平均分为2段，每段4寸；再将此4寸自脐中向下垂直平移，终点即为脐中下4寸；接着将脐中下4寸平均分为2段，每段2寸，上下两段交点即为脐中下2寸。此处前正中线旁开0.5寸以乳晕内缘到前正中线的横寸值为量取标准。先将乳晕内缘至前正中线之4寸平均分为2段，每段2寸；

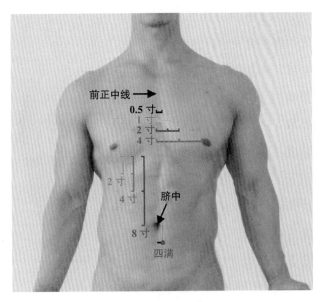

图10-16　四满

再将内段2寸平均分为2段，每段1寸；接着将内段1寸平均分为2段，内外两段交点即为前正中线旁开0.5寸。将此0.5寸沿脐中下2寸水平平移，终点即为本穴。（图10-16）

【简便取穴法】

无。

【主治】

①月经不调，带下，遗精，遗尿；②泄泻，腹痛，积聚，水肿。

15. 中注

【别名】

无。

【特异性】

足少阴肾经、冲脉交会穴。

【定位】

在下腹部，脐中下1寸，前正中线旁开0.5寸。

【点穴要领】

仰卧位点穴，以脐、前正中线为定位标志。此处脐中下1寸以脐中到剑突下的直寸值为量取标准。先将脐中至剑突下之8寸平均分为2段，每段4寸；再将此4寸自脐中向下垂直平移，终点即为脐中下4寸；接着将脐中下4寸平均分为2段，每段2寸；最后将上段2寸平均分成2段，上下两段交点即为脐中下1寸。此处前正中线旁开0.5寸以乳晕内缘到前正中线的横寸值为量取标准。先将乳晕内缘至前正中线之4寸平均分为2段，每段2寸；再将内段2寸平均分

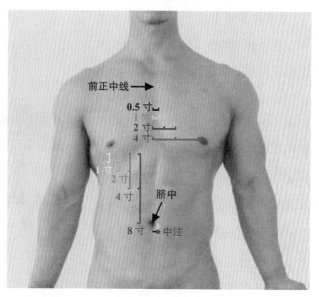

图 10-17　中注

为2段，每段1寸；接着将内段1寸平均分为2段，内外两段交点即为前正中线旁开0.5寸。将此0.5寸沿脐中下1寸水平平移，终点即为本穴。（图10-17）

【简便取穴法】

无。

【主治】

腹痛，便秘。

16. 肓俞

【别名】

肓输、肓腧。

【特异性】

足少阴肾经、冲脉交会穴。

【定位】

在腹部，脐中央旁开0.5寸。

【点穴要领】

仰卧位点穴，以脐、前正中线为定位标志。此处前正中线旁开0.5寸以乳晕内缘到前正中线的横寸值为量取标准。先将乳晕内缘至前正中线之4寸平均分为2段，每段2寸；再将内段2寸平均分为2段，每段1寸；接着将内段1寸平均分为2段，内外两段

交点即为前正中线旁开 0.5 寸。将此 0.5 寸沿脐中水平平移，终点即为本穴。（图 10-18）

【简便取穴法】

无。

【主治】

腹痛，便秘。

17. 商曲

【别名】

高曲、商谷、商舍。

【特异性】

足少阴肾经、冲脉交会穴。

【定位】

在上腹部，脐中上 2 寸，前正中线旁开 0.5 寸。

【点穴要领】

仰卧位点穴，以脐、前正中线为定位标志。此处脐中上 2 寸以脐中到剑突下的直寸值为量取标准。先将脐中至剑突下之 8 寸平均分为 2 段，每段 4 寸；再将下段 4 寸平均分为 2 段，每段 2 寸，上下两段交点即为脐中上 2 寸。此处前正中线旁开 0.5 寸以乳晕内缘到前正中线的横寸值为量取标准。先将乳晕内缘至前正中线之 4 寸平均分为 2 段，每段 2 寸；再将内段 2 寸平均分为 2 段，每段 1 寸；接着将内段 1 寸平均分为 2 段，内外两段交点处即为前正中线旁开 0.5 寸。将此 0.5 寸沿脐中上 2 寸水平平移，终点即为本穴。（图 10-19）

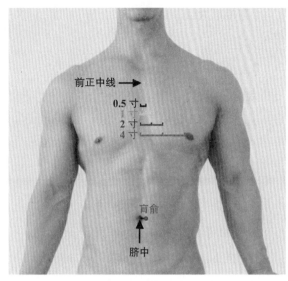

图 10-18　肓俞

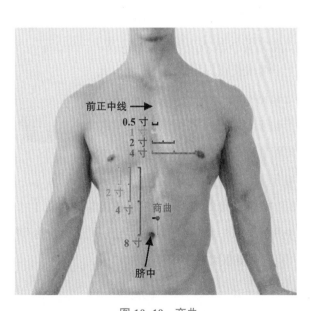

图 10-19　商曲

【简便取穴法】

无。

【主治】

腹痛，泄泻，便秘，积聚。

18. 石关

【别名】

石阙、右关、石门。

【特异性】

足少阴肾经、冲脉交会穴。

【定位】

在上腹部，脐中上3寸，前正中线旁开0.5寸。

【点穴要领】

仰卧位点穴，以脐、前正中线为定位标志。此处脐中上3寸以脐中到剑突下的直寸值为量取标准。先将脐中至剑突下之8寸平均分为2段，每段4寸；再将下段4寸平均分为2段，每段2寸；接着将上段2寸平均分为2段，每段1寸，上下两段交点即为脐中上3寸。此处前正中线旁开0.5寸以乳晕内缘到前正中线的横寸值为量取标准。先将乳晕内缘至前正中线之4寸平均分为2段，每段2寸；再将内段

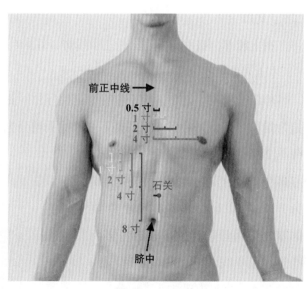

图 10-20　石关

2寸平均分为2段，每段1寸；接着将内段1寸平均分为2段，内外两段交点即为前正中线旁开0.5寸。将此0.5寸沿脐中上3寸水平平移，终点即为本穴。（图10-20）

【简便取穴法】

无。

【主治】

腹痛，便秘，多唾，嗳气。

19. 阴都

【别名】

食宫、食吕、石宫、通关。

【特异性】

足少阴肾经、冲脉交会穴。

【定位】

在上腹部，脐中上 4 寸，前正中线旁开 0.5 寸。

【点穴要领】

仰卧位点穴，以脐、前正中线为定位标志。此处脐中上 4 寸以脐中到剑突下的直寸值为量取标准。将脐中至剑突下之 8 寸平均分为 2 段，每段 4 寸，上下两段交点即为脐中上 4 寸。此处前正中线旁开 0.5 寸以乳晕内缘到前正中线的横寸值为量取标准。先将乳晕内缘至前正中线之 4 寸平均分为 2 段，每段 2 寸；再将内段 2 寸平均分为 2 段，每段 1 寸；接着将内段 1 寸平均分为 2

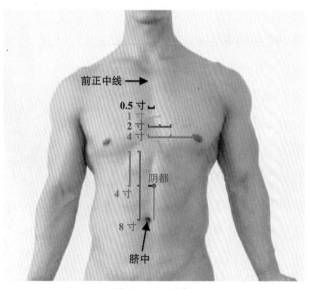

图 10-21　阴都

段，内外两段交点即为前正中线旁开 0.5 寸。将此 0.5 寸沿脐中上 4 寸水平平移，终点即为本穴。（图 10-21）

【简便取穴法】

无。

【主治】

腹痛，腹胀，肠鸣。

20.腹通谷

【别名】

无。

【特异性】

足少阴肾经、冲脉交会穴。

【定位】

在上腹部,脐中上 5 寸,前正中线旁开 0.5 寸。

【点穴要领】

仰卧位点穴,以脐、前正中线为定位标志。此处脐中上 5 寸以脐中到剑突下的直寸值为量取标准。先将脐中至剑突下之 8 寸平均分为 2 段,每段 4 寸;再将上段 4 寸平均分为 2 段,每段 2 寸;接着将下段 2 寸平均分为 2 段,每段 1 寸,上下两段交点即为脐中上 5 寸。此处前正中线旁开 0.5 寸以乳晕内缘到前正中线的横寸值为量取标准。先将乳晕内缘至前正中线之 4 寸平均分为 2 段,每段 2 寸;再将内段 2 寸平均分为 2 段,每

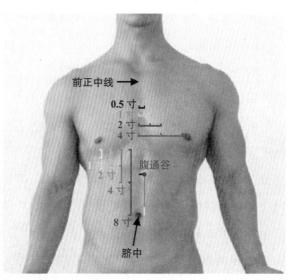

图 10-22　腹通谷

段 1 寸;接着将内段 1 寸平均分为 2 段,内外两段交点即为前正中线旁开 0.5 寸。将此 0.5 寸沿脐中上 5 寸水平平移,终点即为本穴。(图 10-22)

【简便取穴法】

无。

【主治】

腹痛,腹胀,腹中积聚,呕吐。

21.幽门

【别名】

上门、上关、幽关。

【特异性】

足少阴肾经、冲脉交会穴。

【定位】

在上腹部，脐中上 6 寸，前正中线旁开 0.5 寸。

【点穴要领】

仰卧位点穴，以脐、前正中线为定位标志。此处脐中上 6 寸以脐中到剑突下的直寸值为量取标准。先将脐中至剑突下之 8 寸平均分为 2 段，每段 4 寸；再将上段 4 寸平均分为 2 段，每段 2 寸，上下两段交点即为脐中上 6 寸。此处前正中线旁开 0.5 寸以乳晕内缘到前正中线的横寸值为量取标准。先将乳晕内缘至前正中线之 4 寸平均分为 2 段，每段 2 寸；再将内段 2 寸平均分为 2 段，每段 1 寸；接着将内段 1 寸平均分为 2 段，内外两段交点即为前正中线旁开 0.5 寸。将此 0.5 寸沿脐中上 6 寸水平平移，终点即为本穴。（图 10-23）

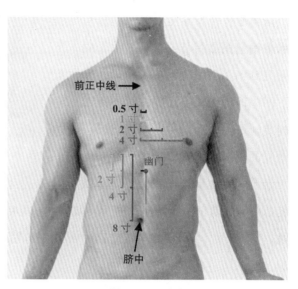

图 10-23　幽门

【简便取穴法】

无。

【主治】

腹痛，腹胀，呃逆，呕吐，泄泻。

22. 步廊

【别名】

步郎。

【特异性】

无。

【定位】

在胸部，第 5 肋间隙，前正中线旁开 2 寸。

【点穴要领】

仰卧位点穴，以肋间隙、前正中线为定位标志。第5肋间隙为第5肋骨和第6肋骨之间的间隙，男子为乳头直下的第1个肋间隙；女子以第2肋骨为参照，先于胸骨角水平确定第2肋骨，自第2肋骨向下数到第3个肋骨为第5肋骨，其下凹陷即为第5肋间隙。对不易看到或触到肋骨的人，可令其做快速、重复的吸气动作，以抬高肋骨，便于触及。此处前正中线旁开2寸以

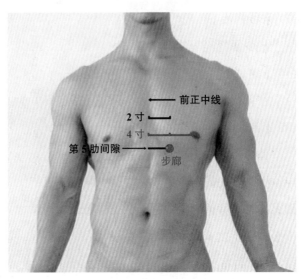

图 10-24　步廊

乳晕内缘到前正中线的横寸值为量取标准。先将乳晕内缘至前正中线之4寸平均分为2段，每段2寸；再将此2寸自前正中线沿第5肋间隙水平平移，终点即为本穴。（图10-24）

【简便取穴法】

无。

【主治】

①咳嗽，气喘，胸胁胀满；②呕吐。

23. 神封

【别名】

无。

【特异性】

无。

【定位】

在胸部，第4肋间隙，前正中线旁开2寸。

【点穴要领】

仰卧位点穴，以肋间隙、前正中线为定位标志。第4肋间隙为第4肋骨和第5肋骨之间的间隙，男子乳头位于第4肋间隙；女子以第2肋骨确定第4肋间隙，先于胸骨角

水平确定第2肋，其下为第2肋间隙，自第2肋间隙向下循摸到的第2个肋间隙即为第4肋间隙；对不易看到或触到肋骨的人，可令其做快速、重复的吸气动作，以抬高肋骨，便于触及。此处前正中线旁开2寸以乳晕内缘到前正中线的横寸值为量取标准。先将乳晕内缘至前正中线之4寸平均分为2段，每段2寸；再将此2寸自前正中线沿第4肋间隙水平平移，终点即为本穴。（图10-25）

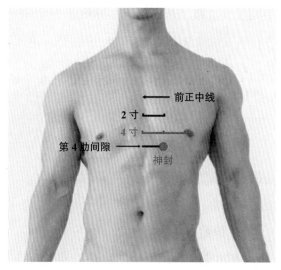

图 10-25　神封

【简便取穴法】

无。

【主治】

①咳嗽，气喘，胸胁胀满；②呕吐，食欲不振；③乳痈。

24. 灵墟

【别名】

灵墙。

【特异性】

无。

【定位】

在胸部，第3肋间隙，前正中线旁开2寸。

【点穴要领】

仰卧位点穴，以肋间隙、前正中线为定位标志。第3肋间隙为第3肋骨和第4肋骨之间的间隙，男子乳头位于第4肋间隙，自第4肋间隙向上循摸到的第1个肋间隙即为第3肋间隙；女子以第2肋骨确定第3肋间隙，先于胸骨角水平确定第2肋，其下为第2肋间隙，自第2肋间隙向下循摸到的第1个肋间隙即为第3肋间隙；对不易看到或触到肋骨的人，可令其做快速、重复的吸气动作，以抬高肋骨，便于触及。此处前正中线旁开2寸以乳晕内缘到前正中线的横寸值为量取标准。先将乳晕内缘至前正中线之4寸

平均分为2段，每段2寸；再将此2寸自前正中线沿第3肋间隙水平平移，终点即为本穴。（图10-26）

【简便取穴法】

无。

【主治】

①咳嗽，气喘，胸胁胀满；②呕吐；③乳痈。

25. 神藏

【别名】

无。

【特异性】

无。

【定位】

在胸部，第2肋间隙，前正中线旁开2寸。

【点穴要领】

仰卧位点穴，以肋间隙、前正中线为定位标志。第2肋间隙为第2肋骨和第3肋骨之间的间隙，先于胸骨角水平确定第2肋，其下为第2肋间隙；对不易看到或触到肋骨的人，可令其做快速、重复的吸气动作，以抬高肋骨，便于触及。此处前正中线旁开2寸以乳晕内缘到前正中线的横寸值为量取标准。先将乳晕内缘至前正中线之4寸平均分为2段，每段2寸；再将此2寸自前正中线沿第2肋间隙水平平移，终点即为本穴。（图10-27）

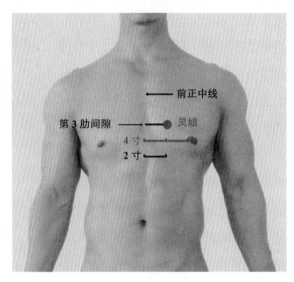

图 10-26 灵墟

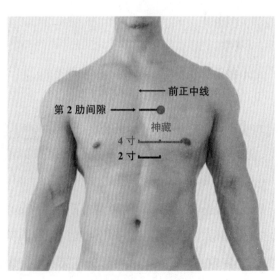

图 10-27 神藏

【简便取穴法】

无。

【主治】

①咳嗽，气喘，胸胁胀满；②呕吐，食欲不振。

26. 彧中

【别名】

域中、或中。

【特异性】

无。

【定位】

在胸部，第1肋间隙，前正中线旁开2寸。

【点穴要领】

仰卧位点穴，以肋间隙、前正中线为定位标志。第1肋间隙为第1肋骨和第2肋骨之间的间隙，先于胸骨角水平确定第2肋，其上为第1肋间隙；对不易看到或触到肋骨的人，可令其做快速、重复的吸气动作，以抬高肋骨，便于触及。此处前正中线旁开2寸以乳晕内缘到前正中线的横寸值为量取标准。先将乳晕内缘至前正中线之4寸平均分为2段，每段2寸；再将此2寸自前正中线沿第1肋间隙水平平移，终点即为本穴。（图10-28）

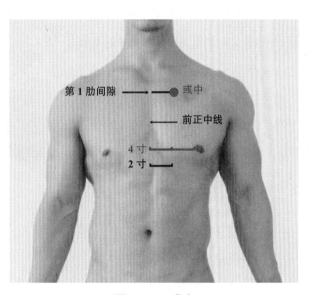

图10-28　彧中

【简便取穴法】

无。

【主治】

咳嗽，气喘，痰多，胸胁胀满。

27. 俞府

【别名】

腧府、输府。

【特异性】

无。

【定位】

在胸部，锁骨下缘，前正中线旁开2寸。

【点穴要领】

仰卧位点穴，以锁骨下缘、前正中线为定位标志。锁骨为肩前S形扁骨，横跨肩部前方，全长位于皮下，在体表易于触及。此处前正中线旁开2寸以乳晕内缘到前正中线的横寸值为量取标准。先将乳晕内缘至前正中线之4寸平均分为2段，每段2寸；再将此2寸自前正中线沿锁骨下缘水平平移，终点即为本穴。（图10-29）

【简便取穴法】

无。

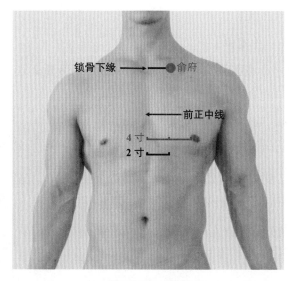

图10-29 俞府

【主治】

①咳嗽，气喘，胸痛；②呕吐。

附：足少阴肾经经穴分寸歌（27穴）

少阴肾经穴二七，起自涌泉止俞府。

下肢十穴足底起，涌泉屈足三一取。

然谷足身赤白际，太溪踝后腱前补。

大钟跟上腱附前，水泉跟骨结节抚。

照海踝下一寸安，踝上两寸两穴伍。

复溜跟腱前缘有，交信胫骨内后拄。

筑宾内踝上五寸，阴谷膝内两筋苦。

腹十一穴脐旁半，脐下五穴上亦五。

横骨大赫连气穴，四满中注脐下数。

从五到一隔寸量，肓俞平脐向上睹。

商曲石关阴都穴，通谷幽门五穴聚。

从二到六亦隔寸，胸部六穴肋骨主。

步廊神封灵墟穴，神藏或中俞府鼓。

五肋到锁旁二寸，肾经诸穴唱成谱。

第十一章　手厥阴心包经

一、手厥阴心包经循行

《灵枢·经脉》：心主手厥阴心包之脉，起于胸中，出属心包络，下膈，历络三焦。

其支者，循胸出胁，下腋三寸，上抵腋下，循臑内，行太阴、少阴之间，入肘中，下臂，行两筋之间，入掌中，循中指，出其端。

其支者，别掌中，循小指次指出其端。

二、手厥阴心包经腧穴

手厥阴心包经从胸走手，两侧对称，一侧有 9 穴，首穴天池，末穴中冲。胸部 1 穴天池，以第 4 肋间隙和前正中线为定位标志。上肢 8 穴，均位于上肢内侧，其中臂前区 1 穴天泉，以腋前横纹头和肱二头肌为定位标志；前臂前区 5 穴，曲泽、郄门、间使、内关和大陵，各穴分别以肘横纹、肱二头肌腱、腕掌侧远端横纹、掌长肌腱或桡侧腕屈肌腱为定位标志；手部 2 穴，劳宫和中冲，分别以第 3 掌指关节，第 2、3 掌骨间或中指末端为定位标志。

1. 天池

【别名】

天会。

【特异性】

无。

【定位】

在胸部，第 4 肋间隙，前正中线旁开 5 寸。

【点穴要领】

正坐或仰卧位点穴，以第4肋间隙和前正中线为定位标志。第4肋间隙为第4肋骨和第5肋骨之间的间隙，触之凹陷。男子乳头位于第4肋间隙，可以此定位；女子以胸骨角定位第4肋间隙，胸骨角是胸骨柄和胸骨体的连接处，向前微突成角，皮下容易触及；胸骨角两端是第2肋骨与胸骨的连接点，先于胸骨角水平确定第2肋骨，其下为第2肋间隙，沿第2肋间隙向下循摸到的第2个间隙为第4肋间隙。对不易看到或触到肋骨的人，可令其做快速、重复的吸

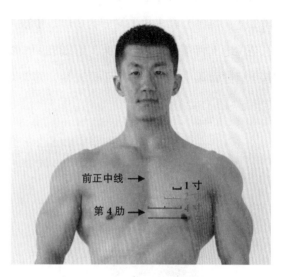

图 11-1　天池

气动作，以抬高肋骨，便于触及。此处5寸以两乳晕内缘之间的横寸值为量取标准。先将乳晕内缘至前正中线之4寸平均分为2段，每段2寸；再将外段2寸平均分为2段，每段1寸；接着将此1寸自乳晕内缘沿第4肋间隙水平向外平移，终点即为本穴。（图11-1）

【简便取穴法】

无。

【主治】

①咳嗽，气喘，胸闷，痰多，胸痛；②乳痈，乳少；③瘰疬。

2. 天泉

【别名】

天温、天湿。

【特异性】

无。

【定位】

在臂前区，腋前纹头下2寸，肱二头肌的长、短头之间。

【点穴要领】

坐位或仰卧位点穴，以腋前横纹头和肱二头肌为定位标志。此处2寸以腋前横纹头

至肘横纹之间的直寸值为量取标准。先将腋前横纹头至肘横纹的 9 寸平均分为 3 段，每段 3 寸；再将上段 3 寸平均分为 3 段，中段 1 寸与下段 1 寸交界处为腋下 2 寸。肱二头肌是位于上臂前侧的梭形肌肉，起端有两个头，即肱二头肌短头和肱二头肌长头。长头起于肩胛骨盂上粗隆，靠近手臂外侧，短头起于肩胛骨喙突，靠近手臂内侧，穴在两头之间。（图 11-2）

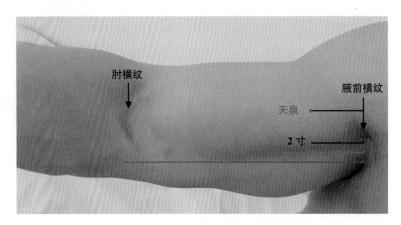

图 11-2　天泉

【简便取穴法】

无。

【主治】

①心痛，咳嗽，胸胁胀满；②胸背及上臂内侧痛。

3. 曲泽

【别名】

无。

【特异性】

合穴。

【定位】

在肘前区，肘横纹上，肱二头肌腱的尺侧凹陷中。

【点穴要领】

坐位或卧位点穴，以肘横纹和肱二头肌腱为定位标志。微曲肘部，掌心向上，在肘横纹约中间部位可触及一条突起的肌腱即为肱二头肌腱，尺侧凹陷处即是本穴。微弯肘

部上臂向内用力，同时加一向外拉的对抗力时肱二头肌腱更易显现。肘部同时出现几条肘横纹的，以远心端为准。（图 11-3）

【简便取穴法】

无。

【主治】

①心痛，心悸，善惊；②胃痛，呕吐，泄泻；③热病，中暑；④肘臂挛痛。

4. 郄门

【别名】

四白。

【特异性】

郄穴。

【定位】

在前臂前区，腕掌侧远端横纹上 5 寸，掌长肌腱与桡侧腕屈肌腱之间。

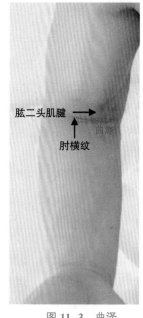

图 11-3　曲泽

【点穴要领】

坐位或卧位点穴，掌心向上，以腕掌侧远端横纹、掌长肌腱和桡侧腕屈肌腱为定位标志。此处 5 寸以肘横纹至腕掌侧远端横纹之直寸值为量取标准。先将腕掌侧远端横纹至肘远端横纹之 12 寸平均分为 2 段，每段 6 寸；再将下段 6 寸平均分为 3 段，每段

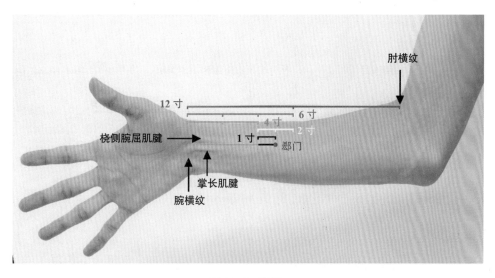

图 11-4　郄门

2寸；接着将上段2寸平均分为2段，上下2段交界处即为腕掌侧远端横纹上5寸。腕掌侧横纹如出现多条，以远心端那条为准。微屈腕，拇指与小指相对时能很清楚显示出掌长肌腱形成的突起。桡侧腕屈肌腱为前臂掌侧下1/3处肌腱中最靠大拇指侧的那条，当对抗阻力做微屈腕关节并外展时，桡侧腕屈肌腱清晰可显露。穴在两条肌腱之间。（图11-4）

【简便取穴法】

无。

【主治】

①心痛，心悸，心烦胸痛；②咳血，呕血，衄血；③疔疮；④癫痫。

5. 间使

【别名】

鬼路。

【特异性】

经穴。

【定位】

在前臂前区，腕掌侧远端横纹上3寸，掌长肌腱与桡侧腕屈肌腱之间。

【点穴要领】

坐位或卧位点穴，掌心向上，以腕掌侧远端横纹、掌长肌腱和桡侧腕屈肌腱为定位标志。此处3寸以肘横纹至腕掌侧远端横纹之直寸值为量取标准。先将腕掌侧远端横纹

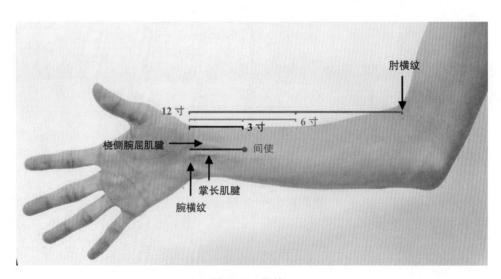

图 11-5　间使

至肘远端横纹之 12 寸平均分为 2 段，每段 6 寸；再将下段 6 寸平均分为 2 段，每段 3 寸，上下 2 段交界处为腕掌侧远端横纹上 3 寸。腕掌侧横纹如出现多条，以远心端为准。微屈腕，拇指与小指相对时能很清楚显示出掌长肌腱形成的突起。桡侧腕屈肌腱为前臂掌侧下 1/3 处肌腱中最靠大拇指侧的那条，当对抗阻力做微屈腕关节并外展时，桡侧腕屈肌腱清晰显露。穴在两条肌腱之间。（图 11-5）

【简便取穴法】

仰掌，微屈腕关节，第 2 ～ 5 指并拢，小指尺侧沿掌后远端横纹放置，食指桡侧缘与两条肌腱之间相交处即是本穴。（图 11-6）

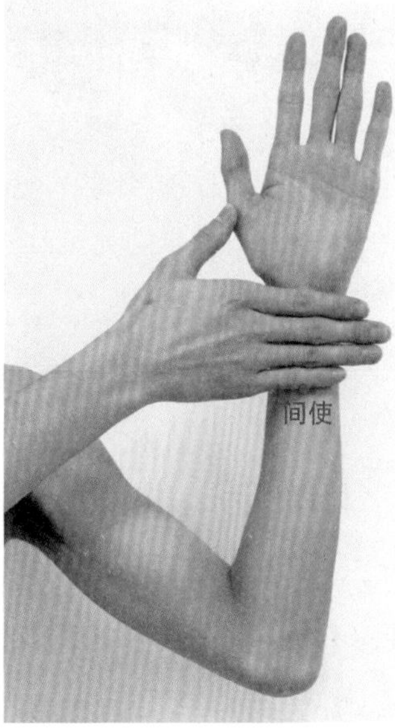

【主治】

①心痛，心悸；②胃痛，呕吐；③热病，疟疾；④癫狂痫；⑤肘臂挛痛。

6. 内关

【别名】

阴维。

【特异性】

络穴；八脉交会穴，通阴维脉。

【定位】

在前臂前区，腕掌侧远端横纹上 2 寸，掌长肌腱与桡侧腕屈肌腱之间。

图 11-6　间使简便取穴

【点穴要领】

坐位或卧位点穴，掌心向上，以腕掌侧远端横纹、掌长肌腱和桡侧腕屈肌腱为定位标志。此处 2 寸以肘横纹至腕掌侧远端横纹之直寸值为量取标准。先将腕掌侧远端横纹至肘远端横纹之 12 寸平均分为 2 段，每段 6 寸；再将下段 6 寸平均分为 3 段，每段 2 寸，下段 2 寸与中段 2 寸的交界处即为腕掌侧远端横纹上 2 寸。腕掌侧横纹如出现多条，以远心端为准。微屈腕，拇指与小指相对时能很清楚显示出掌长肌腱形成的突起；桡侧腕屈肌腱为前臂掌侧下 1/3 处肌腱中最靠大拇指侧的那条，当对抗阻力做微屈腕关节并外展时，桡侧腕屈肌腱清晰显露。穴在两条肌腱之间。（图 11-7）

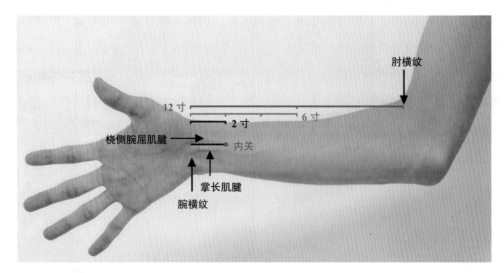

图 11-7　内关

【简便取穴法】

无。

【主治】

①心痛，心悸，胸闷；②胃痛，呕吐，呃逆；③胁痛，胁下痞块，肘臂挛痛；④中风，不寐，眩晕，郁病，癫狂痫。

7. 大陵

【别名】

心主、鬼心。

【特异性】

输穴，原穴。

【定位】

在腕前区，腕掌侧远端横纹中，掌长肌腱与桡侧腕屈肌腱之间。

【点穴要领】

坐位或卧位点穴，掌心向上，以腕掌侧远端横纹、掌长肌腱和桡侧腕屈肌腱为定位标志。腕掌侧横纹如出现多条，以远心端为准。微屈腕，拇

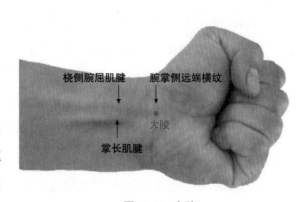

图 11-8　大陵

指与小指相对时能很清楚显示出掌长肌腱形成的凸起。桡侧腕屈肌腱为前臂掌侧下 1/3 处肌腱中最靠大拇指侧的那条，当对抗阻力做微屈腕关节并外展时，桡侧腕屈肌腱清晰显露。穴在两条肌腱之间。（图 11-8）

【简便取穴法】

无。

【主治】

①心痛，心悸，胸胁胀痛；②胃痛，呕吐；③喜笑悲恐，癫狂痫；④手、臂挛痛。

8. 劳宫

【别名】

五里、掌中、鬼路。

【特异性】

荥穴。

【定位】

在掌区，横平第 3 掌指关节近端，第 2、3 掌骨之间偏于第 3 掌骨。

【点穴要领】

坐位或卧位点穴，掌心向上，以第 3 掌指关节为定位标志。在掌面皮下容易触摸到隆起的第 3 掌指关节，穴在第 2、3 掌骨之间，偏于第 3 掌骨。（图 11-9）

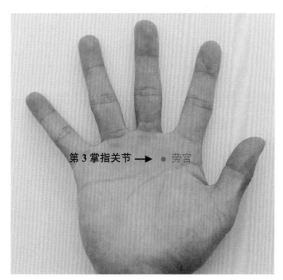

图 11-9　劳宫

【简便取穴法】

半握拳，食、中、无名及小指四指轻压掌心，当中指尖所触之处即是本穴。（图 11-10）

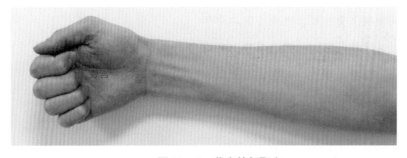

图 11-10　劳宫简便取穴

【主治】

①中风昏迷，中暑；②心痛，烦闷，癫狂痫；③口疮，口臭；④鹅掌风。

9. 中冲

【别名】

手心主。

【特异性】

井穴。

【定位】

在手指，中指末端最高点。

【点穴要领】

坐位或卧位点穴，仰掌微屈指，以中指指尖为定位标志。穴在中指尖最高处。（图 11-11）

【简便取穴法】

无。

【主治】

①中风昏迷，舌强不语，中暑，昏厥，小儿惊风；②高热。

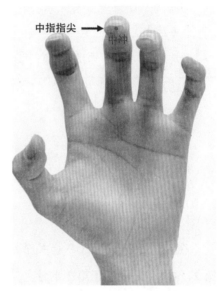

图 11-11　中冲

附：手厥阴心包经经穴分寸歌（9 穴）

厥阴心包穴有九，起自天池中冲驻。

天池旁五在四肋，天泉腋下二寸库。

曲泽肘纹腱尺侧，郄门腕上五寸度。

间使腕上量三寸，内关去腕二寸布。

大陵掌纹两筋间，劳宫屈中指尖赴。

中冲中指居顶端，心包诸穴细细数。

第十二章　手少阳三焦经

一、手少阳三焦经

《灵枢·经脉》：三焦手少阳之脉，起于小指次指之端，上出两指之间，循手表腕，出臂外两骨之间，上贯肘，循臑外上肩，而交出足少阳之后，入缺盆，布膻中，散络心包，下膈，遍属三焦。

其支者，从膻中，上出缺盆，上项，系耳后，直上出耳上角，以屈下颊至𬳿。

其支者，从耳后入耳中，出走耳前，过客主人前，前交颊，至目锐眦。

二、手少阳三焦经腧穴

手少阳三焦经从手走头，两侧对称，一侧有 23 穴，首穴关冲，末穴丝竹空。上肢 15 穴，均位于上肢外侧，其中手部 3 穴，关冲、液门和中渚，分别以第 4 指指甲根角，第 4、5 掌骨间指蹼缘上方赤白肉际处或第 4 掌指关节为定位标志；前臂外侧 6 穴，阳池、外关、支沟、会宗、三阳络和四渎，各穴分别以腕背侧横纹、指伸肌腱或尺骨与桡骨间隙为定位标志；臂后区 5 穴，天井、清冷渊、消泺、臑会和肩髎，各穴分别以肘尖、肘尖与肩峰角连线、肩峰角下、三角肌或肱骨大结节为定位标志；肩部 1 穴天髎，以肩胛骨上角为定位标志。颈部 2 穴，天牖和翳风，分别以下颌角、胸锁乳突肌或乳突为定位标志。头部 4 穴，瘛脉、颅息、角孙和耳和髎，各穴分别以乳突、耳尖与乳突之间沿耳轮的弧形连线、耳尖或鬓发后缘为定位标志。面部 2 穴，耳门和丝竹空，分别以耳屏上切迹、下颌骨髁突或眉稍为定位标志。

1. 关冲

【别名】

无。

【特异性】

井穴。

【定位】

在手指，第4指末节尺侧，指甲根角旁0.1寸。

【点穴要领】

坐位或卧位点穴，伏掌或掌心向上微握拳，以第4指指甲根角为定位标志。穴在第4指指甲尺侧根角旁0.1寸处。（图12-1）

【简便取穴法】

无。

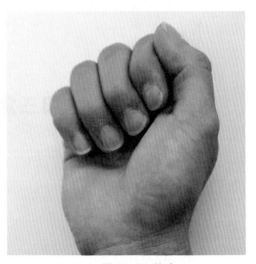

图12-1 关冲

【主治】

①头痛，目赤，咽喉痛，耳鸣，耳聋，舌强；②热病，中暑。

2. 液门

【别名】

无。

【特异性】

荥穴。

【定位】

在手背，第4、5指间赤白肉际处。

【点穴要领】

坐位或卧位点穴，掌心向下，以第4、5指间赤白肉际处为定位标志。赤白肉际处为手背侧与掌侧皮肤颜色不一的交界处，也是手背侧与掌侧的交界处，当两侧皮肤颜色不易区分时，以皮肤纹理区别。4、5指略分开时赤白肉际处容易分辨。（图12-2）

【简便取穴法】

无。

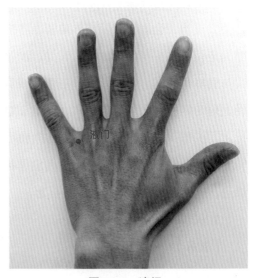

图12-2 液门

【主治】

手背痛，上肢及手指屈伸不利，疼痛，麻木；②头痛，咽喉肿痛，目赤，热病；③疟疾。

3. 中渚

【别名】

中注、下都。

【特异性】

输穴。

【定位】

在手背，第4、5掌骨间，第4掌指关节近端凹陷中。

【点穴要领】

坐位或卧位点穴，掌心向下，以第4、5指间，第4掌指关节为定位标志。第4掌指关节在皮下易于看清、触及。（图12-3）

【简便取穴法】

无。

【主治】

①手指屈伸不利，肘臂肩背痛；②头痛，耳鸣，耳聋，聤耳，耳痛，目赤，咽喉肿痛；③热病，疟疾。

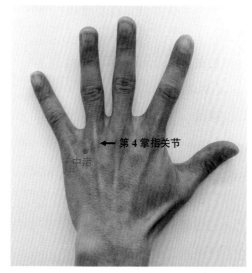

图12-3 中渚

4. 阳池

【别名】

别阳。

【特异性】

原穴。

【定位】

在腕后区，腕背侧远端横纹上，指伸肌腱的尺侧凹陷中。

【点穴要领】

坐位或卧位点穴，伏掌，以腕背侧远端横纹、指伸肌腱为定位标志。当5指屈曲用力时，手背部肌腱明显易见，穴在指伸肌腱的尺侧凹陷中。（图12-4）

【简便取穴法】

无。

【主治】

①手指屈伸不利、疼痛、麻木，腕痛，肘臂痉挛；②耳聋，目赤肿痛，咽喉肿痛，头痛；③消渴。

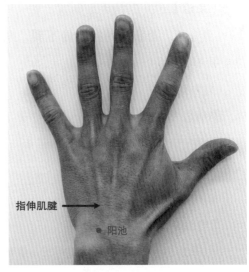

指伸肌腱

阳池

图 12-4　阳池

5. 外关

【别名】

阳维。

【特异性】

络穴；八脉交会穴，通阳维脉。

【定位】

在前臂后区，腕背侧横纹上2寸，尺骨与桡骨间隙中点。

【点穴要领】

坐位或卧位点穴，伏掌，以腕背侧横纹、尺骨和桡骨为定位标志。腕背侧横纹以远端为准。此处2寸以肘横纹至腕背侧横纹的直寸值为量取标准。先将肘横纹至腕背侧横纹之12寸平均分为2段，每段6寸；再将下段6寸平均分为3段，下段2寸与中段2寸交点即为腕背横纹上2寸。尺骨与桡骨下端位置表浅，皮下易于触及，两骨间隙亦容易触及。（图12-5）

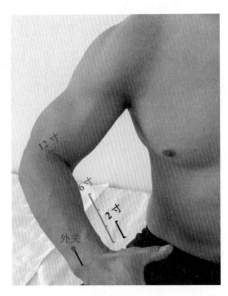

12寸

6寸

2寸

外关

图 12-5　外关

【简便取穴法】

无。

【主治】

①耳鸣,耳聋,聤耳,耳痛,目赤肿痛,目生翳膜,目眩,咽喉肿痛,口噤,口喝,齿痛,面痛;②头痛,颈项及肩部疼痛,胁痛,上肢痹痛;③热病,疟疾,伤风感冒。

6. 支沟

【别名】

飞虎、飞处。

【特异性】

经穴。

【定位】

在前臂后区,腕背侧横纹上3寸,尺骨与桡骨间隙中点。

【点穴要领】

坐位或卧位点穴,伏掌,以腕背侧横纹、尺骨和桡骨为定位标志。此处3寸以肘横纹至腕背侧横纹的直寸值为量取标准。先将肘横纹至腕背侧横纹之12寸平均分为2段,每段6寸;再将下段6寸平均分为2段,上下两段交点即为腕背横纹上3寸。尺骨与桡骨下端位置表浅,皮下易于触及,两骨间隙亦容易触及。(图12-6)

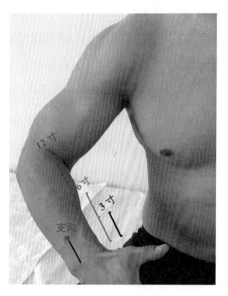

图12-6 支沟

【简便取穴法】

2～5指并拢,小指尺侧缘沿腕背侧横纹水平放置,食指桡侧缘与前臂两骨间凹陷之交点即是本穴。(图12-7)

【主治】

①便秘,热病;②耳鸣,耳聋,咽喉肿痛,暴喑,头痛;②肘臂痛,胁肋痛,落枕,手指

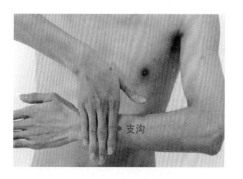

图12-7 支沟简便取穴

震颤。

7. 会宗

【别名】

无。

【特异性】

郄穴。

【定位】

在前臂后区，腕背侧横纹上 3 寸，尺骨的桡侧缘。

【点穴要领】

坐位或卧位点穴，伏掌，以腕背侧横纹、尺骨为定位标志。此处 3 寸以肘横纹至腕背侧横纹的直寸值为量取标准。先将肘横纹至腕背侧横纹之 12 寸平均分为 2 段，每段 6 寸；再将下段 6 寸平均分为 2 段，上下两段交点即为腕背横纹上 3 寸。尺骨为前臂尺侧的长骨，下端位置表浅，皮下易于触及，穴在尺骨的桡侧缘。（图 12-8）

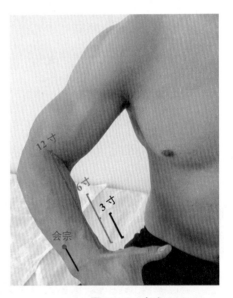

图 12-8　会宗

【简便取穴法】

2～5 指并拢，小指尺侧缘沿远端腕背横纹水平放置，食指桡侧缘与前臂尺骨桡侧缘之交点即是本穴。（图 12-9）

【主治】

①耳聋，耳鸣；②上肢痹痛，胸胁痛，头痛；③癫痫。

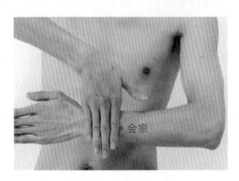

图 12-9　会宗简便取穴

8. 三阳络

【别名】

通间、通门。

【特异性】

无。

【定位】

在前臂后区，腕背侧横纹上 4 寸，尺骨与桡骨间隙中点。

【点穴要领】

坐位或卧位点穴，伏掌，以腕背侧横纹、尺骨或桡骨为定位标志。此处 4 寸以肘横纹至腕背侧横纹的直寸值为量取标准。将肘横纹至腕背侧横纹之 12 寸平均分为 3 段，中段 4 寸与下段 4 寸交点即为腕背横纹上 4 寸。尺骨与桡骨下端位置表浅，皮下易于触及，两骨间隙亦容易触及。

【简便取穴法】

无。

【主治】

①上肢痹痛；②耳聋，暴喑，齿痛。

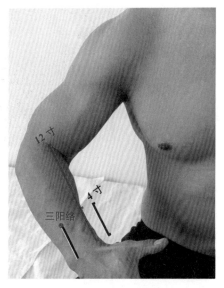

图 12-10　三阳络

9. 四渎

【别名】

无。

【特异性】

无。

【定位】

在前臂后区，肘尖下 5 寸，尺骨与桡骨间隙中点。

【点穴要领】

坐位或卧位点穴，以肘尖、尺骨和桡骨为定位标志。肘尖是位于尺骨上端后面的骨性隆起，为肘关节背面正中的最高骨性突起，于肘关节后方可清楚触及，并随关节的活动而上、下滑动。此处 5 寸以肘横纹至腕背侧横纹的直寸值为量取标准。先将肘尖至腕背侧横纹之 12 寸平均分为 3 段，每段 4 寸；再将中段 4 寸平均分为 2 段，每段 2 寸；接着将上段 2 寸平均分为 2 段，每段 1 寸，上下两段交点即为肘尖下 5 寸。尺骨与桡骨位置表浅，皮下易于触及，两骨间隙亦容易触及。（图 12-11）

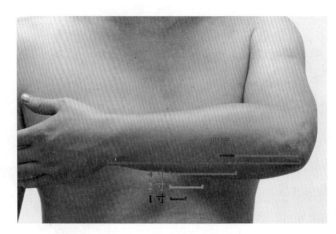

图 12-11 四渎

【简便取穴法】

无。

【主治】

①前臂痛，偏头痛，面痛；②耳聋，暴喑，齿痛，咽喉肿痛。

10. 天井

【别名】

无。

【特异性】

合穴。

【定位】

在肘后区，肘尖上 1 寸凹陷中。

【点穴要领】

坐位或俯卧位、侧卧位点穴，以肘尖为定位标志。肘尖是位于尺骨上端后面的骨性隆起，为肘关节背面正中的最高骨性突起，于肘关节后方可清楚触及，并随关节的活动而上、下滑动。此处 1 寸以肘尖至腋后横纹头的直寸值为量取标准。先将肘尖至腋后横纹头之 9 寸平均分为 3 段，每段 3 寸；再将下段 3 寸平均分为 3 段，中段 1 寸与下段 1 寸交点即为肘尖上 1 寸。（图 12-12）

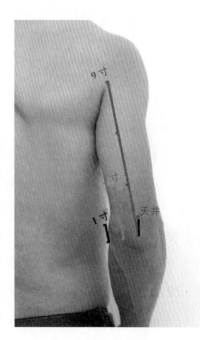

图 12-12 天井

【简便取穴法】

①将拇指指间横纹桡侧头沿肘尖水平放置，尺侧头所对应处即为本穴。

②将中指屈曲，近心端指间横纹头沿肘尖垂直放置，远心端指间横纹头所对应处即为本穴。（图 12-13）

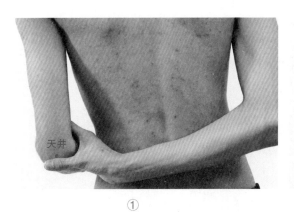
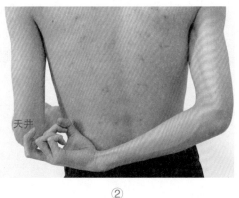

图 12-13　天井简便取穴

【主治】

①肘臂痛，偏头痛；②瘰疬，瘿气；③癫狂，癫痫，善惊，瘼疭；④耳鸣，耳聋。

11. 清冷渊

【别名】

清冷泉、清昊、清灵、清冷渊。

【特异性】

无。

【定位】

在臂后区，肘尖与肩峰角连线上，肘尖上 2 寸。

【点穴要领】

坐位、俯卧位或侧卧位点穴，以肘尖、肩峰角为定位标志。肘尖是位于尺骨上端后面的骨性隆起，是肘关节背面正中的最高骨性突起，于肘关节后方可清楚触及，并随关节的活动而上、下滑动。顺着肩胛冈向外上方循摸，在肩头触及的扁平骨性突起为肩峰，肩峰向后方所形成的转角即为肩峰角，穴在肘尖与肩

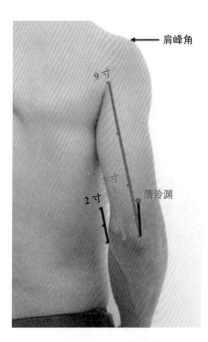

图 12-14　消冷渊

峰角连线上。此处 2 寸以肘尖至腋后横纹头的直寸值为量取标准。先将肘尖至腋后横纹头之 9 寸平均分为 3 段，每段 3 寸；再将下段 3 寸平均分为 3 段，上段 1 寸与中段 1 寸交点即为肘尖上 2 寸。（图 12-14）

【简便取穴法】

无。

【主治】

①肩臂疼痛，项背强痛，头痛；②胁痛，目痛，黄疸。

12. 消泺

【别名】

无。

【特异性】

无。

【定位】

在臂后区，肘尖与肩峰角连线上，肘尖上 5 寸。

【点穴要领】

坐位、俯卧位或侧卧位点穴，以肘尖、肩峰角为定位标志。肘尖是位于尺骨上端后面的骨性隆起，是肘关节背面正中的最高骨性突起，于肘关节后方可清楚触及，并随关节的活动而上、下滑动。顺着肩胛冈向外上方循摸，在肩头触及的扁平骨性突起为肩峰，肩峰向后方所形成的转角即为肩峰角，穴在肘尖与肩峰角连线上。此处 5 寸以肘尖至腋后横纹头的直寸值为量取标准。先将肘尖至腋后横纹头之 9 寸平均分为 3 段，每段 3 寸；再将中段 3 寸平均分为 3 段，上段 1 寸与中段 1 寸交点即为肘尖上 5 寸。（图 12-15）

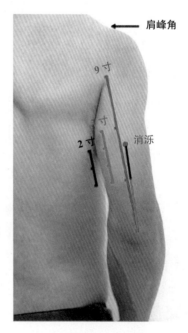

图 12-15　消泺

【简便取穴法】

无。

【主治】

①上肢痹痛；②头痛，颈项强痛，齿痛。

13. 臑会

【别名】

膈窌、臑髎、臑交。

【特异性】

无。

【定位】

在臂后侧，在尺骨鹰嘴尖与肩峰角连线上，与三角肌后缘相交处。

【点穴要领】

坐位、俯卧位或侧卧位点穴，以肩峰角、三角肌为定位标志。顺着肩胛冈向外上方循摸，在肩头触及的扁平骨性突起为肩峰，肩峰向后方所形成的转角即为肩峰角。三角肌为覆盖肩关节的三角形肌肉，肩关节外展时，使上臂抗阻力外展，可看清并触及三角肌的全部轮廓，前后缘尤为明显。此处3寸以肘尖至腋后横纹头的直寸值为量取标准。先将肘尖至腋后横纹头之9寸平均分为3段，每段3寸；再将此3寸经肩峰角沿三角肌后缘垂直平移，终点即为本穴位置。（图12-16）

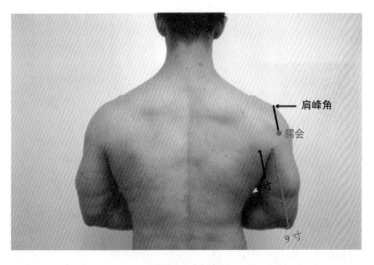

图12-16　臑会

【简便取穴法】

2～5指并拢，将食指桡侧缘沿肩峰角水平放置，小指尺侧缘与三角肌后缘相交处

即为本穴位置。(图 12-17)

【主治】

①上肢痹痛，项背强痛，头痛；②瘿气，瘰疬。

14. 肩髎

【别名】

无。

【特异性】

无。

【定位】

在三角肌区，肩峰角与肱骨大结节两骨间凹陷中。

图 12-17 臑会简便取穴

【点穴要领】

坐位、俯卧位或侧卧位点穴，上肢平举，以肩峰角、肱骨大结节为定位标志。顺着肩胛冈向外上方循摸，在肩头触及的扁平骨性突起为肩峰，肩峰向后方所形成的转角即为肩峰角。肱骨大结节突出于肩峰外下方，为肩部外侧明显的骨性标志；当一手拇指按在肩峰下肱骨上端的最外侧，另一手握上臂使其旋转，此时拇指下可触及肱骨大结节在三角肌下隆起和滚动。穴在肩峰角与肱骨大结节之间的凹陷中，此凹陷在上肢平举时明显可见。(图 12-18)

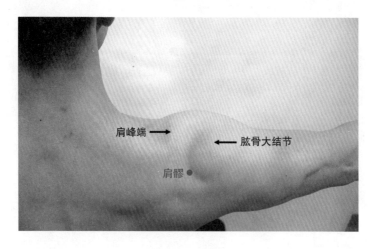

图 12-18 肩髎

【简便取穴法】

无。

【主治】

①肩臂挛痛，不遂；②风疹。

15. 天髎

【别名】

无。

【特异性】

手少阳三焦经、阳维脉交会穴。

【定位】

在肩胛区，肩胛骨上角骨际凹陷中。

【点穴要领】

坐位、俯卧位或侧卧位点穴，以肩胛骨上角为定位标志。肩胛骨内侧缘位于肩胛骨的最内侧，与脊柱平行，内侧缘上端为肩胛骨上角，又称内侧角，当身体直立，两臂自然下垂时，可观察出肩胛骨上角等结构。穴在肩胛骨上角骨际边的凹陷中。（图 12-19）

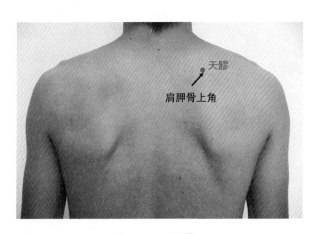

图 12-19　天髎

【简便取穴法】

无。

【主治】

肩臂痹痛，颈项强痛。

16. 天牖

【别名】

无。

【特异性】

无。

【定位】

在颈部，横平下颌角，胸锁乳突肌的后缘凹陷中。

【点穴要领】

坐位或卧位点穴，以下颌角、胸锁乳突肌为定位标志。下颌角是面部下段两侧的角状骨性结构，为下颌骨升支部后缘与下颌骨下缘的相交处。胸锁乳突肌位于颈部两侧皮下，是颈部诸多肌肉中最大最粗的一条，当头向一侧转动时，对侧胸锁乳突肌即明显隆起。穴在与下颌角水平相交的胸锁乳突肌后缘。（图 12-20）

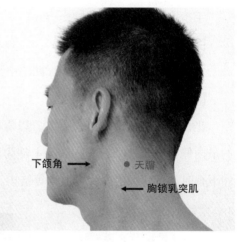

图 12-20 天牖

【简便取穴法】

无。

【主治】

①头痛，项强，面肿，目痛，耳鸣，耳聋，喉痹；②瘰疬。

17. 翳风

【别名】

耳后陷者中。

【特异性】

手少阳三焦经、足少阳胆经交会穴。

【定位】

在颈部，乳突下端前方凹陷中。

【点穴要领】

坐位或侧卧位点穴，以乳突为定位标志。乳突为位于耳垂后方的圆丘状骨性隆起，

易于看清或触及。穴在乳突下端前方凹陷中。（图 12-21）

【简便取穴法】

将耳垂向后捺，耳垂的边缘与乳突相交处即是本穴。（图 12-22）

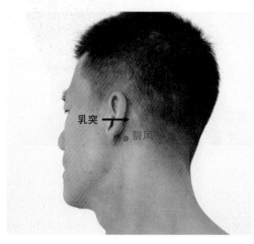

图 12-21　翳风　　　　　　　　图 12-22　翳风简便取

【主治】

①耳鸣，耳聋，聤耳；②眼睑𥆧动，口㖞，牙关紧闭，齿痛；③瘰疬，颊肿。

18. 瘈脉

【别名】

资脉、索脉、体脉。

【特异性】

无。

【定位】

在侧头部，乳突中央，耳尖正对发际处与乳突前下方凹陷处沿耳郭弧形连线的上 2/3 与下 1/3 的交点。

【点穴要领】

坐位或卧位点穴，以耳尖正对发际处与乳突前下方凹陷为定位标志。将耳郭对折，高点即为耳尖，耳尖正对的发际处为沿耳郭弧形连线的起点。乳突为位于耳垂后方的圆丘状骨性隆起，易于看清或触及，乳突前下方凹陷处为沿耳郭弧形连线的终点。自耳尖正对发际处到乳突前下方凹陷处沿耳郭弧形做一弧形连线，将此连线平均分成 3 段，穴在此弧形连线的上 2/3 与下 1/3 的交点。（图 12-23）

【简便取穴法】

无。

【主治】

①耳鸣，耳聋；②头痛；③小儿惊风，癫痫。

19. 颅息

【别名】

颅囟。

【特异性】

无。

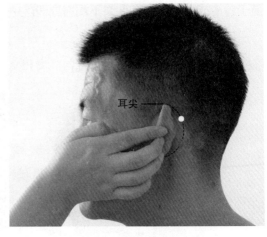

图 12-23 瘈脉

【定位】

在侧头部，耳尖正对发际处与乳突前下方凹陷处沿耳郭弧形连线的上 1/3 与下 2/3 的交点。

【点穴要领】

坐位或卧位点穴，以耳尖正对发际处与乳突前下方凹陷为定位标志。将耳郭对折，高点即为耳尖，耳尖正对的发际处为沿耳郭弧形连线的起点。乳突为位于耳垂后方的圆丘状骨性隆起，易于看清或触及，乳突前下方凹陷处为沿耳郭弧形连线的终点。自耳尖正对发际处到乳突前下方凹陷处沿耳郭弧形做一弧形连线，将此连线平均分成 3 段，穴在此弧形连线的上 1/3 与下 2/3 的交点。（图 12-24）

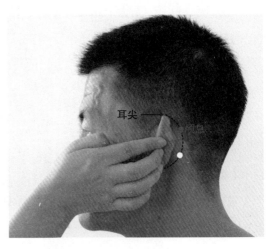

图 12-24 颅息

【简便取穴法】

无。

【主治】

①耳鸣，耳聋；②头痛；③小儿惊痫。

20. 角孙

【别名】

无。

【特异性】

手少阳三焦经、足少阳胆经、手阳明大肠经交会穴。

【定位】

在侧头部，耳尖正对发际处。

【点穴要领】

坐位或卧位点穴，以耳尖、发际为定位标志。将耳郭对折，高点即为耳尖，穴在耳尖正对入发际处。（图 12-25）

【简便取穴法】

无。

【主治】

①耳部肿痛，耳聋，痄腮，齿痛，颊肿，目赤肿痛，视物不明，目翳；②偏头痛，项强。

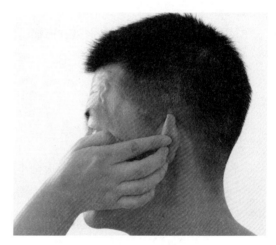

图 12-25 角孙

21. 耳门

【别名】

无。

【特异性】

无。

【定位】

在耳区，耳屏上切迹与下颌骨髁突之间的凹陷中。

【点穴要领】

正坐或仰卧位点穴，以耳屏上切迹和下颌骨髁突之间的凹陷为定位标志。耳屏是外耳门前面的软骨突起，耳屏上切迹是耳屏与

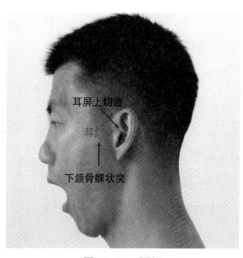

图 12-26 耳门

耳轮之间的凹陷。下颌骨下颌支末端分叉形成前方的冠突和后方的髁突。下颌骨髁突又名下颌头，张口时髁突向前下方滑行，在原位形成可明显触及的凹陷，闭口时恢复原状，触及不到凹陷，故点本穴时须张口，穴在张口时下颌骨髁突滑行形成的凹陷中。（图12-26）

【简便取穴法】

无。

【主治】

①耳鸣，耳聋，聤耳；②面痛，齿痛，牙关拘急，口㖞。

22. 耳和髎

【别名】

无。

【特异性】

手少阳三焦经、足少阳胆经、手太阳小肠经交会穴。

【定位】

在面部，鬓发后缘，上耳根的前方。

【点穴要领】

正坐或仰卧位点穴，以鬓发后缘、上耳根为定位标志。鬓发是耳前倒三角形的头发。上耳根为耳郭与头部相连的最上处。穴在平上耳根的鬓发后缘。（图12-27）

【简便取穴法】

无。

【主治】

①耳鸣；②头痛，颌痛，齿痛，牙关拘急，口㖞。

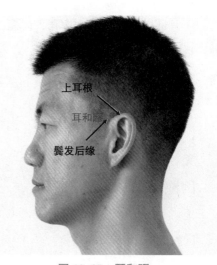

图12-27 耳和髎

23. 丝竹空

【别名】

巨髎、目髎、巨窌。

【特异性】

无。

【定位】

在面部，眉梢凹陷中。

【点穴要领】

正坐或仰卧位点穴，以眉梢为定位标志。眉毛的末端为梢，穴在眉梢凹陷中。（图12-28）

【简便取穴法】

无。

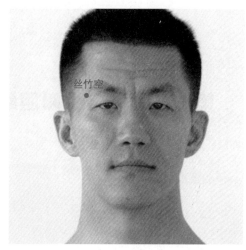

图 12-28 丝竹空

【主治】

①头痛，眩晕，癫痫，牙关拘急，口喎，面痛，齿痛；②目赤肿痛，眼睑瞤动，视物不清。

附：手少阳三焦经经穴分寸歌（23穴）

少阳三焦二三穴，关冲首末丝竹空。

关冲环指甲角外，液门小环指陷中。

中渚四五掌骨间，阳池腕纹肌腱逢。

外关腕纹上二寸，腕上三寸支沟容。

会宗沟外亦三寸，三阳络腕四寸攻。

四渎肘尖下五寸，天井肘尖一寸封。

尖上二寸清泠渊，消泺肘尖五寸冲。

臑会肩下三寸量，肩髎肩角肱结踪。

天髎肩胛上角取，天牖平颌胸锁丛。

翳风乳突前下方，瘛脉颅息耳后弓。

三分两点下上明，角孙耳尖发际融。

耳门张口屏上窝，和髎鬓后耳上通。

丝竹空陷眉梢头，三焦经穴要记丰。

第十三章　足少阳胆经

一、足少阳胆经循行

《灵枢·经脉》：胆足少阳之脉，起于目锐眦，上抵头角，下耳后，循颈，行手少阳之前，至肩上，却交出手少阳之后，入缺盆。

其支者，从耳后入耳中，出走耳前，至目锐眦后。

其支者，别锐眦，下大迎，合于手少阳，抵于𬵼，下加颊车，下颈，合缺盆，以下胸中，贯膈，络肝，属胆，循胁里，出气街，绕毛际，横入髀厌中。

其直者，从缺盆下腋，循胸，过季胁，下合髀厌中。以下循髀阳，出膝外廉，下外辅骨之前，直下抵绝骨之端，下出外踝之前，循足跗上，入小指次指之间。

其支者，别跗上，入大指之间，循大指歧骨内，出其端；还贯爪甲，出三毛。

二、足少阳胆经腧穴

足少阳胆经从头走足，两侧对称，一侧有44穴，首穴瞳子髎，末穴足窍阴。面部4穴，瞳子髎、听会、上关和阳白，各穴分别以目外眦、耳屏间切迹、下颌骨髁突、颧弓或瞳孔为定位标志。头部15穴，颔厌、悬颅、悬厘、曲鬓、率谷、天冲、浮白、头窍阴、完骨、本神、头临泣、目窗、正营、承灵和脑空，各穴分别以额角至耳前鬓角发际后缘与耳尖水平线交点处的弧形连线、耳尖、耳根后缘、乳突、耳根后缘入发际2寸处与耳后乳突后下方凹陷的弧形连线、前发际、头正中线、眉、瞳孔或枕外隆凸上缘为定位标志。颈后区1穴风池，以胸锁乳突肌上端与斜方肌上端为定位标志。肩胛区1穴肩井，以第7颈椎棘突与肩峰端为定位标志。胸部3穴，渊腋、辄筋和日月，分别以第4肋间隙、腋中线、第7肋间隙或前正中线为定位标志。腹部4穴，京门、带脉、五枢和维道，分别以第12肋骨游离端、第11肋骨游离端、脐或髂前上棘内侧为定位标志。臀部 2 穴，居髎和环跳，分别以髂前上棘、股骨大转子或骶管裂孔为定位标志。下肢 14 穴，其中股部 3 穴，风市、中渎和膝阳关，分别以髌底、腘横纹、髂胫束、股骨外上髁或股二头肌腱为定位标志；小腿外侧 6 穴，阳陵泉、阳交、外丘、光明、阳辅和悬钟，各穴分别以腓骨小头、外踝尖或腓骨为定位标志；足部 5 穴，丘墟、足临泣、地五会、侠溪和足窍阴，各穴分别以外踝，趾长伸肌腱，第 4、5 跖骨底结合部，第 5 趾长伸肌腱，第 4 跖趾关节，第 4、5 趾间趾蹼缘后方赤白肉际处或第 4 趾趾甲外侧根角为定位标志。

1. 瞳子髎

【别名】

目外眦、目瞳子、后曲、太阳、前关、前间、鱼尾。

【特异性】

足少阳胆经、手少阳三焦经与手太阳小肠经的交会穴。

【定位】

在面部，目外眦外侧 0.5 寸凹陷中。

【点穴要领】

坐位、侧卧位或仰卧位点穴，以目外眦为定位标志。目外眦指外眼角，上下眼弦颞侧的联合处；以指腹自目外眦向后循摸，可清晰摸到骨边的凹陷，穴在此凹陷中。（图 13-1）

【简便取穴法】

无。

【主治】

①头痛；②目赤肿痛、羞明流泪、内障、目翳等目疾。

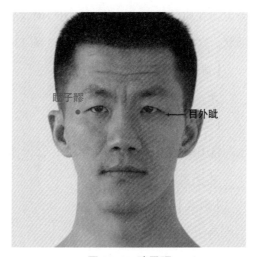

图 13-1　瞳子髎

2. 听会

【别名】

耳门、听呵、后关、听河、机关。

【特异性】

无。

【定位】

在面部，耳屏间切迹与下颌骨髁状突之间的凹陷中。

【点穴要领】

坐位、侧卧位或仰卧位点穴，张口，以耳屏间切迹与下颌骨髁突为定位标志。耳屏是耳郭前面的瓣状突起，又称耳珠。耳屏后方对耳轮下部有一突起，称为对耳屏。耳屏与对耳屏之间的凹陷，称为屏间切迹。下颌骨下颌支末端分叉形成前方的冠突、后方的髁突。下颌骨髁突又名下颌头，是下颌骨的关节突，以食指指腹按压在耳屏前方，做张口闭口动作时，手指能感触到下颌头滑向前下方，在原位置形成一凹陷，闭口时又恢复原状。穴在张口时形成的凹陷中。（图13-2）

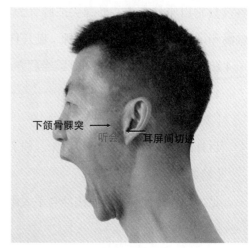

图13-2 听会

【简便取穴法】

无。

【主治】

①耳鸣、耳聋、聤耳等耳疾；②齿痛、面痛、口眼㖞斜等面口病证。

3. 上关

【别名】

客主人、客主、容主。

【特异性】

足少阳胆经、手少阳三焦经与足阳明胃经的交会穴。

【定位】

在面部，颧弓上缘中央凹陷中。

【点穴要领】

坐位、侧卧位或仰卧位点穴，以颧弓为定位标志。颧弓位于面中部外侧，眼眶的外

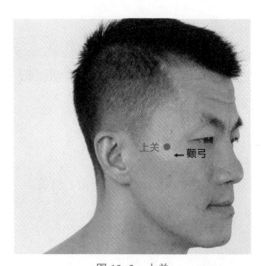

图13-3 上关

下方，自外耳门前方水平向前延伸的弓状骨性突起，上缘较锐利，易于触及。穴在颧弓上缘中央凹陷中。（图 13-3）

【简便取穴法】

无。

【主治】

①耳鸣、耳聋、聤耳等耳疾；②齿痛、面痛、口眼㖞斜、口噤等面口病证；③癫狂痫。

4. 颔厌

【别名】

无。

【特异性】

足少阳胆经、手少阳三焦经与足阳明胃经的交会穴。

【定位】

在头部，额角发际直上 0.5 寸与耳前鬓角发际后缘平耳尖处的弧形连线上 1/4 与下 3/4 交点处。

【点穴要领】

坐位、侧卧位或仰卧位点穴，以额角发际直上 0.5 寸与耳前鬓角发际后缘平耳尖处的弧形连线为定位标志。额角发际直上 0.5 寸以两眉中点到前发际的直寸值为量取标准。先将两眉中点至前发际的 3 寸平均分为 3 段，每段 1 寸；再将此 1 寸平均分为 2 段，每段 0.5 寸；接着将此 0.5 寸沿额角发际垂直平移，终点即为额角发际直上 0.5 寸处。将额角发际直上 0.5 寸处与耳前鬓角发际后缘平耳尖处连线，此连线的弧度与鬓角发际弧度一致，再将此弧线平均分为 4 段。本穴位于该弧线的上 1/4 与下 3/4 的交点处。（图 13-4）

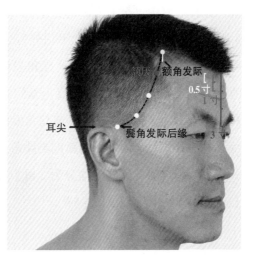

图 13-4 颔厌

【简便取穴法】

无。

【主治】

①偏头痛，眩晕；②惊痫；③耳鸣、目外眦痛、齿痛等五官病证。

5. 悬颅

【别名】

耳前角下、髓空、髓孔、髓中。

【特异性】

无。

【定位】

在头部，额角发际直上 0.5 寸与耳前鬓角发际后缘平耳尖处的弧形连线之中点。

【点穴要领】

坐位、侧卧位或仰卧位点穴，以额角发际直上 0.5 寸与耳前鬓角发际后缘平耳尖处的弧形连线为定位标志。额角发际直上 0.5 寸以两眉中点到前发际的直寸值为量取标准。先将两眉中点至前发际的 3 寸平均分为 3 段，每段 1 寸；再将此 1 寸平均分为 2 段，每段 0.5 寸；接着将此 0.5 寸沿额角发际垂直平移，终点即为额角发际直上 0.5 寸处。将额角发际直上 0.5 寸处与耳前鬓角发际后缘平耳尖处连线，此连线的弧度与鬓角发际弧度一致，再将此弧线平均分为 2 段。本穴位于该弧线的中点。（图 13-5）

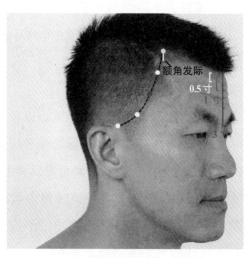

图 13-5　悬颅

【简便取穴法】

无。

【主治】

①偏头痛；②目赤肿痛，齿痛；③衄衊。

6. 悬厘

【别名】

无。

【特异性】

足少阳胆经、手少阳三焦经与足阳明胃经的交会穴。

【定位】

在头部，额角发际直上 0.5 寸与耳前鬓角发际后缘平耳尖处的弧形连线上 3/4 与下 1/4 交点处。

【点穴要领】

坐位、侧卧位或仰卧位点穴，以额角发际直上 0.5 寸与耳前鬓角发际后缘平耳尖处的弧形连线为定位标志。额角发际直上 0.5 寸以两眉中点到前发际的直寸值为量取标准。先将两眉中点至前发际的 3 寸平均分为 3 段，每段 1 寸；再将此 1 寸平均分为 2 段，每段 0.5 寸；接着将此 0.5 寸沿额角发际垂直平移，终点即为额角发际直上 0.5 寸处。将额角发际直上 0.5 寸处与耳前鬓角发际后缘平耳尖处连线，此连线的弧度与鬓角发际弧度一致，再将此弧线平均分为 4 段。本穴位于该弧线的上 3/4 与下 1/4 的交点处。（图 13–6）

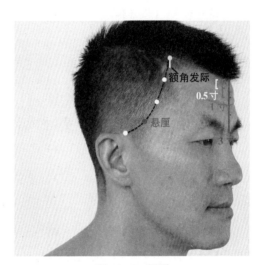

图 13–6　悬厘

【简便取穴法】

无。

【主治】

①偏头痛；②目赤肿痛；③耳鸣。

7. 曲鬓

【别名】

曲发。

【特异性】

足少阳胆经与足太阳膀胱经的交会穴。

【定位】

在头部，耳前鬓角发际后缘平耳尖水平线的交点处。

【点穴要领】

坐位、侧卧位或仰卧位点穴，以耳前鬓角发际后缘与耳尖水平线为定位标志。从耳尖水平向前引直线，与耳前鬓角发际后缘相交处即为本穴。(图13-7)

【简便取穴法】

无。

【主治】

头痛连齿、颊颌肿、口噤等头面病证。

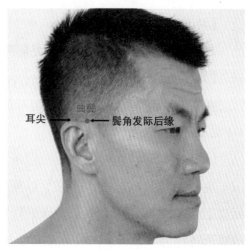

图13-7 曲鬓

8. 率谷

【别名】

率骨、蟀谷、耳尖。

【特异性】

足少阳胆经与足太阳膀胱经的交会穴。

【定位】

在头部，耳尖直上入发际1.5寸。

【点穴要领】

坐位、侧卧位或仰卧位点穴，以耳尖为定位标志。此处1.5寸以两眉中点到前发际的直寸值为量取标准。先将两眉中点至前发际之3寸平均分为2段，每段1.5寸，再将此1.5寸经耳尖自发际向上垂直平移，终点即为本穴。(图13-8)

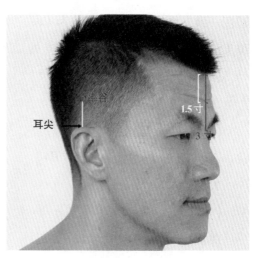

图13-8 率谷

【简便取穴法】

无。

【主治】

①偏头痛，眩晕；②小儿急、慢惊风。

9. 天冲

【别名】

天衢。

【特异性】

足少阳胆经与足太阳膀胱经的交会穴。

【定位】

在头部，耳根后缘直上，入发际 2 寸。

【点穴要领】

坐位、侧卧位或仰卧位点穴，以耳根后缘为定位标志。耳根后缘为耳郭背面与头部相连的部分。此处 2 寸以两眉中点到前发际的直寸值为量取标准。先将两眉中点至前发际之 3 寸平均分为 3 段，每段 1 寸，再将上2 段之 2 寸经耳根后缘自发际向上垂直平移，终点即为本穴。（图 13-9）

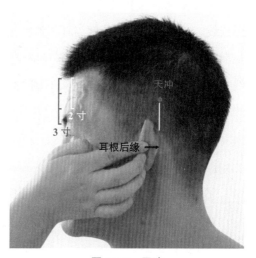

图 13-9　天冲

【简便取穴法】

无。

【主治】

①偏头痛；②癫痫；③齿龈肿痛。

10. 浮白

【别名】

无。

【特异性】

足少阳胆经与足太阳膀胱经的交会穴。

【定位】

在头部，耳后乳突的后上方，耳根后缘直上入发际 2 寸处与乳突后下方凹陷的弧形连线上 1/3 与下 2/3 的交点处。

【点穴要领】

坐位、侧卧位或仰卧位点穴，以乳突与耳根后缘为定位标志。耳根后缘为耳郭背面与头部相连的部分。此处 2 寸以两眉中点到前发际的直寸值为量取标准。先将两眉中点至前发际之 3 寸平均分为 3 段，每段 1 寸，再将上 2 段之 2 寸经耳根后缘自发际向上垂直平移，终点即为耳根后缘直上入发际 2 寸处。接着将此点与乳突后下方的凹陷连成弧形连线，此弧形连线的弧度与耳郭弧度相应。最后将此弧线平均分为 3 段。本穴位于该弧线的上 1/3 与下 2/3 的交点处。（图 13-10）

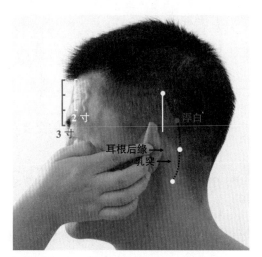

图 13-10　浮白

【简便取穴法】

无。

【主治】

①头痛、耳鸣、耳聋、齿痛等头面病证；②瘿气。

11. 头窍阴

【别名】

枕骨、首窍阴、窍阴。

【特异性】

足少阳胆经与足太阳膀胱经的交会穴。

【定位】

在头部，耳后乳突的后上方，耳根后缘直上入发际 2 寸处与乳突后下方凹陷的弧形连线上 2/3 与下 1/3 交点处。

【点穴要领】

坐位、侧卧位或仰卧位点穴，以乳突与耳根后缘为定位标志。耳根后缘为耳郭背面与头部相连的部分。此处 2 寸以两眉中点到前发际的直寸值为量取标准。先将两眉中点至前发际之 3 寸平均分为 3 段，每段 1 寸，再将上 2 段之 2 寸经耳根后缘自发际向上垂直平移，终点即为耳根后缘直上入发际 2 寸处。接着将此点与乳突后下方的凹陷连成弧形连线，此弧形连线的弧度与耳郭弧度相应。最后将此弧线平均分为 3 段。本穴位于该弧线的上 2/3 与下 1/3 的交点处。（图 13-11）

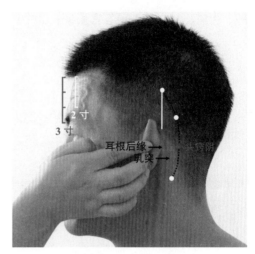

图 13-11 头窍阴

【简便取穴法】

无。

【主治】

①头痛，眩晕；②耳鸣，耳聋。

12. 完骨

【别名】

无。

【特异性】

足少阳胆经与足太阳膀胱经的交会穴。

【定位】

在头部，耳后乳突的后下方凹陷中。

【点穴要领】

坐位、侧卧位或仰卧位点穴，以耳后乳突为定位标志。乳突为耳后圆丘状骨性隆起，是颞骨乳突的一部分。以手指指腹沿乳突下方向后循摸，可轻易触到后方的凹陷。（图 13-12）

【简便取穴法】

无。

【主治】

①癫痫；②头痛、颈项强痛、喉痹、颊

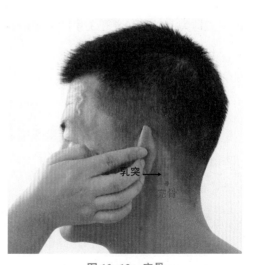

图 13-12 完骨

肿、齿痛、口㖞等头项五官病证；③中风。

13. 本神

【别名】

无。

【特异性】

足少阳胆经与阳维脉的交会穴。

【定位】

在头部，前发际上0.5寸，头正中线旁开3寸。

【点穴要领】

坐位或仰卧位点穴，以前发际和前正中线为定位标志。此处前发际上0.5寸以两眉中点到前发际的直寸值为量取标准。先将两眉中点到前发际之3寸平均分为2段，每段1.5寸；再将上段1.5寸平均分为3段，每段0.5寸；接着将此0.5寸经前发际沿正中线旁开3寸处垂直向上平移，即为前发际直上0.5寸。此处头正中线旁开3寸以两额角之间的横寸值为量取标准。先将前正中线至额角之4.5寸平均分为3段，每段1.5寸，中段与外段交点即为头正中线旁开3寸处。（图13-13）

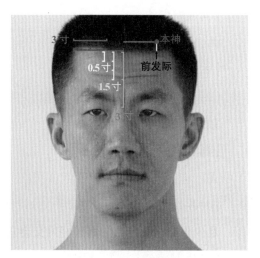

图13-13 本神

【简便取穴法】

无。

【主治】

①癫痫，小儿惊风，中风；②头痛，目眩；③不寐。

14. 阳白

【别名】

无。

【特异性】

足少阳胆经与阳维脉的交会穴。

【定位】

在额部，眉上 1 寸，瞳孔直上。

【点穴要领】

坐位或仰卧位点穴，保持两目正视，使瞳孔的位置居于眼睛正中间，以眉和瞳孔为定位标志。此处 1 寸以两眉中点到前发际的直寸值为量取标准。先将两眉中点至前发际之 3 寸平均分为 3 段，每段 1 寸；再将此 1 寸自眉上缘经瞳孔垂直向上平移，即为本穴。（图 13-14）

【简便取穴法】

正坐，平视前方，将拇指指间横纹桡侧头经瞳孔沿眉上垂直放置，尺侧横纹头对应处即为本穴。（图 13-15）

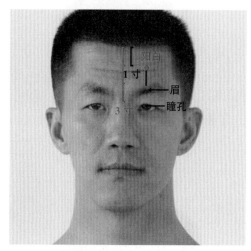

图 13-14　阳白

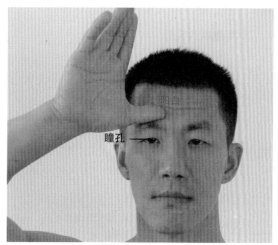

图 13-15　阳白简便取穴

【主治】

①前头痛；②眼睑下垂，口眼㖞斜；③目赤肿痛、视物模糊、眼睑瞤动等目疾。

15. 头临泣

【别名】

临泣、目临泣。

【特异性】

足少阳胆经、足太阳膀胱经与阳维脉的交会穴。

【定位】

在头部，前发际上 0.5 寸，瞳孔直上。

【点穴要领】

坐位或仰卧位点穴，保持两目正视，使瞳孔的位置居于眼睛正中间，以前发际和瞳孔为定位标志。此处前发际上 0.5 寸以两眉中点到前发际的直寸值为量取标准。先将两眉中点到前发际之 3 寸平均分为 2 段，每段 1.5 寸；再将上段 1.5 寸平均分为 3 段，每段 0.5 寸；接着将此 0.5 寸经瞳孔自前发际垂直向上平移，终点即为本穴。（图 13-16）

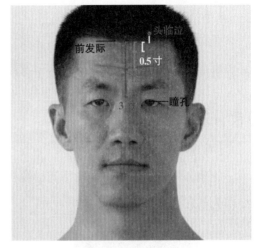

图 13-16　头临泣

【简便取穴法】

无。

【主治】

①头痛；②目痛、目眩、流泪、目翳等目疾；③鼻塞，鼻渊；④小儿惊痫。

16. 目窗

【别名】

至营、至宫、至荣。

【特异性】

足少阳胆经与阳维脉的交会穴。

【定位】

在头部，前发际上 1.5 寸，瞳孔直上。

【点穴要领】

坐位或仰卧位点穴，保持两目正视，使瞳孔的位置居于眼睛正中间，以前发际和瞳孔为定位标志。此处前发际上 1.5 寸以两眉中点到前发际的直寸值为量取标准。先将两眉中点到前发际之 3 寸平均分为 2 段，每段 1.5 寸；

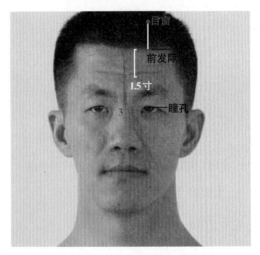

图 13-17　目窗

再将此 1.5 寸经瞳孔自前发际垂直向上平移，终点即为本穴。（图 13-17）

【简便取穴法】

无。

【主治】

①头痛；②目痛、目眩、远视、近视等目疾；③小儿惊痫。

17. 正营

【别名】

无。

【特异性】

足少阳胆经与阳维脉的交会穴。

【定位】

在头部，前发际上 2.5 寸，瞳孔直上。

【点穴要领】

坐位或仰卧位点穴，保持两目正视，使瞳孔的位置居于眼睛正中间，以前发际和瞳孔为定位标志。此处前发际上 2.5 寸以两眉中点到前发际的直寸值为量取标准。先将两眉中点到前发际之 3 寸平均分为 2 段，每段1.5 寸；再将上段 1.5 寸平均分为 3 段，每段 0.5 寸，上段 0.5 寸与中段 0.5 寸交点即为2.5 寸，将此 2.5 寸经瞳孔自前发际垂直向上平移，终点即为本穴。（图 13-18 ）

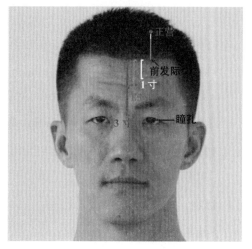

图 13-18 正营

【简便取穴法】

无。

【主治】

①头痛、头晕、目眩等头目病证；②齿痛。

18. 承灵

【别名】

无。

【特异性】

足少阳胆经与阳维脉的交会穴。

【定位】

在头部，前发际上4寸，瞳孔直上。

【点穴要领】

坐位或仰卧位点穴，保持两目正视，使瞳孔的位置居于眼睛正中间，以前发际和瞳孔为定位标志。此处前发际上4寸以两眉中点到前发际的直寸值为量取标准。先将两眉中点到前发际之3寸经瞳孔自前发际垂直向上平移2次；再将第2次平移的3寸平均分为3段，每段1寸，前段1寸与中段1寸交点即为前发际上4寸。（图13-19）

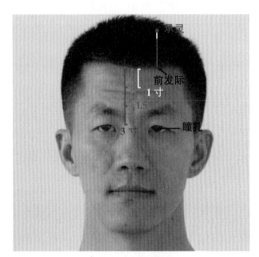

图13-19 承灵

【简便取穴法】

无。

【主治】

①头痛，眩晕；②目痛；③鼻渊、鼻衄、鼻窒、多涕等鼻疾。

19. 脑空

【别名】

颞颥。

【特异性】

足少阳胆经与阳维脉的交会穴。

【定位】

在头部，横平枕外隆凸的上缘，胸锁乳突肌上端与斜方肌上端之间的凹陷直上。

【点穴要领】

坐位或俯卧位点穴，以枕外隆凸上缘、胸锁乳突肌上端与斜方肌上端之间的凹陷为定位标志。枕外隆凸是枕部中央最突出的骨

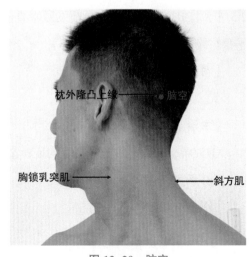

图13-20 脑空

性隆起，位于头颈交界处，易于触及。胸锁乳突肌位于颈部两侧皮下，是颈部众多肌肉中最大、最粗的一条，从耳后乳突斜向前下附着于颈根部的胸骨与锁骨端。当头转向对侧时，可明显看到胸锁乳突肌止于乳突，胸锁乳突肌上端位于乳突外侧面。斜方肌是位于项部和背上部最浅层的肌肉，当对抗阻力使头部向一侧倾斜并提肩时，颈部斜方肌上部可清楚显现。自胸锁乳突肌上端与斜方肌上端之间的凹陷向上循摸，到达枕外隆凸上缘即为本穴。（图 13-20）

【简便取穴法】

无。

【主治】

①热病；②头痛，颈项强痛；③目眩、目赤肿痛、鼻痛、耳聋等五官病证；④惊悸，癫痫。

20. 风池

【别名】

热府。

【特异性】

足少阳胆经与阳维脉的交会穴。

【定位】

在颈后区，枕骨之下，胸锁乳突肌上端与斜方肌上端之间的凹陷中。

【点穴要领】

坐位或俯卧位点穴，以枕骨、胸锁乳突肌上端和斜方肌上端为定位标志。枕骨位于头后部下方。胸锁乳突肌位于颈部两侧皮下，是颈部众多肌肉中最大、最粗的一条，从耳后乳突斜向前下附着于颈根部的胸骨与锁骨端，胸锁乳突肌上端位于乳突外侧面。斜方肌是位于项部和背上部最浅层的肌肉，当对抗阻力使头部向一侧倾斜并提肩时，颈部斜方肌上部可清楚显现。穴在两肌肉上端之间的凹陷中。（图 13-21）

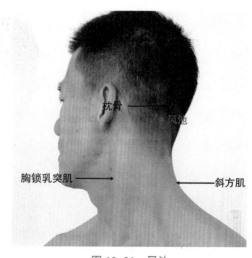

图 13-21　风池

【简便取穴法】

无。

【主治】

①中风、癫痫、头痛、眩晕、耳鸣、耳聋等内风所致的病证；②感冒、鼻塞、衄血、目赤肿痛、口眼㖞斜等外风所致的病证；③颈项强痛。

21. 肩井

【别名】

膊井、髆井、肩解。

【特异性】

足少阳胆经、手少阳三焦经、足阳明胃经与阳维脉的交会穴。

【定位】

在肩胛区，第7颈椎棘突下与肩峰最外侧点连线的中点。

【点穴要领】

坐位或俯卧位点穴，以第7颈椎棘突、肩峰最外侧点为定位标志。第7颈椎位于颈椎与胸椎的交界处，低头位时明显隆起，一般情况下，低头位时颈胸交界处出现1个突起的高骨即为第7颈椎，有时会出现2个或3个几乎等高的突起，难以辨识，此时以椎体的活动来识别，当颈部转动时，第7颈椎棘突可随之活动，第1胸椎则不动。肩胛冈的外侧端，向前外伸展的扁平突起称为肩峰，沿肩胛冈向外上方循摸，可触及的扁平骨性突起为肩峰，位于三角肌中部的直上方。穴在第7颈椎棘突下与肩峰外侧端连线的中点。（图13-22）

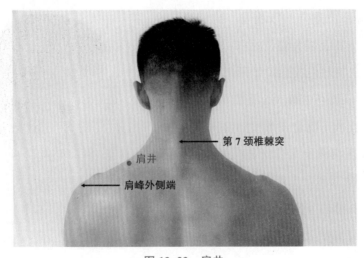

图13-22　肩井

【简便取穴法】

无。

【主治】

①颈项强痛，肩背疼痛，上肢不遂；②滞产、乳痈、乳汁不下、乳癖等妇产科及乳房疾患；③瘰疬。

22. 渊腋

【别名】

泉腋、泉液。

【特异性】

无。

【定位】

在胸外侧区，第4肋间隙，在腋中线上。

【点穴要领】

坐位或侧卧位点穴，以第4肋间隙、腋中线为定位标志。第4肋间隙为第4肋骨和第5肋骨之间的间隙，男子乳头位于第4肋间隙；女子以第2肋骨确定第4肋间隙，先于胸骨角水平确定第2肋骨，其下为第2肋间隙，自第2肋间隙向下循摸到的第2个肋间隙即为第4肋间隙；对不易看到或触到肋骨的人，可令其做快速、重复的吸气动作，以抬高肋骨，便于触及。腋中线为经过腋窝中点的垂线。穴在经腋中线的第4肋间隙中。（图13-23）

【简便取穴法】

无。

【主治】

①胸满，肋痛；②上肢痹痛，腋下肿。

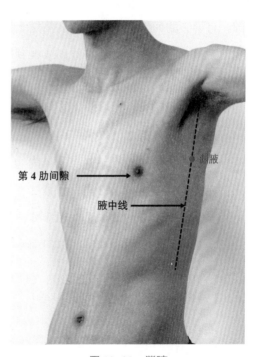

第4肋间隙

腋中线

渊腋

图13-23　渊腋

23. 辄筋

【别名】

无。

【特异性】

无。

【定位】

在胸外侧区，第4肋间隙中，在腋中线前1寸。

【点穴要领】

坐位或侧卧位点穴，以第4肋间隙、腋中线为定位标志。第4肋间隙为第4肋骨和第5肋骨之间的间隙，男子乳头位于第4肋间隙；女子以第2肋骨确定第4肋间隙，先于胸骨角水平确定第2肋，其下为第2肋间隙，自第2肋间隙向下循摸到的第2个肋间隙即为第4肋间隙；对不易看到或触到肋骨的人，可令其做快速、重复的吸气动作，以抬高肋骨，便于触及。腋中线为经过腋窝中点的垂线。此处1寸以乳晕内缘到前正中线的横寸值为量取标准。先将乳晕内缘至前正中线之4寸平均分为2段，每段2寸；再将外段2寸平均分为2段，每段1寸；接着将此1寸自腋中线沿第4肋间隙向前水平平移，终点即为本穴。（图13-24）

【简便取穴法】

无。

【主治】

①胸满，气喘；②呕吐，吞酸；③胁痛、腋肿、肩背痛。

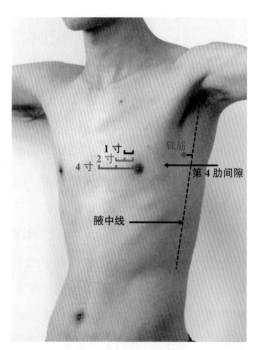

图 13-24　辄筋

24. 日月

【别名】

神光、胆募。

【特异性】

胆募穴，足少阳胆经与足太阴脾经的交会穴。

【定位】

在胸部，第7肋间隙中，前正中线旁开4寸。

【点穴要领】

坐位、仰卧位点穴，以第7肋间隙、前中线为定位标志。第7肋间隙为第7肋骨和第8肋骨之间的间隙，男子为乳头直下的第3个肋间隙；女子以第2肋骨确定第7肋间隙，先于胸骨角水平确定第2肋骨，其下为第2肋间隙，自第2肋间隙向下循摸到的第5个肋间隙即为第7肋间隙；对不易看到或触到肋骨的人，可令其做快速、重复的吸气动作，以抬高肋骨，便于触及。此处4寸以乳晕内缘到前正中线的横寸值为量取标准。将乳晕内缘至前正中线之4寸经前正中线沿第7肋间隙水平平移，终点即为本穴。（图13-25）

【简便取穴法】

无。

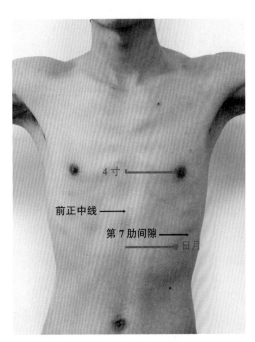

图13-25　日月

【主治】

①黄疸、胁肋疼痛等肝胆病证；②呕吐、吞酸、呃逆等肝胆犯胃病证。

25. 京门

【别名】

气府、气俞。

【特异性】

肾募穴。

【定位】

在上腹部，第12肋骨游离端的下际。

【点穴要领】

坐位、仰卧位点穴，以第12肋骨游离端为定位标志。第12肋骨位于胸廓后面最下方，前部游离端皮下易于触及。穴在第12肋骨游离端的下际。（图13-26）

【简便取穴法】

无。

【主治】

①小便不利、水肿等水液代谢失调病证；②腹胀、肠鸣、腹泻等胃肠病证；③腰痛、胁痛。

26. 带脉

【别名】

无。

【特异性】

足少阳胆经与带脉交会穴。

【定位】

在侧腹部，第11肋骨游离端垂线与脐水平线的交点上。

【点穴要领】

坐位、卧位点穴，以第11肋骨游离端、脐水平线为定位标志。第12肋骨位于胸廓后面最下方，自12肋骨向上循摸到的第1个肋骨为第11肋骨，第11肋骨游离端皮下易于触及。穴在经第11肋骨游离端的垂线与脐水平线的交点上。（图13-27）

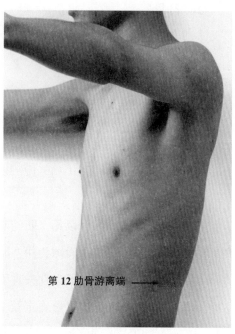

第12肋骨游离端 ——►

图13-26　京门

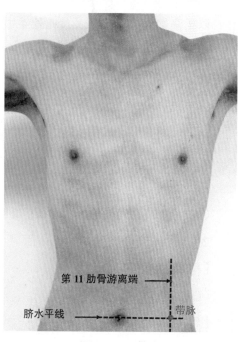

第11肋骨游离端 ——►

脐水平线 ——►　　　带脉

图13-27　带脉

【简便取穴法】

无。

【主治】

①月经不调、闭经、赤白带下等妇科病；②疝气；③腰痛，胁痛。

27. 五枢

【别名】

无。

【特异性】

足少阳胆经与带脉交会穴。

【定位】

在下腹部，横平脐下3寸，髂前上棘内侧。

【点穴要领】

坐位、仰卧位点穴，以脐、髂前上棘为定位标志。此处脐下3寸以剑突下到脐中的直寸值为量取标准。先将剑突下至脐中之8寸平均分为2段，每段4寸；再将此4寸自脐中向下垂直平移且平均分为2段，每段2寸；接着将下段2寸平均分为2段，上下两段交点即为脐下3寸处。仰卧位，下肢平伸或下肢搭于床沿外下，可见腹股沟外侧高高隆起的骨性突起即为髂前上棘。穴在髂前上棘内侧与脐中下3寸水平线的交点。（图13-28）

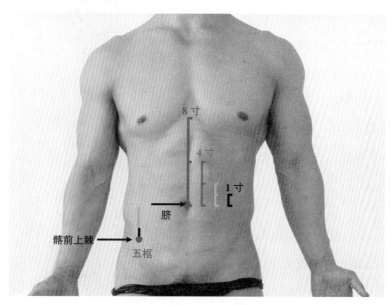

图13-28 五枢

【简便取穴法】

无。

【主治】

①赤白带下、月经不调、阴挺、小腹痛等妇科病证；②疝气，少腹痛；③腰胯痛。

28. 维道

【别名】

外枢。

【特异性】

足少阳胆经与带脉交会穴。

【定位】

在下腹部，髂前上棘内下0.5寸。

【点穴要领】

仰卧位点穴，以髂前上棘为定位标志。仰卧位时，下肢平伸或下肢搭于床沿外下，可见腹股沟外侧高高隆起的骨性突起即为髂前上棘。此处髂前上棘内下0.5寸以髌底到髌尖的直寸值为量取标准。先将髌底到髌尖之2寸平均分为2段，每段1寸；再将上段1寸平均分为2段，每段0.5寸。将此0.5寸自髂前上棘内向下垂直平移，终点即为本穴。（图13-29）

【简便取穴法】

无。

【主治】

①阴挺、赤白带下、月经不调等妇科病证；②疝气，少腹痛；③腰胯痛。

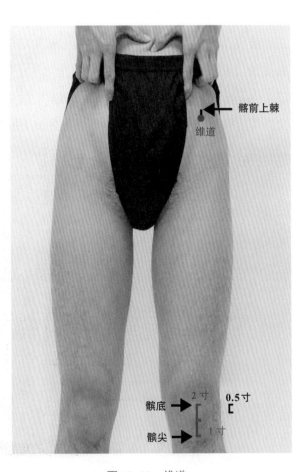

图13-29 维道

29. 居髎

【别名】

无。

【特异性】

足少阳胆经与阳跷脉交会穴。

【定位】

在臀区，髂前上棘与股骨大转子最凸点连线的中点处。

【点穴要领】

侧卧位点穴，以髂前上棘、股骨大转子为定位标志。仰卧位时，下肢平伸或下肢搭于床沿外下，可见腹股沟外侧高高隆起的骨性突起即为髂前上棘。股骨大转子为位于股骨颈与体连接处上外侧的方形隆起，侧卧位时，髋关节外侧高隆突起的骨骼即为大转子，下肢外展时，原来隆起的骨骼形成皮肤凹陷。穴在髂前上棘与股骨大转子最凸点连线的中点。（图 13-30）

【简便取穴法】

无。

【主治】

①腰腿痹痛，瘫痪；②疝气，少腹痛。

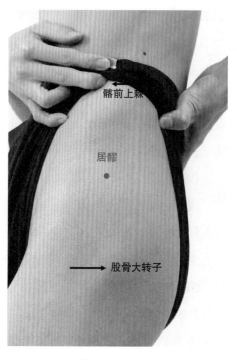

图 13-30　居髎

30. 环跳

【别名】

镮铫、枢中、髀厌、髀枢、髋骨、髖骨、分中、环谷。

【特异性】

足少阳胆经与足太阳膀胱经的交会穴。

【定位】

在臀区，股骨大转子最凸点与骶管裂孔连线的外 1/3 与内 2/3 交点处。

【点穴要领】

侧卧位点穴，上面的下肢屈曲，下面的下肢伸直，以股骨大转子、骶管裂孔为定位标志。股骨大转子为位于股骨颈与体连接处上外侧的方形隆起，侧卧位时，髋关节外侧高隆突起的骨骼即为大转子，下肢外展时，原来隆起的骨骼形成皮肤凹陷。沿骶正中嵴向下，由第4、5骶椎背面的切迹与两侧骶角及下面的尾骨共同围成的孔称为骶管裂孔，是骶管的下口。将股骨大转子最高点与骶管裂孔连线，并平均分成3段，外1/3与内2/3的交点即为本穴。（图13-31）

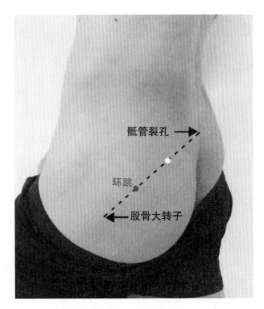

图 13-31　环跳

【简便取穴法】

无。

【主治】

腰胯疼痛、下肢痿痹、半身不遂等腰腿疾患。

31. 风市

【别名】

垂手。

【特异性】

无。

【定位】

在股外侧，腘横纹上9寸，髂胫束后缘。

【点穴要领】

卧位点穴，以腘横纹为定位标志。此处7寸以臀横纹到腘横纹的直寸值为量取标准。将臀横纹至腘横纹之14寸平均分为2段，中点即为腘横纹上7寸。（图13-32）

【简便取穴法】

直立，两肩水平，两手下垂，大腿外侧正中线上，中指尖端所到之处即是本穴。（图13-33）

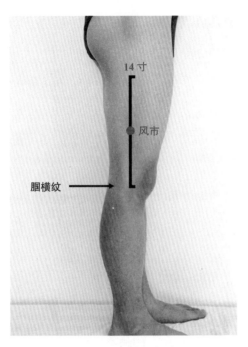

图 13-32 风市

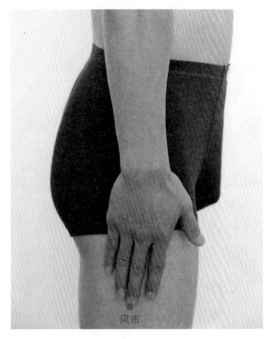

图 13-33 风市简便取穴

【主治】

①下肢痿痹、麻木及半身不遂等下肢疾患；②遍身瘙痒，脚气。

32. 中渎

【别名】

中犊。

【特异性】

无。

【定位】

在大腿外侧部的中线上，腘横纹上 5 寸。

【点穴要领】

侧卧位点穴，以腘横纹为定位标志。此处 5 寸以股骨大转子到臀横纹的直寸值为量取标准。侧卧位时，髋关节外侧高隆突起的骨性凸起即为股骨大转子。将股骨大转子至臀横纹之 5 寸自腘横纹经大腿外

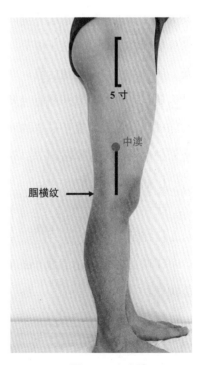

图 13-34 中渎

侧面的中线向上垂直平移即为腘横纹上 5 寸。(图 13–34)

【简便取穴法】

无。

【主治】

下肢痿痹、麻木及半身不遂等下肢疾患。

33. 膝阳关

【别名】

寒府、足阳关、关阳、关陵、阳陵。

【特异性】

无。

【定位】

在膝部，股骨外侧髁后上缘，股二头肌腱与髂胫束之间的凹陷中。

【点穴要领】

卧位或坐位点穴，以股骨外侧髁、股二头肌腱和髂胫束为定位标志。股骨下端外侧向后方卷曲的膨大隆起为股骨外侧髁，几乎全部位于皮下，在膝关节的外上方容易触及。股二头肌位于大腿后面，仰卧屈膝时，给一阻力对抗膝内旋，可在膝关节外侧面触及股二头肌腱。髂胫束位于大腿外侧，是人体最长最宽的筋膜条带，在近膝部触及的坚韧腱性结构为髂胫束。(图 13–35)

【简便取穴法】

无。

【主治】

①膝腘肿痛、挛急及小腿麻木等下肢、膝关节疾患；②脚气。

34. 阳陵泉

【别名】

阳之陵泉、阳陵。

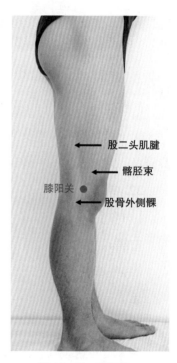

图 13–35　膝阳关

【特异性】

合穴，胆下合穴，八会穴之筋会。

【定位】

在小腿外侧，腓骨小头前下方凹陷中。

【点穴要领】

卧位或坐位点穴，以腓骨小头为定位标志。腓骨头为腓骨上端的锥形膨大，又称腓骨小头，位于胫骨外侧髁后外稍下方，当膝关节屈曲时，可在膝关节的外侧下方看见明显隆起的腓骨头。穴在腓骨小头前下方凹陷中。（图13-36）

【简便取穴法】

无。

【主治】

①黄疸、胁痛、口苦、呕吐、吞酸等肝胆犯胃病证；②膝肿痛、下肢痿痹及麻木等下肢、膝关节疾患；③小儿惊风；④肩痛。

35. 阳交

【别名】

别阳、足髎、足窌。

【特异性】

阳维脉之郄穴。

【定位】

在小腿外侧，外踝尖上7寸，腓骨后缘。

【点穴要领】

卧位或坐位点穴，以外踝尖、腓骨为定位标志。腓骨下端膨大的锥形隆起为外踝，易于触及。此处7寸以腘横纹到外踝尖的直寸值为量取标准。先将腘横纹至外踝尖之16寸平均分为2段，每段8寸；再将下段8寸平均分为2段，每

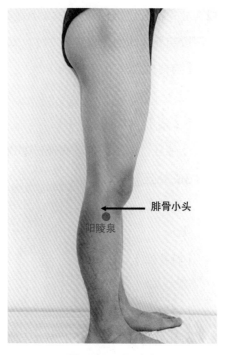

图13-36 阳陵泉

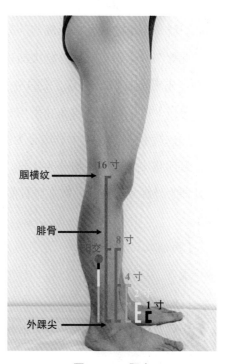

图13-37 阳交

段 4 寸；接着将上段 4 寸平均分为 2 段，每段 2 寸；最后将上段 2 寸平均分为 2 段，上下两段交界处即为外踝尖上 7 寸。穴在腓骨后缘。（图 13-37）

【简便取穴法】

无。

【主治】

①惊狂、癫痫等神志病证；②瘰疬；③胸胁满痛；④下肢痿痹。

36. 外丘

【别名】

无。

【特异性】

郄穴。

【定位】

在小腿外侧，外踝尖上 7 寸，腓骨前缘。

【点穴要领】

卧位或坐位点穴，以外踝尖、腓骨为定位标志。腓骨下端膨大的锥形隆起为外踝，易于触及。此处 7 寸以腘横纹到外踝尖的直寸值为量取标准。先将腘横纹至外踝尖之 16 寸平均分为 2 段，每段 8 寸；再将下段 8 寸平均分为 2 段，每段 4 寸；接着将上段 4 寸平均分为 2 段，每段 2 寸；最后将上段 2 寸平均分为 2 段，上下两段交界处即为外踝尖上 7 寸。穴在腓骨前缘。（图 13-38）

【简便取穴法】

无。

【主治】

①癫狂；②胸胁胀满；③下肢痿痹；④颈项强痛。

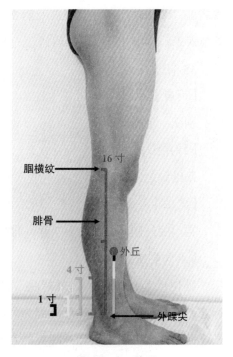

图 13-38　外丘

37. 光明

【别名】

无。

【特异性】

络穴。

【定位】

在小腿外侧，外踝尖上 5 寸，腓骨前缘。

【点穴要领】

卧位或坐位点穴，以外踝尖、腓骨为定位标志。腓骨下端膨大的锥形隆起为外踝，易于触及。此处 5 寸以腘横纹到外踝尖的直寸值为量取标准。先将腘横纹至外踝尖之 16 寸平均分为 2 段，每段 8 寸；再将下段 8 寸平均分为 2 段，每段 4 寸；接着将上段 4 寸平均分为 2 段，每段 2 寸；最后将下段 2 寸平均分为 2 段，上下两段交界处即为外踝尖上 5 寸。穴在腓骨前缘。（图 13-39）

【简便取穴法】

无。

【主治】

①目痛、夜盲、近视、目花等目疾；②胸乳胀痛，乳少；③下肢痿痹。

38. 阳辅

【别名】

绝骨、分肉。

【特异性】

经穴。

【定位】

在小腿外侧，外踝尖上 4 寸，腓骨前缘。

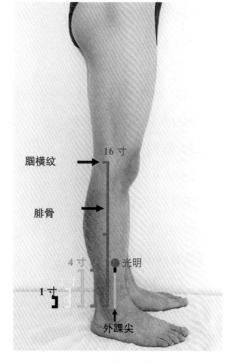

图 13-39　光明

【点穴要领】

卧位或坐位点穴，以外踝尖、腓骨为定位标志。腓骨下端膨大的锥形隆起为外踝，腓骨下段位置表浅，易于触及。此处4寸以腘横纹到外踝尖的直寸值为量取标准。先将腘横纹至外踝尖之16寸平均分为2段，每段8寸；再将下段8寸平均分为2段，上下两段交界处即为外踝尖上4寸。穴在腓骨前缘。（图13-40）

【简便取穴法】

无。

【主治】

①偏头痛，目外眦痛，咽喉肿痛；②腋下肿痛，胸胁满痛；③下肢痿痹。

39.悬钟

【别名】

绝骨、髓孔。

【特异性】

八会穴之髓会。

【定位】

在小腿外侧，外踝尖上3寸，腓骨前缘。

【点穴要领】

卧位或坐位点穴，以外踝尖、腓骨为定位标志。腓骨下端膨大的锥形隆起为外踝，腓骨下段位置表浅，易于触及。此处3寸以外踝尖到足底的直寸值为量取标准。将外踝尖至足底之3寸自外踝尖向上垂直平移，终点即为外踝尖上3寸。穴在腓骨前缘。（图13-41）

【简便取穴法】

2～5指并拢，将小指尺侧缘沿外踝尖水平

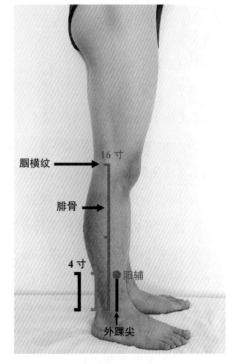

图13-40 阳辅

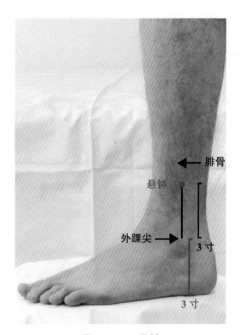

图13-41 悬钟

放置，食指桡侧缘与腓骨前缘相交处即是本穴。（图 13-42）

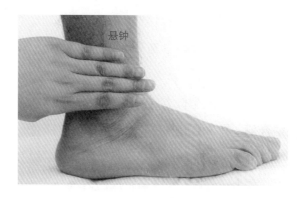

图 13-42　悬钟简便取穴

【主治】

①腹满，食欲不振；②半身不遂，下肢痿痹，足胫挛痛。

40. 丘墟

【别名】

无。

【特异性】

原穴。

【定位】

在踝区，外踝的前下方，趾长伸肌腱的外侧凹陷中。

【点穴要领】

仰卧位或坐位点穴，以外踝、趾长伸肌腱为定位标志。腓骨下端膨大的锥形隆起为外踝。当给一阻力抵抗足趾背屈时，在足背可见到呈放射状分布到 2～4 趾的趾长伸肌腱。穴在趾长伸肌腱外侧凹陷中。（图 13-43）

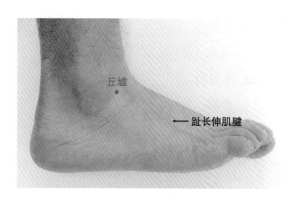

图 13-43　丘墟

【简便取穴法】

无。

【主治】

①目视不明，目翳；②胸胁痛，善太息；③疟疾；④颈肿，腋下肿；⑤小腿酸痛，外踝肿痛，足下垂。

41. 足临泣

【别名】

无。

【特异性】

输穴；八脉交会穴，通带脉。

【定位】

在足背，第 4、5 跖骨底结合部的前方，第 5 趾长伸肌腱外侧凹陷中。

【点穴要领】

仰卧位或坐位点穴，以第 4、5 跖骨底结合部，第 5 趾长伸肌腱为定位标志。跖骨为短管状骨，共有 5 个，各跖骨后端都略膨大，称为跖骨底，第 5 跖骨底的内侧与第 4 跖骨相接，为第 4、5 跖骨底结合部。当给一力抵抗足趾背屈时，在足背可见到呈放射状分布到 2～5 趾的趾长伸肌腱，最外侧的为第 5 趾长伸肌腱。（图 13-44）

【简便取穴法】

无。

【主治】

①偏头痛，眩晕；②乳痈，月经不调；③疟疾；④瘰疬；⑤胁痛，膝痛，足痛。

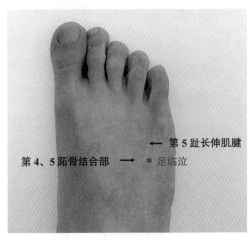

图 13-44　足临泣

42. 地五会

【别名】

无。

【特异性】

无。

【定位】

在足背，第 4、5 跖骨间，第 4 跖趾关节近端凹陷中。

【点穴要领】

仰卧位或坐位点穴，以第 4、5 跖骨间，第 4 跖趾关节近端为定位标志。跖骨为短管状骨，皮下易于触及。第 4 跖趾关节容易辨识，穴在近端凹陷中。（图 13-45）

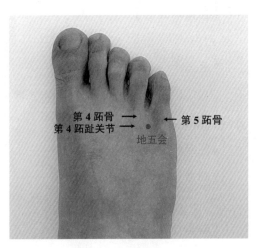

图 13-45　地五会

【简便取穴法】

无。

【主治】

①目赤肿痛；②腋下肿；③乳痈；④足背红肿。

43. 侠溪

【别名】

无。

【特异性】

荥穴。

【定位】

在足背，第4、5趾间，趾蹼缘后方赤白肉际处。

【点穴要领】

仰卧位或坐位点穴，以第4、5趾间、趾蹼缘后方赤白肉际为定位标志。赤白肉际处为足背侧与掌侧的皮肤颜色不一的交界处，也是足背侧与掌侧的交界处，当两侧皮肤颜色相近不易区分时，以皮肤纹理区别。（图13-46）

【简便取穴法】

无。

【主治】

①目赤肿痛，颊肿，耳鸣，耳聋；②发热，眩晕；③乳痈；④胸胁疼痛，膝股痛，足痛。

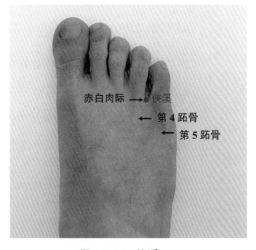

图 13-46　侠溪

44. 足窍阴

【别名】

无。

【特异性】

井穴。

【定位】

在足趾，第4趾末节外侧，趾甲根角侧后方 0.1 寸。

【点穴要领】

仰卧位或坐位点穴，以第4趾末节趾甲根角为定位标志。（图 13-47）

【简便取穴法】

无。

【主治】

①头痛，目赤肿痛，耳鸣，耳聋；②胸胁痛；③足痛。

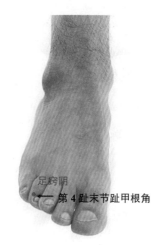

图 13-47　足窍阴

附：足少阳胆经经穴分寸歌（44穴）

胆经少阳四四穴，瞳子髎首窍阴收。

眦外五分瞳子髎，听会张口屏间求。

上关颧弓上缘中，十六经穴三折头。

先有四穴额角起，入发五分连鬓搜。

等分四份颔厌一，二三悬厘悬颅留。

曲鬓鬓后平耳尖，率谷耳上寸半休。

天冲耳后入发二，又有三穴耳后悠。

根后弧线均三份，浮白上三点点勾。

头窍阴下三点找，完骨乳突后下舟。

本神旁三上寸半，直瞳连线五穴投。

阳白眉上正一寸，临泣入发五分流。

目窗寸半接正营，二五承灵四寸愁。

脑空平枕凸上缘，两肌上端凹陷抠。

风池枕下两肌陷，肩井峰外颈七谋。

渊腋四肋腋中线，辄筋渊腋寸前由。

日月七肋旁开四，京门十二肋端游。

带脉平脐十一肋，五枢脐三棘内纠。

维道棘内半寸还，居髎棘转连线抽。

环跳转裂外三一，下肢穴有十四留。

风市胭七中渎五，阳关股髁后上沟。

阳陵腓头前下凹，腓后腓前两穴搂。

阳交外丘踝上七，腓前又增三穴蹓。

光明阳辅悬钟是，踝上五寸四三尤。

丘墟外踝前下真，临泣四五跖前揉。

地五会四跖趾凹，侠溪四五蹼间酬。

四趾外端足窍阴，胆经诸穴细细喟。

第十四章　足厥阴肝经

一、足厥阴肝经循行

《灵枢·经脉》：肝足厥阴之脉，起于大指丛毛之际，上循足跗上廉，去内踝一寸，上踝八寸，交出太阴之后，上腘内廉，循股阴，入毛中，环阴器，抵小腹，挟胃，属肝，络胆，上贯膈，布胁肋，循喉咙之后，上入颃颡，连目系，上出额，与督脉会于巅。

其支者，从目系下颊里，环唇内。

其支者，复从肝别贯膈，上注肺。

二、足厥阴肝经腧穴

足厥阴肝经从足走胸，两侧对称，一侧有 14 穴，首穴大敦，末穴期门。下肢 12 穴，其中足部 4 穴，大敦、行间、太冲和中封，各穴分别以足大趾趾甲外侧甲根角，第 1、2 趾间趾蹼缘后方赤白肉际处，第 1、2 跖骨底结合部，足背动脉，内踝或胫骨前肌腱为定位标志；小腿内侧 4 穴，蠡沟、中都、膝关和曲泉，各穴分别以内踝尖、胫骨内侧面、胫骨内侧髁、腘横纹或半膜肌肌腱为定位标志；股前区 3 穴，阴包、足五里和阴廉，分别以髌底、股薄肌、缝匠肌或股部动脉为定位标志；腹股沟区 1 穴急脉，以耻骨联合和前正中线为定位标志。腹部 1 穴章门，以第 11 肋骨游离端为定位标志。胸部 1 穴期门，以第 6 肋间隙和前正中线为定位标志。

1. 大敦

【别名】

水泉、三毛、大训、大顺。

【特异性】

井穴。

【定位】

在足趾，大趾末节外侧，趾甲根角侧后方 0.1 寸。

【点穴要领】

仰卧位或坐位伸足点穴，以足大趾末节趾甲根角为定位标志。穴在足大趾外侧趾甲根角侧后方。

【简便取穴法】

足蹬趾外侧，由蹬趾趾甲外侧缘与下缘各做一垂直线，交点即是本穴。（图 14-1）

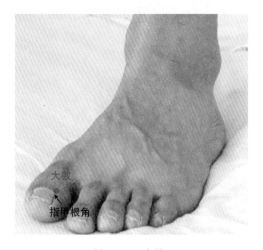

图 14-1　大敦

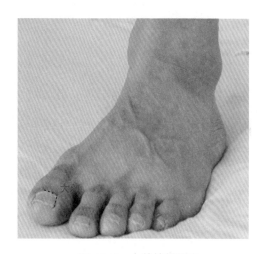

图 14-2　大敦简便取穴

【主治】

①疝气，少腹痛；②遗尿、癃闭、五淋、尿血等前阴病证；③月经不调、崩漏、阴挺等妇科病证；④癫痫。

2. 行间

【别名】

无。

【特异性】

荥穴。

【定位】

在足背，第 1、2 趾之间，趾蹼缘后方赤白肉际处。

【点穴要领】

仰卧位或坐位点穴，以第1、2趾间，趾蹼缘后方赤白肉际为定位标志。赤白肉际处为足背侧与掌侧的皮肤颜色不一的交界处，也是足背侧与掌侧的交界处，当两侧皮肤颜色相近不易区分时，以皮肤纹理区别。（图14-3）

【简便取穴法】

无。

【主治】

①中风、癫痫、头痛、目眩、目赤肿痛、青盲、口㖞等肝经风热病证；②月经不调、痛经、闭经、崩漏、带下等妇科病证；③阴中痛，疝气；④遗尿、癃闭、五淋等泌尿系统病证；⑤胸胁满痛。

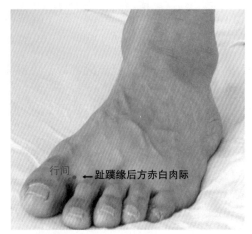

图14-3　行间

3. 太冲

【别名】

大冲。

【特异性】

输穴，原穴。

【定位】

在足背，第1、2跖骨间，跖骨底结合部前方凹陷中。

【点穴要领】

仰卧位或坐位点穴，以第1、2跖骨底结合部为定位标志。跖骨为短管状骨，共有5个，各跖骨后端都略膨大，称为跖骨底，相邻两跖骨在底部结合，皮下易于触及。穴在第1、2跖骨底结合部前方凹陷中。

【简便取穴法】

无。

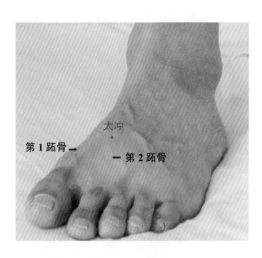

图14-4　太冲

【主治】

①中风、癫狂痫、小儿惊风、头痛、眩晕、耳鸣、目赤肿痛、口㖞、咽痛等肝经风热病证；②月经不调、痛经、闭经、崩漏、带下、滞产等妇科病；③黄疸、胁痛、口苦、腹胀、呕逆等肝胃病证；④癃闭、遗尿；⑤下肢痿痹、足跗肿痛。

4. 中封

【别名】

悬泉、垂泉。

【特异性】

经穴。

【定位】

在踝区，内踝前，胫骨前肌腱的内侧缘凹陷中。

【点穴要领】

仰卧位或坐位点穴，以内踝、胫骨前肌腱为定位标志。踝部内侧中间明显的隆起为内踝，是胫骨下端内侧骨质形成的一个粗大的隆起，容易看到和触及。当足内收、旋后和背屈时，给一阻力对抗此活动，在内踝前方见到的最靠内侧的肌腱即是胫骨前肌腱。穴在此肌腱的内侧缘凹陷中。（图14-5）

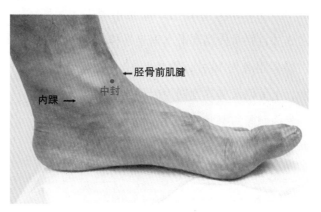

图 14-5　中封

【简便取穴法】

无。

【主治】

①疝气；②阴缩、阴茎痛，遗精；③小便不利；④腰痛、少腹痛、内踝肿痛等痛证。

5. 蠡沟

【别名】

交仪。

【特异性】

络穴。

【定位】

在小腿内侧，内踝尖上 5 寸，胫骨内侧面的中央。

【点穴要领】

仰卧位或坐位点穴，以内踝、胫骨内侧面为定位标志。踝部内侧明显的隆起为内踝，是胫骨下端内侧骨质形成的一个粗大的隆起，容易看到和触及。胫骨的前缘与后缘之间为胫骨内侧面，表面宽平，位于皮下，易于触及。此处 5 寸以胫骨内侧髁下方到内踝尖的直寸值和内踝尖到足底的直寸值为量取标准。胫骨内侧髁下方至内踝尖为 13 寸，先将内踝尖至足底之 3 寸自胫骨内侧髁下方垂直平移，则终点至内踝尖距离为 10 寸；再将此 10 寸平均分为 2 段，上下两段交界处即为内踝尖上 5 寸。穴在胫骨内侧面的中央。（图 14-6）

【简便取穴法】

无。

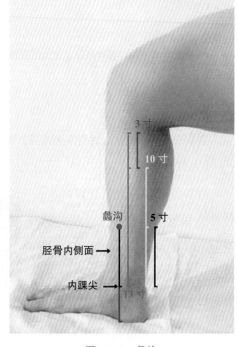

图 14-6　蠡沟

【主治】

①月经不调、赤白带下、阴挺、阴痒等妇科病证；②小便不利；③疝气，睾丸肿痛；④足胫疼痛。

6. 中都

【别名】

中郄、太阴。

【特异性】

郄穴。

【定位】

在小腿内侧，内踝尖上 7 寸，胫骨内侧面的中央。

【点穴要领】

仰卧位或坐位点穴，以内踝、胫骨内侧面为定位标志。踝部内侧明显的隆起为内踝，是胫骨下端内侧骨质形成的一个粗大的隆起，容易看到和触及。胫骨的前缘与后缘之间为胫骨内侧面，表面宽平，位于皮下，易于触及。此处 7 寸以内踝尖到足底的直寸值为量取标准。从胫骨内侧髁下方到内踝尖为 13 寸，将内踝尖至足底之 3 寸自胫骨内侧髁下缘垂直平移 2 次，终点为内踝尖上 7 寸。（图 14-7）

【简便取穴法】

无。

【主治】

①疝气，小腹痛；②崩漏，恶露不尽；③泄泻；④下肢痿痹。

7. 膝关

【别名】

膝开。

【特异性】

无。

【定位】

在膝部，胫骨内侧髁的下缘与胫骨内侧缘之间的凹陷向后 1 寸。

【点穴要领】

仰卧位或坐位点穴，以胫骨内侧髁为定位标志。胫骨内侧髁与胫骨内侧缘交界处，略向上的骨骼隆起部分是胫骨内侧髁下缘。此处 1 寸以髌底到髌尖的直寸值为量取标准，将髌底至髌尖之 2 寸平均分为 2 段，每段 1 寸，将此

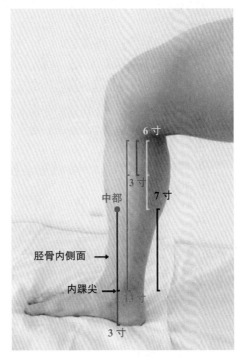

图 14-7　中都

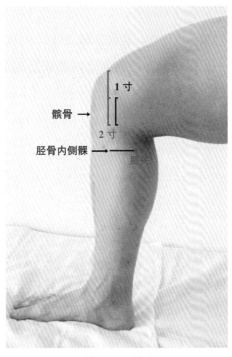

图 14-8　膝关

1寸沿胫骨内侧髁下缘与胫骨内侧缘之间的凹陷向后水平平移，终点即为本穴位置。（图 14-8）

【简便取穴法】

无。

【主治】

膝髌肿痛，下肢痿痹。

8. 曲泉

【别名】

无。

【特异性】

合穴。

【定位】

在膝部，腘横纹内侧端，半膜肌肌腱内缘凹陷中。

【点穴要领】

仰卧位或坐位点穴，屈膝，以腘横纹、半膜肌肌腱为定位标志。屈膝时，可清晰看见腘横纹的内侧端。俯卧屈膝并外旋，同时施一阻力对抗时，可以在腘窝内侧触及两条粗大肌腱，外侧为半腱肌肌腱，内侧为半膜肌肌腱。穴在半膜肌肌腱内缘凹陷中。（图 14-9）

【简便取穴法】

无。

【主治】

①月经不调、痛经、带下、阴挺、阴痒、产后腹痛、腹中包块等妇科病；②遗精，阳痿，疝气；③小便不利；④膝髌肿痛，下肢痿痹。

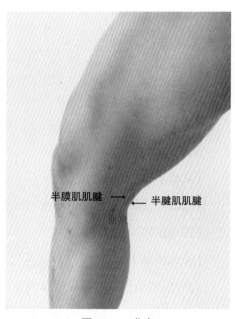

半膜肌肌腱　　半腱肌肌腱
曲泉

图 14-9　曲泉

9.阴包

【别名】

阴胞。

【特异性】

无。

【定位】

在股前区，髌底上4寸，股薄肌与缝匠肌之间。

【点穴要领】

仰卧位或坐位点穴，以髌骨、股薄肌、缝匠肌为定位标志。髌骨为膝关节前倒立的三角形，上面的边为底。股薄肌位于大腿的最内侧，当对抗阻力内收髋关节时，在大腿内侧面即可触及收缩的股薄肌。缝匠肌为身体最长肌，形状为扁带状，位于股部前面和内侧皮下，当髋关节呈屈曲、旋外、外展位，膝关节亦屈曲，即举腿跨过对侧膝部（如缝鞋匠缝鞋时采取的姿势）时，在大腿前内侧可看到明显隆起的带状缝匠肌。此处4寸以髌底到髌尖的直寸值为量取标准。将髌底至髌尖之2寸自髌底内侧向上垂直平移2次，终点即为髌底上4寸。穴在股薄肌与缝匠肌之间。（图14-10）

【简便取穴法】

无。

【主治】

①月经不调；②小便不利，遗尿；③腰骶痛引少腹。

10.足五里

【别名】

五里。

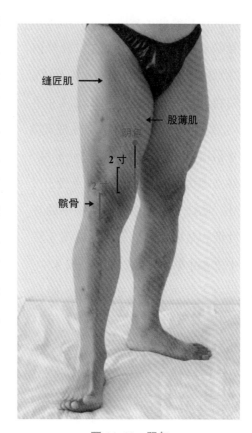

图14-10　阴包

【特异性】

无。

【定位】

在股前区，耻骨联合上缘中点旁开 2 寸，直下 3 寸，动脉搏动处。

【点穴要领】

仰卧位点穴，以耻骨联合上缘中点为定位标志。耻骨联合是位于下腹部的横行骨性标志，皮下易于触及，其中点正对脐中心。此处耻骨联合上缘中点旁开 2 寸以乳晕内缘到前正中线的横寸值为量取标准。先将乳晕内缘至前正中线之 4 寸平均分为 2 段，每段 2 寸；再将此 2 寸沿耻骨联合上缘中点水平平移，终点即为耻骨联合上缘中点旁开 2 寸。此处 3 寸以剑突下到脐中的直寸值为量取标准。先将剑突下至脐中之 8 寸平均分为 2 段，每段 4 寸；再将下段 4 寸平均分为 2 段，每段

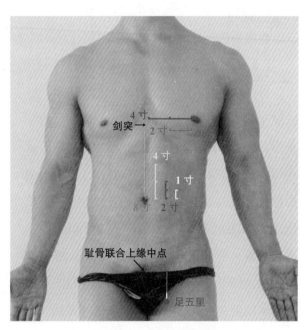

图 14-11　足五里

2 寸；接着将上段 2 寸平均分为 2 段，每段 1 寸，上下 2 段交点至脐中的距离为 3 寸；然后将此 3 寸自耻骨联合上缘中点旁开 2 寸向下垂直平移，即为本穴位置。（图 14-11）

【简便取穴法】

无。

【主治】

①少腹痛；②小便不利，阴挺，睾丸肿痛；③瘰疬。

11. 阴廉

【别名】

无。

【特异性】

无。

【定位】

在股前区，耻骨联合上缘中点旁开2寸，直下2寸。

【点穴要领】

仰卧位点穴，以耻骨联合上缘中点为定位标志。耻骨联合是位于下腹部的横行骨性标志，皮下易于触及，其中点正对脐中心。此处耻骨联合上缘中点旁开2寸、直下2寸以乳晕内缘到前正中线的横寸值为量取标准。先将乳晕内缘至前正中线4寸平均分为2段，每段2寸；再将此2寸沿耻骨联合上缘中点水平平移，终点即为旁开2寸。接着将此2寸自耻骨联合上缘中点旁开2寸向下垂直平移，即为本穴位置。（图14-12）

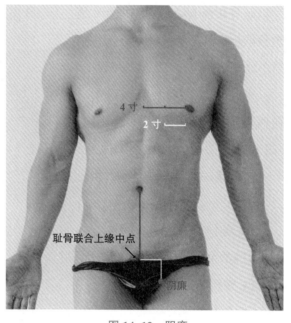

图14-12　阴廉

【简便取穴法】

无。

【主治】

①月经不调，带下；②少腹痛。

12. 急脉

【别名】

羊矢。

【特异性】

无。

【定位】

在腹股沟区，横平耻骨联合上缘，前正中线旁开2.5寸。

【点穴要领】

仰卧位点穴，以耻骨联合上缘中点为定位标志。耻骨联合是位于下腹部的横行骨性标志，皮下易于触及，其中点正对脐中心。此处2.5寸以耻骨联合上缘到脐中的直寸值为量取标准。先将耻骨联合上缘至脐中之5寸平均分为2段，每段2.5寸；再将此2.5寸自耻骨联合中点向两旁水平平移，终点即为本穴。（图14-13）

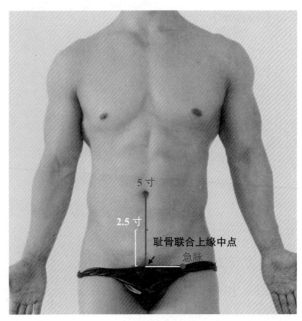

图14-13　急脉

【简便取穴法】

无。

【主治】

①少腹痛，疝气；②阴挺，外阴肿痛。

13. 章门

【别名】

长平、胁髎、脾募、季胁。

【特异性】

脾募穴，八会穴之脏会，足厥阴肝经与足少阳经的交会穴。

【定位】

在侧腹部，在第11肋骨游离端的下际。

【点穴要领】

侧卧位点穴，以第11肋骨游离端为定位标志。在胸廓下方，肋弓后方易于触及第11肋骨游离端。（图14-14）

【简便取穴法】

直立，上臂紧贴胸廓侧面，屈肘，手指按压同侧缺盆处，肘尖所指即是本穴。（图14-15）

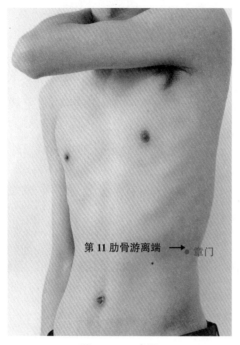

第 11 肋骨游离端 ——→ 章门

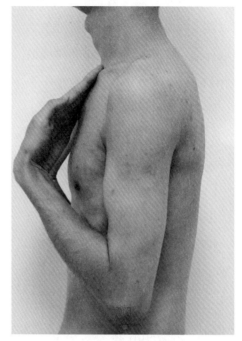

图 14-14　章门　　　　　　　　　　图 14-15　章门简便取穴

【主治】

①腹痛、腹胀、肠鸣、腹泻、呕吐等脾胃病证；②胁痛、黄疸、痞块等肝胆病证。

14. 期门

【别名】

肝募。

【特异性】

肝募穴，足厥阴肝经、足太阴脾经与阴维脉的交会穴。

【定位】

在胸部，第 6 肋间隙，前正中线旁开 4 寸。

【点穴要领】

卧位或坐位点穴，以第 6 肋间隙、前正中线为定位标志。第 6 肋间隙为第 6 肋骨和第 7 肋骨之间的间隙，男子为乳头直下的第 2 个肋间隙；女子以第 2 肋骨为参照，先于胸骨角水平确定第 2 肋骨，自第 2 肋骨向下数到第 4 个肋骨为第 6 肋骨，其下凹陷即为第 6 肋间隙。对不易看到或触到肋骨的人，可令其做快速、重复的吸气动作，以抬高肋骨，便于触及。此处前正中线旁开 4 寸以乳晕内缘到前正中线的横寸值为量取标准。将乳晕内缘至前正中线的 4 寸自前正中线沿第 6 肋间隙水平平移，终点即为本穴。（图 14-16）

【简便取穴法】

无。

【主治】

①胸胁胀痛、呕吐、吞酸、呃逆、腹胀、腹泻等肝胃病证；②郁病，奔豚气；③乳痈。

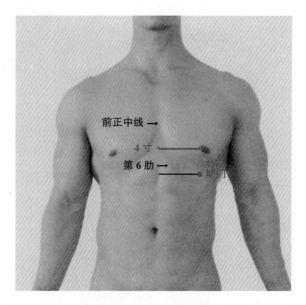

图 14-16　期门

附：足厥阴肝经经穴分寸歌（14 穴）

厥阴肝经十四穴，始于大敦终期门。

大敦大趾甲根外，行间大次趾缝存。

太冲一二跖合前，中封胫前腱内翻。

蠡沟踝上五寸是，中都踝上七寸蹲。

膝关胫髁下一寸，曲泉屈膝纹内源。

阴包髌底上四寸，足五里把动脉扪。

横中旁二直下三，阴廉旁二下二圈。

急脉横上二寸半，章门平脐季肋根。

期门旁四六肋间，肝经腧穴勿念昏。

第十五章　督脉

一、督脉循行

《素问·骨空论》：督脉者，起于少腹以下骨中央，女子入系廷孔，其孔溺孔之端也。其络循阴器合篡间，绕篡后，别绕臀，至少阴与巨阳中络者，合少阴上股内后廉，贯脊属肾，与太阳起于目内眦，上额交巅上，入络脑，还出别下项，循肩髆内，夹脊抵腰中，入循膂，络肾。其男子循茎下至篡，与女子等。其少腹直上者，贯脐中央，上贯心，入喉，上颐环唇，上系两目之下中央。

《难经·二十八难》：督脉者，起于下极之输，并于脊里，上至风府，入属于脑。

二、督脉腧穴

督脉从尾骶走头至面，体表循行线沿后正中线和头部前正中线，共有 28 穴，首穴长强，末穴龈交。其中会阴区 1 穴长强，以尾骨端和肛门为定位标志。骶区 1 穴腰俞，以骶管裂孔为定位标志。脊柱区 12 穴，腰阳关、命门、悬枢、脊中、中枢、筋缩、至阳、灵台、神道、身柱、陶道及大椎，均位于后背正中线上，定位以各脊椎棘突为标志，循摸脊柱时凸起与凹陷排列分明，穴在各棘突下之凹陷中；其中腰椎段 3 穴，腰阳关位于第 4 腰椎棘突下，命门位于第 2 腰椎棘突下，悬枢位于第 1 腰椎棘突下，5 个腰椎中第 5 和第 3 腰椎棘突下没有穴位；胸椎段 8 穴，脊中、中枢、筋缩、至阳、灵台、神道、身柱、陶道，12 个胸椎棘突中第 2、4、8 和 12 胸椎棘突下没有穴；当人体伸直脊柱，上肢自然平放于身体两侧时，肩胛骨的上角平对第 2 胸椎棘突平面，肩胛冈的内侧端平对第 3 胸椎棘突，肩胛骨下角则平对第 7 胸椎棘突，各胸椎序数可依此定位；颈椎段 1 穴大椎，以第 7 颈椎棘突为定位标志，第 7 颈椎棘突在低头位时为颈胸交界处最为隆凸的骨性突起。颈后区 2 穴，哑门和风府，哑门以第 2 颈椎棘突为定位标志，风府以枕外隆凸为定位标志；因哑门和风府两穴亦以后发际线定位，故与头部诸穴一并描述。头部加哑门和风府共10穴，哑门、风府、脑户、强间、后顶、百会、前顶、囟会、上星及神庭，10穴中前后各2穴在头部有对称分布的特点，神庭和哑门一前一后均位于发际线上0.5寸，上星和风府一前一后均位于发际线上1寸，风府至囟会7穴，各穴的间隔距离均为1.5寸。面部3穴，素髎、水沟和兑端，以鼻尖、人中沟和上唇结节为定位标志。口内1穴龈交，以上唇系带与上牙龈的交点为定位标志。

1. 长强

【别名】

气之阴郄、橛骨、穷骨、骶上、骨骶、龟尾、尾翠骨、龙虎穴、曹溪路、三分间、河车路、朝天巅、上天梯、尾闾、气郄、撅骨、厥骨、气都、尾骶、尾骨、尾蛆骨、骶骨、为之、阴郄、龙虎。

【特异性】

络穴，督脉、足少阳胆经、足少阴肾经的交会穴。

【定位】

在会阴区，尾骨下方，尾骨端与肛门连线的中点处。

【点穴要领】

膝胸位或侧卧位点穴，以尾骨端和肛门为定位标志。沿脊柱向下循摸，在臀沟内触及的骨性边际为尾骨端，易于辨识。穴在尾骨端与肛门连线的中点。

【主治】

①便血，痔疾，脱肛；②腰痛及尾骶部疼痛；③癫狂，痫病。

2. 腰俞

【别名】

髓空、背鲜、腰户、髓孔、腰柱、髓俞、背解、髓府、体孔、脑户、随室。

【特异性】

无。

【定位】

在骶区，正对骶管裂孔。

【点穴要领】

俯卧位点穴，以骶裂孔为定位标志。俯卧位时，骶管裂孔位于臀裂的上端，距离尾

骨尖上方约 5cm 处，体表容易触及，骶管裂孔的中心与两侧髂后上棘的连线呈一等腰三角形。（图 15-1）

【主治】

①月经不调、经闭等月经病；②腰脊强痛，下肢痿痹；③癫病；④腹泻、痢疾、便血、便秘、痔疮、脱肛等肠腑病证。

3. 腰阳关

【别名】

脊阳关、背阳关、足阳关。

【特异性】

无。

【定位】

在第 4 腰椎棘突下凹陷中。

【点穴要领】

坐位或俯卧位点穴，以第 4 腰椎棘突为定位标志。身体平直，两手自然下垂或平放于身体两侧时，两侧髂嵴最高点连线经过第 4 腰椎棘突。如果相邻两腰椎棘突距离太近难以触清，可在腹下垫一薄枕，使棘突间隙增大而易于触及。（图 15-2）

【主治】

①腰骶疼痛，下肢痿痹；②月经不调、赤白带下等妇科病证；③遗精、阳痿等男科病证。

4. 命门

【别名】

属累、精宫、竹杖。

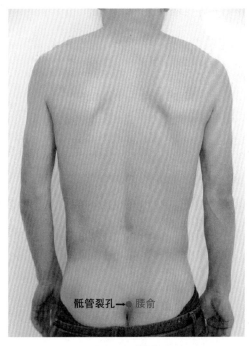

图 15-1　腰俞

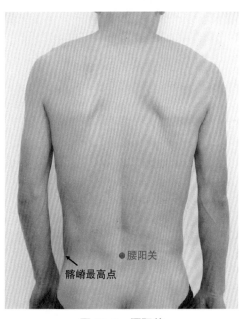

图 15-2　腰阳关

【特异性】

无。

【定位】

在第 2 腰椎棘突下凹陷中。

【点穴要领】

坐位或俯卧位点穴，以第 2 腰椎棘突为定位标志。第 2 腰椎棘突以第 4 腰椎棘突定位，身体平直，两手自然下垂或平放于身体两侧时，两侧髂嵴最高点连线经过第 4 腰椎棘突，自第 4 腰椎棘突沿脊柱向上循摸到的第 2 个骨性突起即为第 2 腰椎棘突。如果相邻两腰椎棘突距离太近难以触清，可在腹下垫一薄枕，使棘突间隙增大而易于触及。（图 15–3）

【简便取穴法】

直立，由肚脐连线环绕身体一周，该线与后正中线之交点即是本穴。（图 15–4）

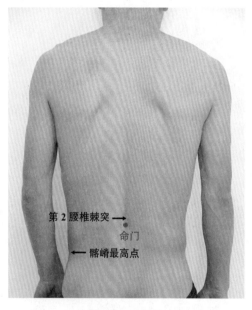

图 15–3　命门

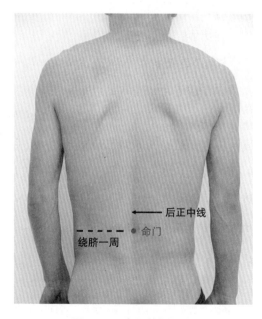

图 15–4　命门简便取穴

【主治】

①腰脊强痛，下肢痿痹；②月经不调、赤白带下、痛经、经闭、不孕等妇科病证；③遗精、阳痿、精冷不育、小便频数等男子肾阳不足病证；④小腹冷痛，腹泻。

5.悬枢

【别名】

无。

【特异性】

无。

【定位】

在第 1 腰椎棘突下凹陷中。

【点穴要领】

坐位或俯卧位点穴，以第 1 腰椎棘突为定位标志。第 1 腰椎棘突以第 4 腰椎棘突定位，身体平直，两手自然下垂或平放于身体两侧时，两侧髂嵴最高点连线经过第 4 腰椎棘突，自第 4 腰椎棘突沿脊柱向上循摸到的第 3 个骨性突起即为第 1 腰椎棘突。如果相邻两腰椎棘突距离太近难以触清，可在腹下垫一薄枕，使棘突间隙增大而易于触及。（图 15-5）

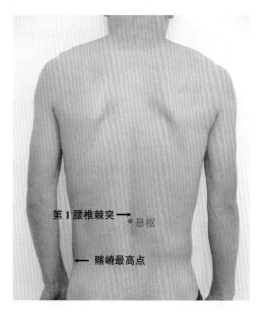

图 15-5　悬枢

【简便取穴法】

无。

【主治】

①腰脊强痛；②腹胀、腹痛、完谷不化、腹泻、痢疾等胃肠疾患。

6.脊中

【别名】

神宗、脊腧、脊俞。

【特异性】

无。

【定位】

在第 11 胸椎棘突下凹陷中。

【点穴要领】

坐位或俯卧位点穴，以第 11 胸椎棘突

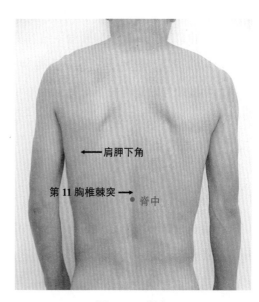

图 15-6　脊中

为定位标志。当身体直立两臂自然下垂时，肩胛骨的轮廓稍微高起，肩胛骨下角容易辨识。两肩胛骨下角连线经过第 7 胸椎棘突，自第 7 胸椎棘突沿脊柱向下循摸到的第 4 个骨性突起即为第 11 胸椎棘突。（图 15-6）

【简便取穴法】

无。

【主治】

①癫痫；②黄疸；③腹泻、痢疾、痔疮、脱肛、便血等肠腑病证；④腰脊强痛；⑤小儿疳积。

7. 中枢

【别名】

无。

【特异性】

无。

【定位】

在第 10 胸椎棘突下凹陷中。

【点穴要领】

坐位或俯卧位点穴，以第 10 胸椎棘突为定位标志。当身体直立两臂自然下垂时，肩胛骨的轮廓稍微高起，肩胛骨下角容易辨识。两肩胛骨下角连线经过第 7 胸椎棘突，自第 7 胸椎棘突沿脊柱向下循摸到的第 3 个骨性突起即为第 10 胸椎棘突。（图 15-7）

【简便取穴法】

无。

【主治】

①黄疸；②呕吐、腹满、胃痛、食欲不振等脾胃病证；③腰背疼痛。

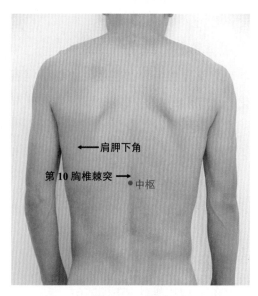

图 15-7　中枢

8. 筋缩

【别名】

无。

【特异性】

无。

【定位】

在第9胸椎棘突下凹陷中。

【点穴要领】

坐位或俯卧位点穴，以第9胸椎棘突为定位标志。当身体直立两臂自然下垂时，肩胛骨的轮廓稍微高起，肩胛骨下角容易辨识。两肩胛骨下角连线经过第7胸椎棘突，自第7胸椎沿脊柱向下循摸到的第2个骨性突起即为第9胸椎棘突。（图15-8）

【简便取穴法】

无。

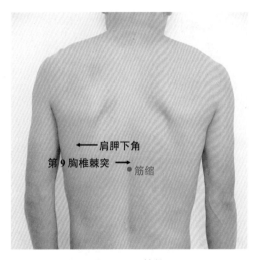

图15-8 筋缩

【主治】

①癫狂痫；②抽搐、脊强、四肢不收、筋挛拘急等筋病；③胃痛；④黄疸。

9. 至阳

【别名】

肺底。

【特异性】

无。

【定位】

在第7胸椎棘突下凹陷中。

【点穴要领】

坐位或俯卧位点穴，以第7胸椎棘突为定位标志。当身体直立两臂自然下垂时，肩胛骨的轮廓稍微高起，肩胛骨下角容易辨

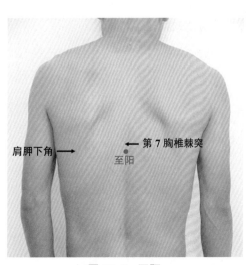

图15-9 至阳

识。两肩胛骨下角连线经过第 7 胸椎棘突，以此线定位。（图 15-9）

【简便取穴法】

无。

【主治】

①黄疸、胸胁胀满等肝胆病证；②咳嗽、气喘；③腰背疼痛，脊强。

10. 灵台

【别名】

无。

【特异性】

无。

【定位】

在第 6 胸椎棘突下凹陷中。

【点穴要领】

坐位或俯卧位点穴，以第 6 胸椎棘突为定位标志。当身体直立两臂自然下垂时，肩胛骨的轮廓稍微高起，肩胛骨下角容易辨识。两肩胛骨下角连线经过第 7 胸椎棘突，自第 7 胸椎沿脊柱向上循摸到的第 1 个骨性突起即为第 6 胸椎棘突。（图 15-10）

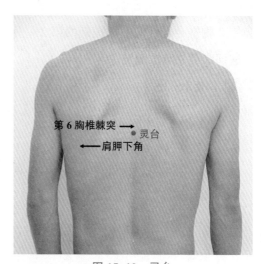

图 15-10 灵台

【简便取穴法】

无。

【主治】

①咳嗽，气喘；②脊痛，项强；③疔疮。

11. 神道

【别名】

藏输、神通、冲道、脏俞、庄俞。

【特异性】

无。

【定位】

在第 5 胸椎棘突下凹陷中。

【点穴要领】

坐位或俯卧位点穴，以第 5 胸椎棘突为定位标志。当身体直立两臂自然下垂时，肩胛骨的轮廓稍微高起，肩胛骨下角容易辨识。两肩胛骨下角连线经过第 7 胸椎棘突，自第 7 胸椎沿脊柱向上循摸到的第 2 个骨性突起即为第 5 胸椎棘突。（图 15-11）

【简便取穴法】

无。

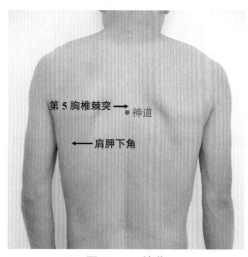

图 15-11 神道

【主治】

①心痛、心悸、怔忡等心疾；②失眠、健忘、中风不语、痫病等神志病；③咳嗽，气喘；④腰脊强，肩背痛。

12. 身柱

【别名】

尘气、智利毛、知利气、知利介。

【特异性】

无。

【定位】

在第 3 胸椎棘突下凹陷中。

【点穴要领】

俯卧或俯伏坐位点穴，以第 3 胸椎棘突为定位标志。当身体直立两臂自然下垂时，肩胛骨的轮廓稍微高起，容易辨识。肩胛冈内侧端的连线平第 3 胸椎棘突，以此线定位。（图 15-12）

【简便取穴法】

无。

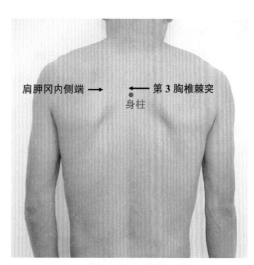

图 15-12 身柱

【主治】

①身热、头痛、咳嗽、气喘等外感病证；②惊厥、癫狂痫等神志病；③腰脊强痛；④疗疮发背。

13. 陶道

【别名】

无。

【特异性】

督脉、足太阳膀胱经交会穴。

【定位】

在第1胸椎棘突下凹陷中。

【点穴要领】

俯卧或俯伏坐位点穴，以第1胸椎棘突为定位标志。当身体直立两臂自然下垂时，肩胛骨的轮廓稍微高起，容易辨识。肩胛骨的内上角平对第2胸椎棘突，由第2胸椎棘突向上循摸到的第1个骨性突起即为第1胸椎棘突。（图15-13）

【简便取穴法】

无。

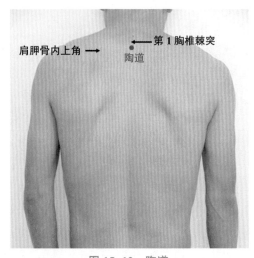

图 15-13　陶道

【主治】

①热病、疟疾、恶寒发热、咳嗽、气喘等外感病证；②骨蒸潮热；③癫狂；④脊强。

14. 大椎

【别名】

百劳、平肩、上杼。

【特异性】

督脉、手足三阳经交会穴。

【定位】

在第7颈椎棘突下凹陷中。

【点穴要领】

俯卧位或俯伏坐位点穴，以第 7 颈椎棘突为定位标志。低头时颈胸交界出现的明显高骨即为第 7 颈椎棘突。部分人低头时会出现 2 或 3 个高低相近的凸起，难以分辨，可将手指指腹横放在凸起的高骨上，同时令患者转动头部，指下能感觉到活动的椎体为颈椎，没有活动感的为胸椎，以此区别。（图 15-14）

【简便取穴法】

无。

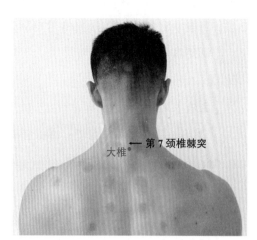

图 15-14　大椎

【主治】

①热病，疟疾，骨蒸潮热；②咳嗽，气喘；③癫狂痫，小儿惊；④风疹，痤疮；⑤项强，脊痛。

15. 哑门

【别名】

喑门、舌厌、舌横、舌肿、横舌、舌本、厌舌、舌根。

【特异性】

督脉与阳维脉交会穴。

【定位】

在颈后区，第 2 颈椎棘突上际凹陷中，当后发际正中直上 0.5 寸。

【点穴要领】

坐位或俯卧位点穴，以第 2 颈椎棘突或后发际正中为定位标志。由枕外隆凸沿后正中线向下循摸，越过枕部的凹陷，触及的第 1 个明显凸起就是第 2 颈椎棘突，其上缘的凹陷中即为本穴。

如以后发际正中为定位标志，此处 0.5 寸以第 7 颈椎棘突到后发际的直寸值为量取

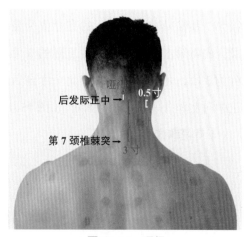

图 15-15　哑门

标准。先将第 7 颈椎棘突至后发际之 3 寸平分成三段，每段 1 寸；再将上段 1 寸平分成 2 段，每段 0.5 寸；接着将此 0.5 寸自后发际正中向上垂直平移，即为本穴。（图 15-15）

【简便取穴法】

无。

【主治】

①暴喑，舌强不语，聋哑；②癫狂痫，癔症；③头痛，项强。

16. 风府

【别名】

舌本、髓空、鬼腕、鬼枕、惺惺、鬼穴、曹溪。

【特异性】

督脉与阳维脉交会穴。

【定位】

在枕外隆凸直下，后正中线上，后发际直上 1 寸。

【点穴要领】

坐位或俯卧位点穴，以枕外隆凸或后发际正中为定位标志。枕外隆凸是枕部中央的骨性隆起，沿项沟向上循摸，在枕部可触及一明显的骨性凸起即为枕外隆凸，其下凹陷中即为本穴。

如以后发际正中为定位标志，此处 1 寸以第 7 颈椎棘突到后发际的直寸值为量取标准。先将第 7 颈椎棘突至后发际的 3 寸平均分为 3 段，每段 1 寸；再将此 1 寸自后发际正中向上垂直平移，即为本穴。（图 15-16）

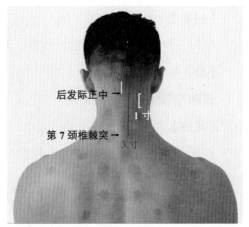

图 15-16　风府

【简便取穴法】

无。

【主治】

①中风、癫狂痫、癔症等内风为患的神志病证；②头痛、眩晕、颈项强痛、咽喉肿痛、失音、目痛、鼻衄等头颈、五官病证。

17. 脑户

【别名】

合颅、匝风、会额、合囟、仰风、会颅、迎风、西风。

【特异性】

督脉与足太阳膀胱经的交会穴。

【定位】

在头部，枕外隆凸的上缘正中凹陷中，后发际正中直上 2.5 寸。

【点穴要领】

坐位或俯卧位点穴，以枕外隆凸或后发际正中为定位标志。枕外隆凸是枕部中央的骨性隆起，沿项沟向上循摸，在枕部可触及一明显的骨性凸起即为枕外隆凸，其上凹陷中即为本穴。需注意的是本穴与风府都以枕外隆凸为定位标志，风府在枕外隆凸正中直下的凹陷中，本穴在枕外隆凸正中直上的凹陷中。

如以后发际正中为定位标志，此处 2.5 寸以第 7 颈椎棘突到后发际的直寸值为量取

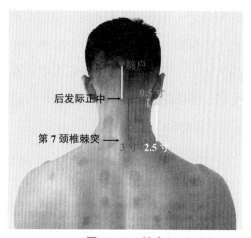

图 15-17　脑户

标准。先将第 7 颈椎棘突至后发际之 3 寸平均分为 3 段，每段 1 寸；再将上段 1 寸平均分为 2 段，每段 0.5 寸，上段 0.5 寸与下段 0.5 寸的交点到第 7 颈椎棘突的距离为 2.5 寸，将此 2.5 寸自后发际正中向上垂直平移，即为本穴。（图 15-17）

【简便取穴法】

无。

【主治】

①头晕，项强；②失音；③癫痫。

18. 强间

【别名】

大羽。

【特异性】

无。

【定位】

在头部，后发际正中直上 4 寸。

【点穴要领】

坐位或俯卧位点穴，以后发际正中为定位标志。此处 4 寸以第 7 颈椎棘突到后发际的直寸值为量取标准。先将第 7 颈椎棘突至后发际之 3 寸平均分为 3 段，每段 1 寸；将此 1 寸与第 7 颈椎棘突到后发际的 3 寸叠加即为 4 寸；将此 4 寸沿后发际正中垂直向上平移，终点即为本穴。（图 15-18）

【简便取穴法】

无。

【主治】

①头痛，目眩，项强；②癫狂。

19. 后顶

【别名】

交冲。

【特异性】

无。

【定位】

在头部，后发际正中直上 5.5 寸。

【点穴要领】

坐位或俯卧位点穴，以后发际正中为定位标志。此处 5.5 寸以第 7 颈椎棘突到后发际的直寸值为量取标准。先将第 7 颈椎棘突至后发际之 3 寸自后发际正中连续垂直平移 2 次，终点为后发际正中直上 6 寸；再将上

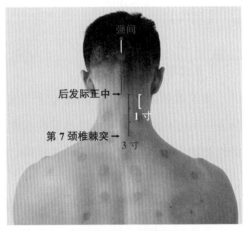

图 15-18　强间

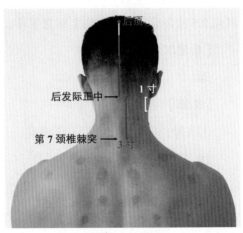

图 15-19　后顶

段 3 寸平均分为 3 段，每段 1 寸；接着将上段 1 寸平分为 2 段，每段 0.5 寸，上下 0.5 寸交界处即为本穴。（图 15-19）

【简便取穴法】

无。

【主治】

①头痛，眩晕；②癫狂痫。

20. 百会

【别名】

巅上、三阳五会、三阳、五会、顶上、泥丸宫、天满、维会、昆仑。

【特异性】

督脉与足太阳膀胱经的交会穴。

【定位】

在头部，前发际正中直上 5 寸。

【点穴要领】

坐位或卧位点穴，以前发际正中为定位标志。此处 5 寸以两眉中点到前发际之间的直寸值为量取标准。先将两眉中点到前发际之间的 3 寸沿正中线自前发际中点向上垂直平移 2 次，终点即为前发际直上 6 寸；再将上段 3 寸平均分为 2 段，每段 1 寸，后段 1 寸与中段 1 寸交界处即为本穴。（图 15-20）

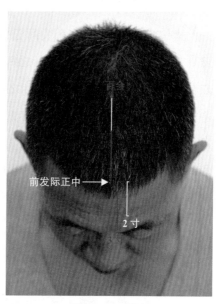

图 15-20　百会

【简便取穴法】

将两耳郭向前对折，由两个耳尖连线跨越头顶与头部前后正中线之交点即是本穴。（图 15-21）

【主治】

①痴呆、中风、失语、瘛疭、失眠、健忘、癫狂痫、癔症等神志病；②头痛，眩晕，耳鸣；③脱肛、阴挺、胃下垂、肾下垂等气失固摄而致

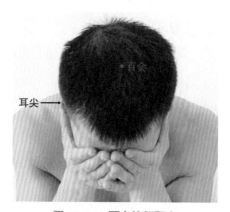

图 15-21　百会简便取穴

的下陷性病证。

21. 前顶

【别名】

无。

【特异性】

无。

【定位】

在头部，前发际正中直上 3.5 寸。

【点穴要领】

坐位或卧位点穴，以前发际正中为定位标志。此处 3.5 寸以两眉中点到前发际之间的直寸值为量取标准。先将两眉中点到前发际之间的 3 寸沿正中线自前发际中点向上垂直平移 2 次，终点即为前发际正中直上 6 寸；再将后段 3 寸平均分为 3 段，每段 1 寸；接着将前段 1 寸平均分为 2 段，每段 0.5 寸，前后两段交界处即为本穴。（图 15-22）

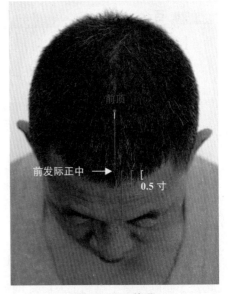

图 15-22　前顶

【简便取穴法】

无。

【主治】

①头痛，眩晕；②鼻渊；③癫狂痫。

22. 囟会

【别名】

囟中、鬼门、顶门、天窗、囟门。

【特异性】

无。

【定位】

在头部，前发际正中直上 2 寸。

【点穴要领】

坐位或卧位点穴，以前发际正中为定位标志。此处 2 寸以两眉中点到前发际正中的直寸值为量取标准。将两眉中点到前发际正中之3寸平均分为3段，每段1寸，取上、中2段共2寸自前发际正中沿正中线垂直平移，终点即为本穴。（图15-23）

【简便取穴法】

无。

【主治】

①头痛，眩晕；②鼻渊；③癫狂痫。

23. 上星

【别名】

鬼堂、明堂、神堂。

【特异性】

无。

【定位】

在头部，前发际正中直上1寸。

【点穴要领】

坐位或仰卧位点穴，以前发际正中为定位标志。此处1寸以两眉中点到前发际正中的直寸值为量取标准。将两眉中点至前发际之3寸平均分为3段，每段1寸；将此1寸沿正中线自前发际正中垂直平移即为本穴。（图15-24）

【简便取穴法】

无。

【主治】

①鼻渊、鼻衄、头痛、目痛等头面部病；②热病、疟疾；③癫狂。

24. 神庭

【别名】

发际、天庭、督脉。

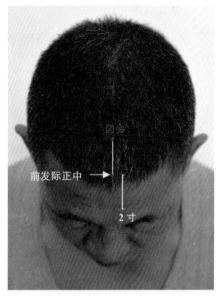

图15-23 囟会

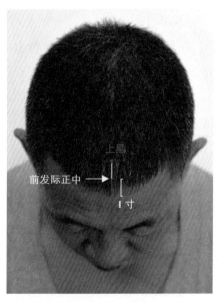

图15-24 上星

【特异性】

督脉、足太阳膀胱经与足阳明胃经的交会穴。

【定位】

在头部，前发际正中直上 0.5 寸。

【点穴要领】

坐位或仰卧位点穴，以前发际正中为定位标志。此处 0.5 寸以两眉中点到前发际正中的直寸值为量取标准。先将两眉中点至前发际之 3 寸平均分为 3 段，每段 1 寸；再将上段 1 寸平均分为 2 段，每段 0.5 寸；接着将此 0.5 寸沿正中线自前发际正中垂直平移即为本穴。（图 15-25）

【简便取穴法】

无。

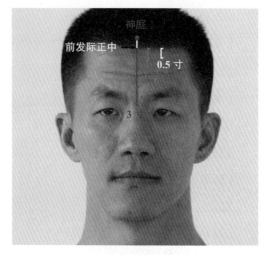

图 15-25　神庭

【主治】

①癫狂痫、失眠、惊悸等神志病；②头痛、目眩、目赤、目翳、鼻渊、鼻衄等头面五官病。

25. 素髎

【别名】

面王、面正、鼻准、准头、面玉、面士。

【特异性】

无。

【定位】

在面部，鼻尖的正中央。

【点穴要领】

坐位或卧位点穴。本穴以鼻尖为定位标志，穴在鼻尖的最高处。（图 15-26）

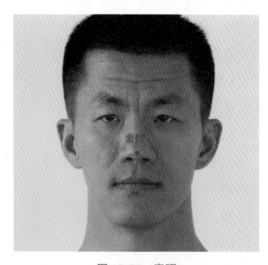

图 15-26　素髎

【简便取穴法】

无。

【主治】

①昏迷、惊厥、新生儿窒息、休克、呼吸衰竭等急危重症；②鼻渊、鼻衄等鼻病。

26. 水沟

【别名】

人中、鬼宫、鬼客厅、鬼市。

【特异性】

督脉、手阳明大肠经与足阳明胃经的交会穴。

【定位】

在面部，人中沟的上 1/3 与中 1/3 交点处。

【点穴要领】

坐位、仰靠位或仰卧位点穴。本穴以人中沟为定位标志，人中沟为鼻子与口唇之间明显的纵行凹沟。将人中沟平均分成3段，穴在上段与中段交界处。（图15-27）

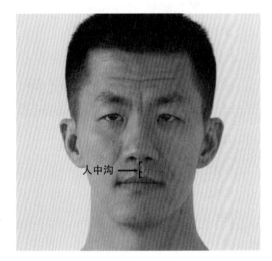

人中沟 ——

图 15-27　水沟

【简便取穴法】

无。

【主治】

①昏迷、晕厥、中风、中暑、休克、呼吸衰竭等急重症，为急救要穴之一；②癔症、癫狂痫、急慢惊风等神志病；③鼻塞、鼻衄、面肿、口喎、齿痛、牙关紧闭等面鼻口部病证；④闪挫腰痛。

27. 兑端

【别名】

兑骨、唇上端。

【特异性】

无。

【定位】

在面部，上唇结节的中点。

【点穴要领】

坐位、仰靠位或仰卧位点穴。本穴以上唇结节的中点为定位标志，上唇结节在人中沟下端皮肤与唇黏膜的移行处。（图15-28）

【简便取穴法】

无。

【主治】

①昏迷、晕厥、癫狂、癔症等神志病；②口喎、口噤、口臭、齿痛等口部病证。

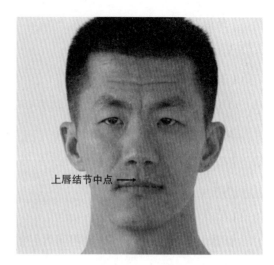

图 15-28 兑端

28. 龈交

【别名】

断交。

【特异性】

无。

【定位】

在上唇内，上唇系带与上牙龈的交点。

【点穴要领】

坐位、仰靠位或仰卧位点穴。本穴以上唇系带与上牙龈为定位标志。用手提起上唇暴露口腔，在口腔前庭，上唇系带与上牙龈移行部位即是本穴。（图15-29）

【简便取穴法】

无。

【主治】

①口喎、口噤、口臭、齿衄、

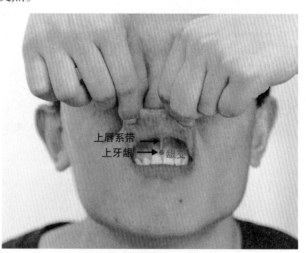

图 15-29 龈交

齿痛、鼻衄、面赤颊肿等面口部病证；②痔疮；③癫狂。

附：督脉经穴分寸歌（28穴）※

督脉穴发二十八，长强开始至龈交。

长强会阴肛尾中，腰俞正对骶裂窜。

此后脊柱十二穴，俱在各椎棘下凹。

腰阳关对腰椎四，命门直指第二腰。

悬枢一椎腰棘下，脊中上胸十一昭。

中枢十椎筋缩九，至阳肩下七椎超。

灵台六椎神道五，身柱三陶道一号。

大椎第七只在颈，发盖正中十穴聊。

哑门半寸风府一，脑户二五枕凸包。

强间四后顶五五，百会前发五寸朝。

前顶三五囟会二，上星前发一寸韶。

入发五分神庭当，鼻尖准头对素髎。

人中水沟上三一，兑端唇结中点标。

龈交龈上遇系带，二八星宿各个骄。

※印堂本属经外奇穴，编者根据长期临床、教学实践经验，取用此奇穴，简便廉验，好评如潮。在《腧穴名称与定位》（GB/T 12346-2006）中，学术界将其由经外奇穴归至督脉。虽分类有异，但不影响其使用，具体学习此穴的操作技术仍应遵照编者之意。

第十六章　任脉

一、任脉循行

《素问·骨空论》：任脉者，起于中极之下，以上毛际，循腹里，上关元，至咽喉，上颐，循面，入目。

二、任脉腧穴

任脉从小腹走头，体表循行线沿前正中线上行，共有 24 穴，均位于前正中线上，首穴会阴，末穴承浆。其中会阴部 1 穴会阴，男子以阴囊根部与肛门连线的中点、女子以大阴唇后联合与肛门连线的中点为定位标志。腹部 14 穴，曲骨、中极、关元、石门、气海、阴交、神阙、水分、下脘、建里、中脘、上脘，巨阙和鸠尾，各穴分别以前正中线、耻骨联合或脐为定位标志。腹部各穴除气海之外，其他各穴之间的间隔都是 1 寸。胸部 6 穴，中庭、膻中、玉堂、紫宫、华盖和璇玑，各穴分别以前正中线、胸剑结合点、各肋间隙或胸骨上窝为定位标志。颈部 2 穴，天突和廉泉，分别以前正中线、胸骨上窝中央、喉结或舌骨为定位标志。面部 1 穴承浆，以前正中线和颏唇沟为定位标志。

1. 会阴

【别名】

下阴别、屏翳、平翳、金门、神田、海底、下极。

【特异性】

任脉别络。

冲脉、督脉及任脉交会穴。

【定位】

男子在阴囊根部与肛门连线的中点，女子在大阴唇后联合与肛门连线的中点。

【点穴要领】

膝胸位或侧卧位点穴，暴露会阴部。男子以阴囊根部与肛门连线的中点为定位标志，女子以大阴唇后联合与肛门连线的中点为定位标志。

【简便取穴法】

无。

【主治】

①阴中诸病，前后相引痛不得大小便，阴痛，阴痒，阴肿，遗精，月经不调；②痔疾。

2. 曲骨

【别名】

尿胞、回骨、屈骨、屈骨端。

【特异性】

足厥阴肝经、任脉的交会穴。

【定位】

耻骨联合上缘，前正中线上。

【点穴要领】

仰卧位点穴，以耻骨联合上缘中点为定位标志。自小腹向下循摸，在小腹近阴毛处触及的横行骨性隆起即为耻骨联合上缘，穴在此上缘中点。（图16-1）

【简便取穴法】

仰卧位，脐中直下与耻骨联合上缘交界处。（图16-2）

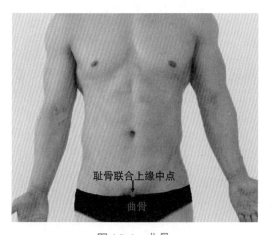

图 16-1　曲骨

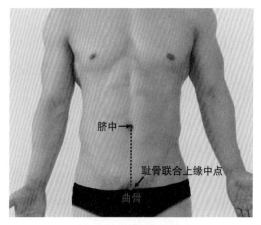

图 16-2　曲骨简便取穴

【主治】

小便不利，遗尿，阴疝，遗精，阳痿，月经不调，带下。

3. 中极

【别名】

气原、玉泉、膀胱募、气鱼。

【特异性】

膀胱募穴；任脉、足少阴肾经、足太阴脾经、足厥阴肝经的交会穴。

【定位】

脐中下4寸，前正中线上。

【点穴要领】

仰卧位点穴，以脐中与前正中线为定位标志。脐为位于腹部中间的明显凹陷，常作为腹部各穴的定位标志。前正中线为经脐中的一条垂线。此处4寸以剑突下至脐中的直寸值为量取标准。先将剑突下至脐中之8寸平均分为2段，每段4寸；再将此4寸自脐中向下垂直平移，终点即为本穴。（图16-3）

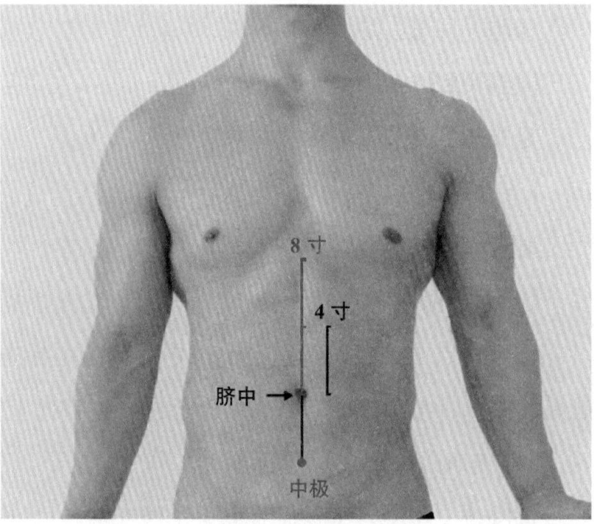

图16-3　中极

【简便取穴法】

无。

【主治】

①遗尿，小便不利，疝气；②月经不调，崩漏，阴挺，阴痒，不孕，恶露不尽，带下，遗精，阳痿。

4. 关元

【别名】

下纪、三结交、次门、大中极、丹田、关原、大海、溺水、产门、血海、子宫、利机、精露、命门、气海、脖胦、肓之原、下肓。

【特异性】

小肠募穴；任脉、足太阴脾经、足少阴肾经、足厥阴肝经的交会穴。

【定位】

脐中下 3 寸，前正中线上。

【点穴要领】

仰卧位点穴，以脐中与前正中线为定位标志。脐为位于腹部中间的明显凹陷，常作为腹部各穴的定位标志。前正中线为经脐中的一条垂线。此处 3 寸以剑突下至脐中的直寸值为量取标准。先将剑突下至脐中之 8 寸平均分为 2 段，每段 4 寸；再将此 4 寸自脐中向下垂直平移，终点即为脐中下 4 寸；接着将此 4 寸平均分为 2 段，每段 2 寸；最后将下段 2 寸平均分为 2 段，上下两段交点即为脐中下 3 寸。穴在前正中线上。（图 16-4）

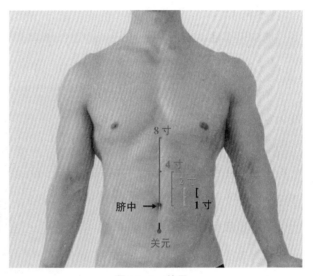

图 16-4 关元

【简便取穴法】

仰卧位，第 2 ~ 5 指并拢，将食指桡侧缘沿脐中水平放置，小指尺侧缘对应的前正中线上交点即为本穴。（图 16-5）

【主治】

①癃闭，尿频，遗精，阳痿，月经不调，痛经，经闭，崩漏，带下，阴挺，恶露不尽，不孕；②疝气，小腹疼痛；③腹泻。

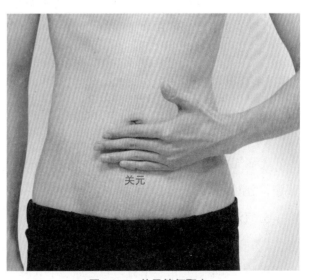

图 16-5 关元简便取穴

5. 石门

【别名】

利机、精露、丹田、命门、端田、三焦募。

【特异性】

三焦募穴。

【定位】

脐中下2寸，前正中线上。

【点穴要领】

仰卧位点穴，以脐中与前正中线为定位标志。脐为位于腹部中间的明显凹陷，常作为腹部各穴的定位标志。前正中线为经脐中的一条垂线。此处2寸以剑突下至脐中的直寸值为量取标准。先将剑突下至脐中之8寸平均分为2段，每段4寸；再将此4寸自脐中向下垂直平移，终点即为脐中下4寸；接着将此4寸平均分为2段，上下两段交点即为脐中下2寸。穴在前正中线上。（图16-6）

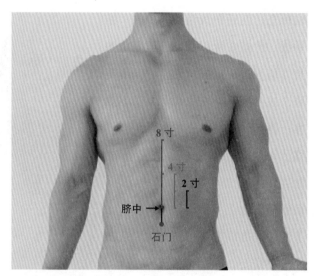

图16-6 石门

【简便取穴法】

无。

【主治】

①疝气，小便不利，遗精，阳痿，月经不调，不孕，恶露不尽，妇人胞中积液；②腹痛，泄泻，水肿。

6. 气海

【别名】

脖胦、季胦、丹田、下肓、肓之原、下气海。

【特异性】

无

【定位】

脐中下 1.5 寸，前正中线上。

【点穴要领】

仰卧位点穴，以脐中与前正中线为定位标志。脐为位于腹部中间的明显凹陷，常作为腹部各穴的定位标志。前正中线为经脐中的一条垂线。此处 1.5 寸以剑突下至脐中的直寸值为量取标准。先将剑突下至脐中之 8 寸平均分为 2 段，每段 4 寸；再将此 4 寸自脐中向下垂直平移，终点即为脐中下 4 寸；接着将此 4 寸平均分为 2 段，每段 2 寸；然后将上段 2 寸平均分为 2 段，每段 1 寸；最后将下段 1 寸平均分为 2 段，上下两段交点即为脐中下 1.5 寸。穴在前正中线上。（图 16-7）

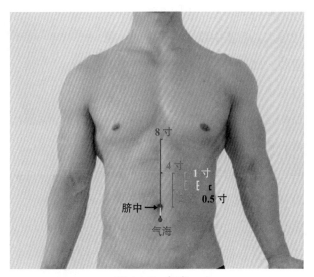

图 16-7　气海

【简便取穴法】

无。

【主治】

①疝气，小便不利，遗尿，遗精，阳痿，月经不调，带下，阴挺，恶露不尽；②泄泻，腹中绞痛；③虚脱，虚劳羸瘦。

7. 阴交

【别名】

少关、小关、横户。

【特异性】

任脉、冲脉、足少阴肾经的交会穴。

【定位】

脐中下 1 寸，前正中线上。

【点穴要领】

仰卧位点穴，以脐中与前正中线为定位标志。脐为位于腹部中间的明显凹陷，常作为腹部各穴的定位标志。前正中线为经脐中的一条垂线。此处 1 寸以剑突下至脐中的直寸值为量取标准。先将剑突下至脐中之 8 寸平均分为 2 段，每段 4 寸；再将此 4 寸自脐中向下垂直平移，终点即为脐中下 4 寸；接着将此 4 寸平均分为 2 段，每段 2 寸；最后将上段 2 寸平均分为 2 段，上下两段交点即为脐中下 1 寸。穴在前正中线上。（图 16-8）

【简便取穴法】

将拇指指间横纹桡侧头沿脐中向下垂直放置，尺侧头对应处即为本穴。（图 16-9）

【主治】

①月经不调，带下，不孕，产后诸症，小便不利，疝气；②腹痛；③水肿。

8. 神阙

【别名】

脐、脐中、气舍、脐孔、气合、维会、命蒂。

【特异性】

无。

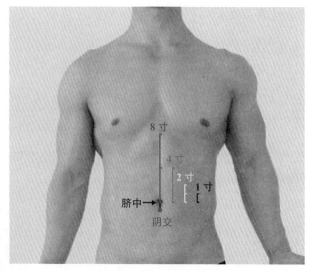

图 16-8 阴交

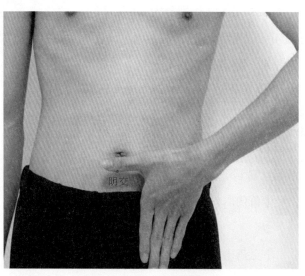

图 16-9 阴交简便取穴

【定位】

在脐中央。

【点穴要领】

仰卧位点穴，以脐中为定位标志。脐为位于腹部中间的明显凹陷，常作为腹部各穴的定位标志。（图16-10）

【简便取穴法】

无。

【主治】

①脐周痛，腹胀，肠鸣，泄泻；②水肿，小便不利；③中风脱症。

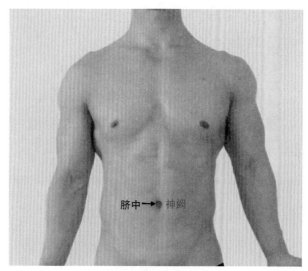

图16-10 神阙

9. 水分

【别名】

中守、分水、风水。

【特异性】

无。

【定位】

脐中上1寸，前正中线上。

【点穴要领】

仰卧位点穴，以脐中与前正中线为定位标志。脐为位于腹部中间的明显凹陷，常作为腹部各穴的定位标志。前正中线为经脐中的一条垂线。此处1寸以剑突下至脐中的直寸值为量取标准。先将剑突下至脐中之8寸平均分为2段，每段4寸；再将下段4寸平均分为2段，

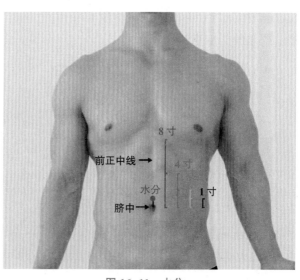

图16-11 水分

每段2寸；接着将下段2寸平均分为2段，上下两段交点即为脐中上1寸。穴在前正中线上。（图16-11）

【简便取穴法】

①将拇指指间横纹尺侧头沿脐中向上垂直放置，桡侧头对应处即为本穴。

②中指屈曲，将远心端指间横纹尺侧头沿脐中向上垂直放置，近心端指间横纹尺侧头对应处即为本穴。（图16-12）

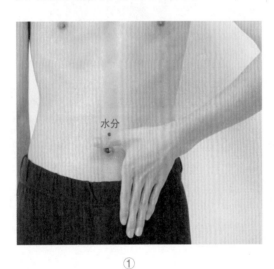
①
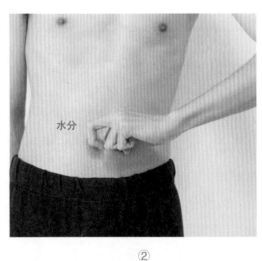
②

图16-12　水分简便取穴

【主治】

①腹痛，腹满坚硬，腹胀不得食；②水肿，小便不利。

10. 下脘

【别名】

下管。

【特异性】

任脉、足太阴脾经的交会穴。

【定位】

脐中上2寸，前正中线上。

【点穴要领】

仰卧位点穴，以脐中与前正中

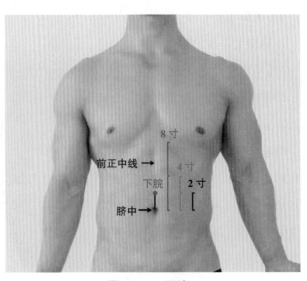

图16-13　下脘

线为定位标志。脐为位于腹部中间的明显凹陷，常作为腹部各穴的定位标志。前正中线为经脐中的一条垂线。此处 2 寸以剑突下至脐中的直寸值为量取标准。先将剑突下至脐中之 8 寸平均分为 2 段，每段 4 寸；再将下段 4 寸平均分为 2 段，上下两段交点即为脐中上 2 寸。穴在前正中线上。（图 16-13）

【简便取穴法】

无。

【主治】

呕吐，食入即出，腹满，腹硬，腹中包块，食欲不振，消瘦。

11. 建里

【别名】

无。

【特异性】

无。

【定位】

脐中上 3 寸，前正中线上。

【点穴要领】

仰卧位点穴，以脐中与前正中线为定位标志。脐为位于腹部中间的明显凹陷，常作为腹部各穴的定位标志。前正中线为经脐中的一条垂线。此处 3 寸以剑突下至脐中的直寸值为量取标准。先将剑突下至脐中之 8 寸平均分为 2 段，每段 4 寸；再将下段 4 寸平均分为 2 段，每段 2 寸；接着将上段 2 寸平均分为 2 段，上下两段交点即为脐中上 3 寸。穴在前正中线上。（图 16-14）

【简便取穴法】

仰卧位，2 ～ 5 指并拢，将小

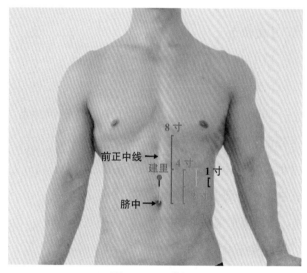

图 16-14　建里

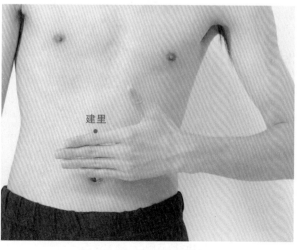

图 16-15　建里简便取穴

指尺侧缘沿脐中水平放置，食指桡侧缘对应处即为本穴。（图 16-15）

【主治】

胃痛，呕吐，食欲不振，腹痛，肠鸣，腹胀，腹肿。

12. 中脘

【别名】

上纪、胃脘、太仓、大仓、胃管、胃腕。

【特异性】

胃募穴；八会穴（腑会）；任脉、手太阳小肠经、手少阳三焦经、足阳明胃经的交
会穴。

【定位】

脐中上 4 寸，前正中线上。

【点穴要领】

仰卧位点穴，以脐中与前正中线为定位标志。脐为位于腹部中间的明显凹陷，常作
为腹部各穴的定位标志。前正中线为经脐中的一条垂线。此处 4 寸以剑突下至脐中的直
寸值为量取标准。将剑突下至脐中之 8 寸平均分为 2 段，上下两段交点即为脐中上 4 寸。
穴在前正中线上。（图 16-16）

【简便取穴法】

剑突下与脐中连线的中点。（图 16-17）

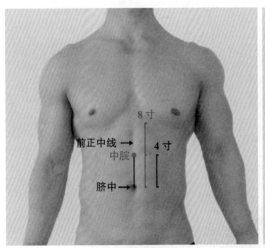

图 16-16 中脘

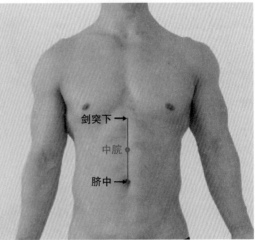

图 16-17 中脘简便取穴

【主治】

胃痛，腹胀，腹中积聚，泄泻，便秘，呕吐，食欲不振，黄疸。

13. 上脘

【别名】

上管、胃管、胃脘、上纪。

【特异性】

任脉、手太阳小肠经、足阳明胃经的交会穴。

【定位】

脐中上5寸，前正中线上。

【点穴要领】

仰卧位点穴，以脐中与前正中线为定位标志。脐为位于腹部中间的明显凹陷，常作为腹部各穴的定位标志。前正中线为经脐中的一条垂线。此处5寸以剑突下至脐中的直寸值为量取标准。先将剑突下至脐中之8寸平均分为2段，每段4寸；再将上段4寸平均分为2段，每段2寸；接着将下段2寸平均分为2段，上下两段交点即为脐中上5寸。穴在前正中线上。（图16-18）

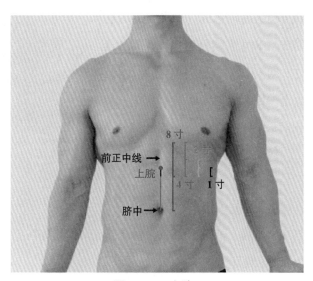

图 16-18 上脘

【简便取穴法】

无。

【主治】

①胃痛，呕吐，呕血，呃逆，食欲不振，腹胀，腹中积聚；②癫痫。

14. 巨阙

【别名】

巨关、巨缺、心募。

【特异性】

心募穴。

【定位】

脐中上6寸，前正中线上。

【点穴要领】

仰卧位点穴，以脐中与前正中线为定位标志。脐为位于腹部中间的明显凹陷，常作为腹部各穴的定位标志。前正中线为经脐中的一条垂线。此处6寸以剑突下至脐中的直寸值为量取标准。先将剑突下至脐中之8寸平均分为2段，每段4寸；再将上段4寸平均分为2段，上下两段交点即为脐中上6寸。穴在前正中线上。（图16-19）

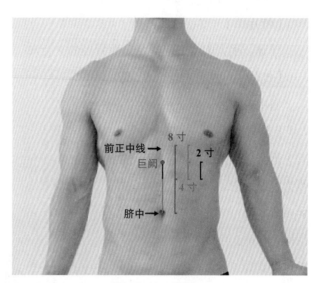

图16-19 巨阙

【简便取穴法】

无。

【主治】

①心悸，心烦，心痛，胸痛，气喘；②癫狂痫。

15. 鸠尾

【别名】

尾翳、神府、臆前、䯏骬。

【特异性】

络穴，膏之原。

【定位】

剑突下1寸，前正中线上。

【点穴要领】

仰卧位点穴，以剑突下与前正中线为定位标志。胸骨是位于胸前部正中的一块扁骨，下端为一形状不定的薄骨片，称为剑突，剑突上端与胸骨体相连，下端游离。此处

1寸以剑突下至脐中的直寸值为量取标准。先将剑突下至脐中之8寸平均分为2段，每段4寸；再将上段4寸平均分为2段，每段2寸；接着将上段2寸平均分为2段，上下两段交点即为剑突下1寸。穴在前正中线上。（图16-20）

【简便取穴法】

无。

【主治】

①胸痛引背，气喘；②腹胀，呃逆；③癫狂痫。

16. 中庭

【别名】

龙颔。

【特异性】

无。

【定位】

胸剑结合中点处，前正中线上。

【点穴要领】

仰卧位或坐位点穴，以胸剑结合中点为定位标志。胸骨是位于胸前部正中的一块扁骨，分为胸骨柄、胸骨体和剑突三部分。中段胸骨体扁而长，呈长方形。下端为一形状不定的薄骨片，称为剑突。剑突上端与胸骨体相连的部分称为胸剑结合。穴在胸剑结合中点。（图16-21）

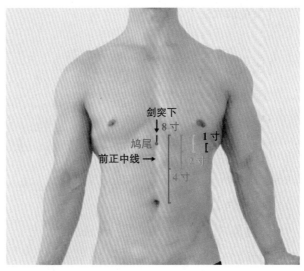

图16-20　鸠尾

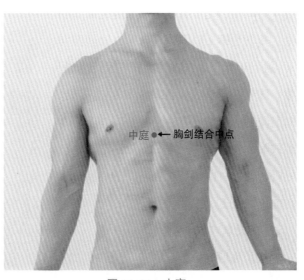

图16-21　中庭

【简便取穴法】

无。

【主治】

①胸胁胀满；②噎膈，呕吐。

17. 膻中

【别名】

元儿、胸堂、上气海、元见、元沉。

【特异性】

心包募穴；八会穴（气会）；任脉、足太阴脾经、足少阴肾经、手太阳小肠经、手少阳三焦经的交会穴。

【定位】

横平第4肋间隙，前正中线上。

【点穴要领】

仰卧位或坐位点穴，以第4肋间隙与前正中线为定位标志。第4肋间隙为第4肋骨和第5肋骨之间的间隙。男子乳头位于第4肋间隙；女子以第2肋骨确定第4肋间隙，先于胸骨角水平确定第2肋骨，其下为第2肋间隙，自第2肋间隙向下循摸到的第2个肋间隙即为第4肋间隙。胸骨角是胸骨柄和胸骨体的连接处，向前微突成角，皮下易于触及。对不易看到或触到肋骨的人，可令其做快速、重复的吸气动作，以抬高肋骨，便于触及。穴在前正中线上。（图16-22）

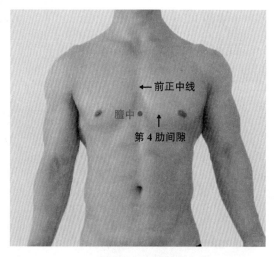

图 16-22　膻中

【简便取穴法】

男子在两乳头中点取穴。（图16-23）

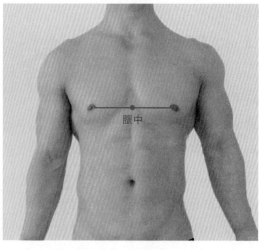

图 16-23　膻中简便取穴

【主治】

①胸闷，心痛，咳嗽，气喘；②产后乳少；③噎膈。

18. 玉堂

【别名】

玉英。

【特异性】

无。

【定位】

横平第 3 肋间隙，前正中线上。

【点穴要领】

仰卧位或坐位点穴，以第 3 肋间隙与前正中线为定位标志。第 3 肋间隙为第 3 肋骨和第 4 肋骨之间的间隙。男子乳头位于第 4 肋间隙，沿第 4 肋间隙向上循摸到的第 1 个肋间隙即为第 3 肋间隙；女子以第 2 肋骨确定第 3 肋间隙，先于胸骨角水平确定第 2 肋骨，其下为第 2 肋间隙，自第 2 肋间隙向下循摸到的第 1 个肋间隙即为第 3 肋间隙。胸骨角是胸骨柄和胸骨体的连接处，向前微突成角，皮下易于触及。对不易看到或触到肋骨的人，可

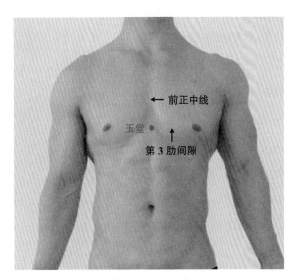

图 16-24　玉堂

令其做快速、重复的吸气动作，以抬高肋骨，便于触及肋间隙。穴在前正中线上。（图 16-24）

【简便取穴法】

无。

【主治】

①咳嗽，气喘，胸闷，胸痛；②乳房胀痛；③呕吐。

19. 紫宫

【别名】

无。

【特异性】

无。

【定位】

横平第2肋间隙，前正中线上。

【点穴要领】

仰卧位或坐位点穴，以第2肋间隙与前正中线为定位标志。第2肋间隙为第2肋骨和第3肋骨之间的间隙。于胸骨角水平确定第2肋骨，其下为第2肋间隙。胸骨角是胸骨柄和胸骨体的连接处，向前微突成角，皮下易于触及。对不易看到或触到肋骨的人，可令其做快速、重复的吸气动作，以抬高肋骨，便于触及肋间隙。穴在前正中线上。（图16-25）

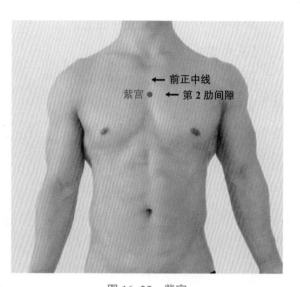

图16-25 紫宫

【简便取穴法】

无。

【主治】

①胸痛；②咳嗽，气喘。

20. 华盖

【别名】

无。

【特异性】

无。

【定位】

横平第1肋间隙，前正中线上。

【点穴要领】

仰卧位或坐位点穴，以第1肋间隙与前正中线为定位标志。第1肋间隙为第1肋骨和第2肋骨之间的间隙。先于胸骨角水平确定第2肋骨，其上为第1肋间隙。胸骨角是胸骨柄和胸骨体的连接处，向前微突成角，皮下易于触及。穴在前正中线上。（图16–26）

【简便取穴法】

无。

【主治】

胸痛，咳嗽，气喘。

21. 璇玑

【别名】

无。

【特异性】

无。

【定位】

胸骨上窝下1寸，前正中线上。

【点穴要领】

仰靠坐位或仰卧位点穴，以胸骨上窝为定位标志。胸骨上窝是胸骨柄上端游离形成的凹窝，位于胸部正前方。此处1寸以胸骨上窝到剑突下的直寸值为量取标准。先将胸骨上窝至剑突下的9寸平均分为3段，每段3寸；再将上段3寸平均分为3段，上段1寸与中段1寸的交点即为胸骨上窝下1寸。穴在前正中线上。（图16–27）

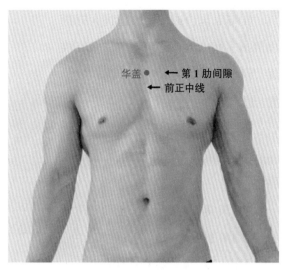

图 16–26　华盖

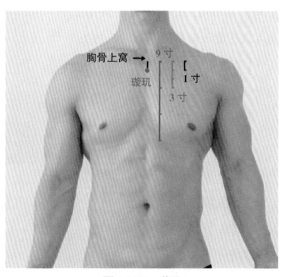

图 16–27　璇玑

【简便取穴法】

①仰靠坐位或仰卧位，将大拇指桡侧指间横纹尽头沿胸骨上窝垂直放置，尺侧横纹头所对应处即为本穴位置。（图16-28）

【主治】

①胸痛，咳嗽，气喘；②咽喉肿痛。

22. 天突

【别名】

玉户、天瞿、五户。

【特异性】

任脉与阴维脉的交会穴。

【定位】

胸骨上窝中央，前正中线上。

【点穴要领】

仰靠坐位或仰卧位点穴，以胸骨上窝为定位标志。胸骨上窝是胸骨柄上端游离形成的凹窝，位于胸部正前方。穴在此凹窝中央。（图16-29）

【简便取穴法】

无。

【主治】

①咳嗽，气喘，胸痛，咳血；②咽喉肿痛，暴喑；③噎膈；④瘿气。

23. 廉泉

【别名】

本池、舌本。

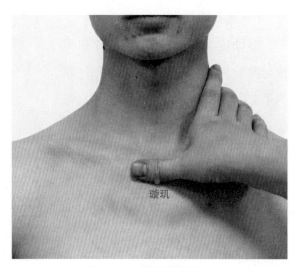

图16-28　璇玑简便取穴

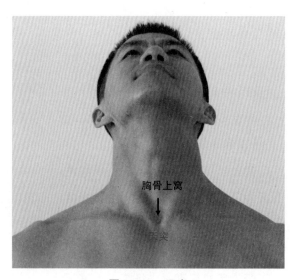

图16-29　天突

【特异性】

任脉与阴维脉的交会穴。

【定位】

喉结上方，舌骨上缘凹陷中，前正中线上。

【点穴要领】

仰靠坐位或仰卧位点穴，以喉结、舌骨上缘为定位标志。喉结为咽喉部明显的软骨凸起，男子的喉结大而突出，易于辨识；女子的喉结小而隐蔽，将指腹放在咽喉中部，可触摸到随吞咽动作活动的喉结。舌骨位于喉结上方，当正坐位，两目正视前方时，舌骨体与下颌骨下缘位于同一水平面。（图 16-30）

【简便取穴法】

无。

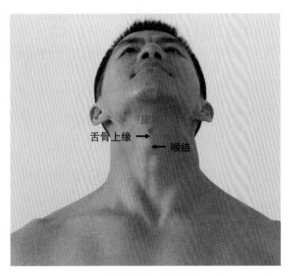

图 16-30 廉泉

【主治】

中风失语，吞咽困难，舌缓，流涎，舌下肿痛，咽喉肿痛。

24. 承浆

【别名】

天池、鬼市、垂浆、悬浆。

【特异性】

任脉、足阳明胃经的交会穴。

【定位】

在面部，颏唇沟的正中凹陷中。

【点穴要领】

仰靠坐位或仰卧位点穴，以颏唇沟为定位标志。颏唇沟为下唇与下颏之间的明显横行凹沟。穴在颏唇沟正中凹陷

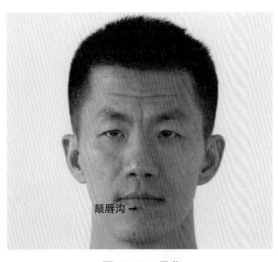

图 16-31 承浆

中。（图16–31）

【简便取穴法】

无。

【主治】

①口眼㖞斜，中噤，齿龈肿痛，暴喑；②癫狂痫。

附：任脉经穴分寸歌（24穴）

任脉布穴二十四，起于会阴承浆停。

会阴两阴中点取，曲骨居中触骨横。

自此腹部十四穴，在中相距一寸行。

脐下六穴平脐一，脐上七穴隔寸钉。

脐下四三二寸隔，中极关元石门增。

气海寸半独自列，阴交一寸阙脐平。

水分下脘与建里，一二三寸脐上盈。

中脘上脘与巨阙，四五六七鸠尾迎。

中庭上胸剑胸结，上有五穴隔肋登。

膻中四肋玉堂三，紫宫二一华盖撑。

璇玑胸窝下一寸，天突胸骨上窝凌。

廉泉喉上舌骨上，承浆唇下宛宛中。

任脉诸穴均在中，二四节气地气应。

第十七章　经外奇穴

经外奇穴有具体的位置和名称，不归属于十四经。这类腧穴多为经验效穴，主治范围比较单一，但对某种病症有特殊疗效，如四缝穴治疗小儿疳积等。历代文献收录的奇穴数目不一，本章收录共 33 个。其中头颈部 11 穴，各穴以两耳尖连线中点、瞳孔、眉头、眉梢、目外眦、鼻翼软骨、鼻甲、鼻唇沟、舌、舌下系带、乳突或第 7 颈椎棘突为定位标志。胸腹部 2 穴，各穴以脐为定位标志。背部 5 穴，各穴以背部各椎体棘突为定位标志。上肢 9 穴，各穴以尺骨鹰嘴，腕掌横纹，桡侧腕屈肌腱，中指背面，拇指背面，小指背面，各指间指蹼缘，各指间横纹，各指尖或第 2、3 掌骨为定位标志。下肢 6 穴，各穴以髌底、髌韧带、内踝、外踝或各趾间趾蹼缘为定位标志。

一、头颈部奇穴

1. 四神聪

【别名】

神聪、神聪四穴、四穴。四神聪由前、后、左、右四个腧穴组成，又将前者称为前神聪，后者称为后神聪。

【定位】

两耳尖连线中点前后左右各旁开 1 寸，共 4 穴。

【点穴要领】

坐位或卧位点穴，以两耳尖连线中点为定位标志，即两耳尖垂直连线与前正中线的交点。此处 1 寸以两眉中点至前发际的骨度分寸值为量取

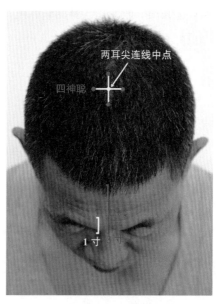

图 17-1　四神聪

标准。将两眉中点至前发际之 3 寸平均分为 3 段，每段 1 寸，将此 1 寸自两耳尖连线中点向前、后垂直平移，向左、右水平平移，各终点即为四神聪。（图 17-1）

【主治】

①头痛，眩晕；②失眠，健忘；③癫痫。

2. 印堂

【别名】

曲眉。

【定位】

两眉头中点。

【点穴要领】

坐位或仰卧位点穴，以眉头为定位标志。眉毛靠中间的部分为眉头，穴在两眉头之中点。（图 17-2）

【简便取穴法】

无。

【主治】

①不寐，健忘，痴呆，痫病，小儿惊风；②头痛，眩晕；③鼻渊，鼻衄，鼻鼽。

3. 鱼腰

【别名】

光明。

【定位】

瞳孔直上，眉毛中。

【点穴要领】

坐位或仰卧位点穴，以瞳孔和眉毛为定位标志。需保持目正视，使瞳孔的位置居于眼睛正中间。穴在瞳孔直上的眉毛中，左右各一。（图 17-3）

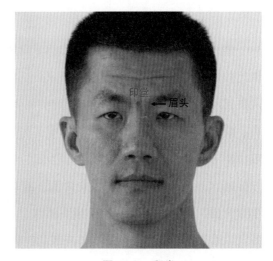

图 17-2 印堂

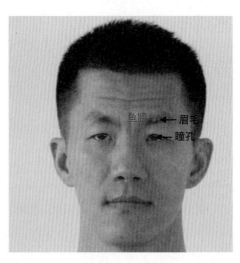

图 17-3 鱼腰

【简便取穴法】

无。

【主治】

目赤肿痛，目翳，眼睑下垂，眼睑瞤动，眉棱骨痛。

4. 太阳

【别名】

前关、当阳。

【定位】

眉梢与目外眦之间，向后约一横指的凹陷处。

【点穴要领】

坐位或侧伏位点穴，以眉梢与目外眦为定位标志。眉毛的末端为梢。目外眦指外眼角，上下眼弦颞侧的联合处。穴在眉梢与目外眦之间向后约一横指的凹陷处。（图17-4）

【简便取穴法】

正坐位，取眉梢延长线与目外眦延长线之交点即是本穴。（图17-5）

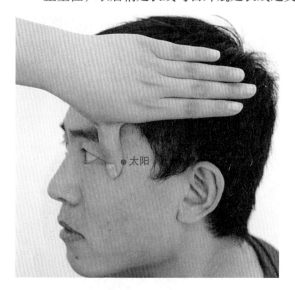

图 17-4 太阳

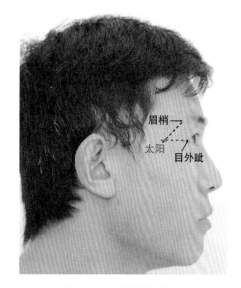

图 17-5 太阳简便取穴

【主治】

①头痛；②目赤肿痛，眼睑瞤动，色盲；③面瘫。

5. 上迎香

【别名】

鼻通、鼻穿、穿鼻。

【定位】

鼻翼软骨与鼻甲的交界处，近鼻唇沟上端处。

【点穴要领】

坐位或仰卧位点穴，以鼻翼软骨与鼻甲为定位标志。鼻翼为鼻尖两侧呈弧形隆起的软骨部分。鼻甲是鼻腔外侧壁的骨性解剖结构。穴在鼻腔外侧软骨与骨交界处。（图17-6）

【简便取穴法】

无。

【主治】

鼻渊，鼻部疮疖。

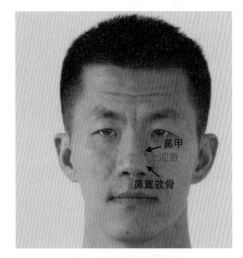

图 17-6　上迎香

6. 内迎香

【别名】

无。

【定位】

鼻翼软骨与鼻甲交界的黏膜处（与上迎香相对处的鼻黏膜上）。

【点穴要领】

仰靠坐位或仰卧位点穴，以鼻翼软骨与鼻甲为定位标志。鼻翼为鼻尖两侧呈弧形隆起的部分。鼻甲是鼻腔外侧壁的骨性解剖结构。穴在鼻腔内鼻翼软骨与鼻甲交界处的鼻腔黏膜处。（图17-7）

【简便取穴法】

无。

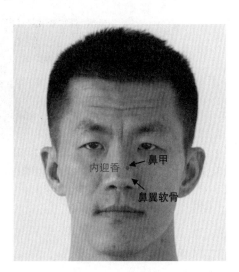

图 17-7　内迎香

【主治】

鼻疾，目赤肿痛。

7. 聚泉

【别名】

无。

【定位】

舌面正中缝的中点处。

【点穴要领】

仰靠坐位或仰卧位点穴，张口伸舌，以舌面正中缝为定位标志。穴在舌面正中缝的中点。（图17-8）

【简便取穴法】

无。

【主治】

①舌强，舌缓，食不知味；②气喘；③消渴。

8. 海泉

【别名】

无。

【定位】

舌下系带中点处。

【点穴要领】

仰靠坐位或仰卧位点穴，张口向上卷舌，以舌下系带为定位标志。张口，舌伸向上颚悬雍垂，充分暴露舌下系带。（图17-9）

【简便取穴法】

无。

【主治】

①舌体肿胀，舌缓不收；②消渴。

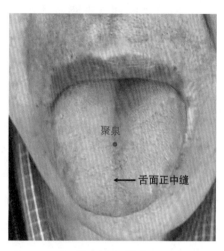

图 17-8　聚泉

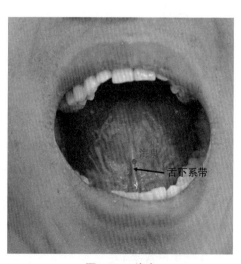

图 17-9　海泉

9. 金津、玉液

【别名】

华池金津、神水玉液。

【定位】

舌下系带两侧的静脉上，左为金津，右为玉液。

【点穴要领】

仰靠坐位或仰卧位点穴，张口卷舌，以舌下系带为定位标志。张口，舌伸向上颚悬雍垂，充分暴露舌下系带，穴在舌下系带两侧的静脉上，左侧静脉中心为金津，右侧静脉中心为玉液。（图17-10）

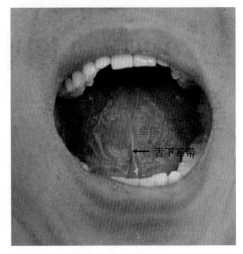

图 17-10　金津、玉液

【简便取穴法】

无。

【主治】

①舌强，舌肿，口疮，喉痹；②消渴，呕吐，泄泻；③失语。

10. 翳明

【别名】

无。

【定位】

乳突前下方凹陷后1寸。

【点穴要领】

坐位或侧卧位点穴，以乳突前下方凹陷为定位标志。乳突为位于耳垂后方的圆丘状骨性隆起，易于看清或触及，其前下方凹陷易于触及。此处1寸以第7颈椎棘突下至后发际的直寸值为量取标准，将第7颈椎棘突至后发际之3寸平均分为3段，每段1寸，将此1寸自乳突下端前方凹陷向后平移，终点即为本穴位置。（图17-11）

【简便取穴法】

正坐位，耳后乳突下缘，当颈向对侧旋转时鼓起处即是本穴。（图17-12）

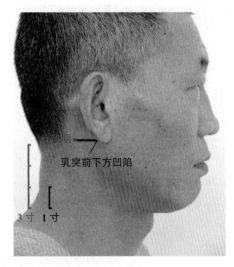

图 17-11 翳明

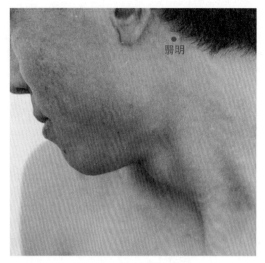

图 17-12 翳明简便取穴

【主治】

①目赤肿痛、目翳、视物不清、青盲、雀目等目疾；②耳鸣，耳聋。

11. 颈百劳

【别名】

百劳。

【定位】

第 7 颈椎棘突直上 2 寸，后正中线旁开 1 寸。

【点穴要领】

俯伏坐位或俯卧点穴，以第 7 颈椎棘突为定位标志。低头时颈胸交界处会出现一明显高骨即为第 7 颈椎棘突，部分人低头时会出现 2 或 3 个高低相近的凸起，难以分辨，可将手指指腹横放在凸起的高骨上，同时转动头部，指下能感受到活动的椎体为颈椎，没有活动感的椎体为胸椎，以此区别。此处 2 寸及 1 寸以第 7 颈椎棘突至后发际的直寸值为量取标准。将第 7 颈椎棘突至后发际之 3 寸平均分成 3 段，每段 1 寸，上 1 寸与中 1 寸交点即为第 7 颈椎棘突直上 2 寸，将此 1 寸自后正中线水平平移，即为后正中线旁开 1 寸。（图 17-13）

【简便取穴法】

第 7 颈椎棘突旁开一横指，直上三横指处即是本穴。（图 17-14）

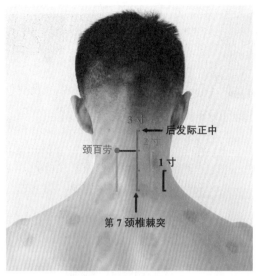

图 17-13　颈百劳

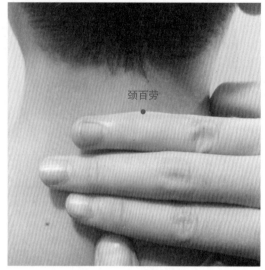

图 17-14　颈百劳简便取穴

【主治】

①咳嗽，气喘，骨蒸潮热，盗汗；②瘰疬；③颈痹项痛。

二、胸腹部奇穴

1. 三角灸

【别名】

疝气灸、疝气穴、脐旁穴。

【定位】

以患者两口角之间的长度为边长，以脐中为顶点做一等边三角形，底边与水平线平行，两底角处为本穴位置。

【点穴要领】

仰卧位点穴，以口角和脐中为定位标志。以患者两口角之间的长度为边长，以脐中为顶点做一等边三角形，底边与水平线平行，两底角处为本穴位置。（图 17-15）

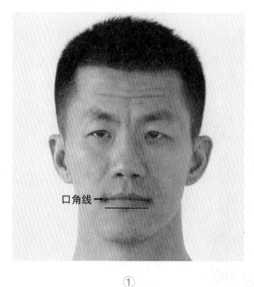
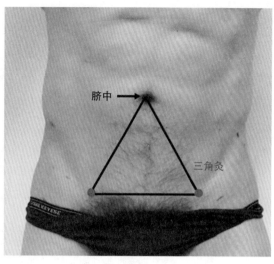

①　　　　　　　　　　　　②

图 17-15　三角灸

【简便取穴法】

无。

【主治】

①疝气，奔豚；②绕脐疼痛；③不孕。

2. 子宫穴

【别名】

无。

【定位】

脐中下 4 寸，前正中线旁开 3 寸。

【点穴要领】

仰卧位点穴，以脐中与前正中线为定位标志。脐为位于腹部前正中线上的明显凹陷，常作为腹部各穴的定位标志。此处 4 寸以剑突下至脐中的直寸值为量取标准，3 寸以两乳之间的横寸值为量取标准。将剑突下至脐中之 8 寸平均分为 2 段，每段 4 寸；将此 4 寸自脐中垂直平移至脐下，末端即为脐下 4 寸。将前正中线至乳晕内侧缘之 4 寸平均分为 2 段，每段 2 寸，将外 2 寸平均分为 2 段，中点即为前正中线旁开 3 寸。（图 17-16）

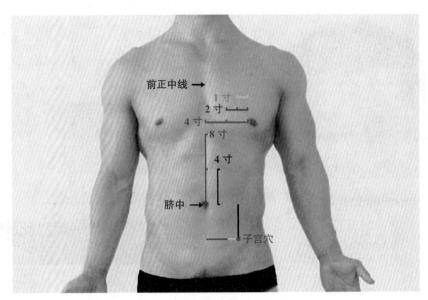

图 17-16　子宫穴

【简便取穴法】

无。

【主治】

月经不调、痛经、崩漏、阴挺、不孕症等妇科病证。

三、背部奇穴

1. 夹脊

【别名】

华佗夹脊、华佗穴、佗脊、脊旁。

【定位】

第 1 胸椎至第 5 腰椎棘突下两侧，后正中线旁开 0.5 寸，一侧 17 穴，两侧共 34 穴。

【点穴要领】

俯伏坐位点穴，以第 1 胸椎棘突至第 5 腰椎棘突、后正中线为定位标志。自胸椎至腰椎共 17 个椎体，每个椎体棘突两侧各 1 穴，一侧 17 穴，两侧共 34 穴。先定第 2 胸椎、第 7 胸椎、第 4 腰椎棘突，然后按照椎体相邻顺序依次确定其他各椎体棘突。当人体直立两手自然下垂时，肩胛骨的上角平对第 2 胸椎棘突平面，肩胛骨的下角平对第 7

胸椎棘突平面，两侧髂嵴最高点的连线经过第4腰椎。此处0.5寸以肩胛骨内侧缘至后正中线的横寸值为量取标准。肩胛骨内侧缘至后正中线的距离为3寸，将此3寸平均分为2段，每段1.5寸；将此1.5寸平均分为3段，每段0.5寸，内1/3与外2/3交点即为后正中线旁开0.5寸。（图17-17）

【简便取穴法】

无。

【主治】

2. 胃脘下俞

【别名】

胃管下俞、胃下俞、胰俞、膵俞。

【定位】

横平第8胸椎棘突下，后正中线旁开1.5寸。

【点穴要领】

正坐低头位、俯伏坐位或俯卧位点穴，以第8胸椎棘突和后正中线为定位标志。当人体直立位两手自然下垂时，肩胛骨的下角平对第7胸椎棘突平面，沿第7胸椎向下循摸到的第1个骨性突起即为第8胸椎棘突。此处1.5寸以肩胛骨内侧缘至后正中线的横寸值为量取标准。肩胛骨内侧缘至后正中线的距离为3寸，将此3寸平均分为2段，中点即为后正中线旁开1.5寸。（图17-18）

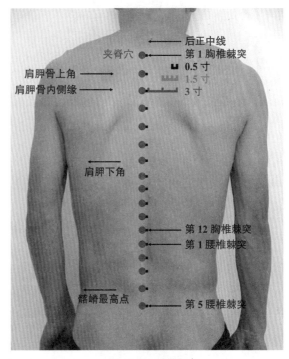

图17-17　夹脊

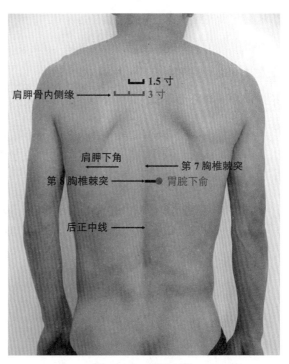

图17-18　胃脘下俞

【简便取穴法】

无。

【主治】

①胃痛，腹痛，胸胁痛；②消渴。

3. 痞根

【别名】

无。

【定位】

横平第 1 腰椎棘突下，后正中线旁开 3.5 寸。

【点穴要领】

俯卧位点穴，以第 1 腰椎棘突和后正中线为定位标志。当人体直立位两手自然下垂时，两侧髂嵴最高点的连线经过第 4 腰椎，沿第 4 腰椎棘突向上循摸到的第 3 个凸起即为第 1 腰椎棘突。此处 3.5 寸以肩胛骨内侧缘至后正中线的横寸值为量取标准。肩胛骨内侧缘至后正中线的距离为 3 寸，将此 3 寸平均分为 2 段，每段 1.5 寸；将内 1.5 寸平均分为 3 段，每段 0.5 寸，将此 0.5 寸自肩胛骨内侧缘向移，即为后正中线旁开 3.5 寸。（图 17-19）

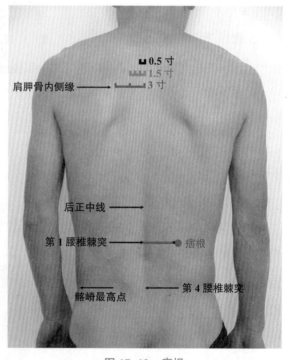

图 17-19　痞根

【简便取穴法】

无。

【主治】

腹内痞块，腰痛。

4. 腰眼

【别名】

鬼眼。

【定位】

横平第4腰椎棘突下，后正中线旁开3.5寸凹陷中。

【点穴要领】

俯卧位点穴，以第4腰椎棘突和后正中线为定位标志。当人体直立位两手自然下垂时，两侧髂嵴最高点的连线经过第4腰椎。此处3.5寸以肩胛骨内侧缘至后正中线的横寸值为量取标准。肩胛骨内侧缘至后正中线的距离为3寸，将此3寸平均分为2段，每段1.5寸；将内侧1.5寸平均分为3段，每段0.5寸，将此0.5寸自肩胛骨内侧缘向外平移，即为后正中线旁开3.5寸。（图17-20）

【简便取穴法】

无。

【主治】

①腰痛；②月经不调，带下；③尿频，尿急。

5. 十七椎下

【别名】

十七椎穴下、腰孔。

【定位】

第5腰椎棘突下凹陷中。

【点穴要领】

俯卧位点穴，以第5腰椎棘突为定位标志。当人体直立位两手自然下垂时，两侧髂嵴最高点的连线经过第

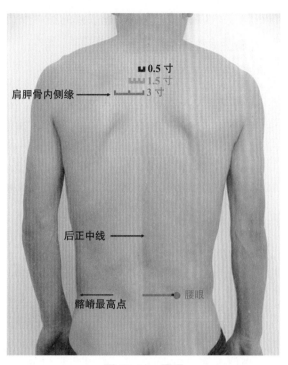

图17-20　腰眼

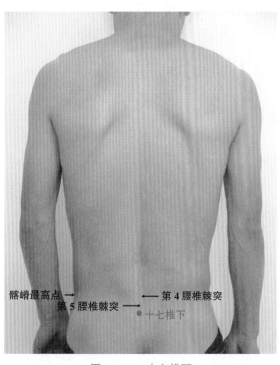

图17-21　十七椎下

4 腰椎，沿第 4 腰椎棘突向下循摸到的第 1 个凸起即为第 5 腰椎棘突。（图 17-21）

【简便取穴法】

无。

【主治】

①腰腿痛，下肢瘫痪；②崩漏，月经不调。

四、上肢部奇穴

1. 肘尖

【别名】

大肘尖。

【定位】

尺骨鹰嘴的尖端。

【点穴要领】

坐位或仰卧位点穴，曲肘，以尺骨鹰嘴为定位标志。尺骨鹰嘴是位于尺骨上端后面的骨性隆起，为肘关节背面正中的最高骨性突起，于肘关节后方可清楚看见或触及，并随关节的活动而上、下滑动。穴在尺骨鹰嘴的尖端。（图 17-22）

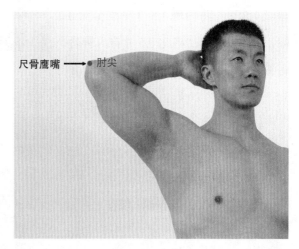

尺骨鹰嘴 → ● 肘尖

图 17-22 肘尖

【简便取穴法】

无。

【主治】

瘰疬。

2. 二白

【别名】

无。

【定位】

腕掌侧远端横纹上 4 寸，桡侧腕屈肌腱的两侧，一肢 2 穴。

【点穴要领】

坐位或仰卧位点穴，掌心向上，以腕掌侧横纹与桡侧腕屈肌腱为定位标志。腕掌侧横纹如出现多条，以远心端为准。桡侧腕屈肌腱为前臂掌侧下 1/3 处肌腱中最外面的那条，当对抗阻力做微屈腕关节并外展时，桡侧腕屈肌腱可清晰显露。此处 4 寸以肘横纹至腕掌侧横纹之直寸值为量取标准。将肘横纹至腕掌侧远端横纹之 12 寸平均分为 3 段，每段 4 寸；下段与中段交点即为腕掌侧远端横纹上 4 寸。（图 17-23）

【简便取穴法】

无。

【主治】

痔疮，脱肛。

3. 中魁

【别名】

无。

【定位】

中指背面，近侧指间关节的中点处。

【点穴要领】

坐位或仰卧位点穴，以中指近侧指间关节为定位标志。掌心向下，显示中指背面，穴在中指背面近侧指间关节的中点。（图 17-24）

【简便取穴法】

无。

【主治】

呕吐，食欲不振，呃逆。

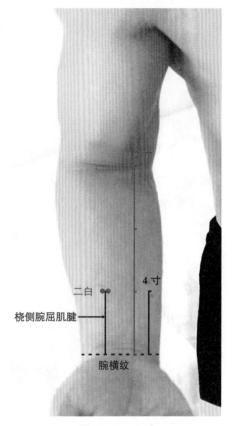

图 17-23 二白

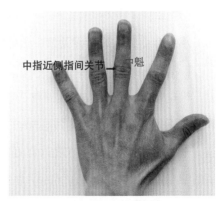

图 17-24 中魁

4. 大骨空

【别名】

无。

【定位】

拇指背面，指间关节的中点处。

【点穴要领】

坐位或仰卧位点穴，微握拳，拳眼向上，以拇指指间关节为定位标志。立掌，拇指向上，显示拇指背面，穴在拇指背面指间关节的中点。（图17-25）

【简便取穴法】

无。

【主治】

①目痛，目翳，风眩烂眼；②呕吐，泻泄；③衄血。

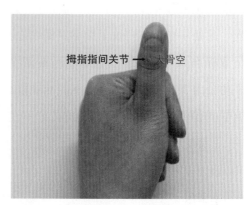

拇指指间关节 —— 大骨空

图17-25　大骨空

5. 小骨空

【别名】

无。

【定位】

小指背面，近端指间关节中点处。

【点穴要领】

坐位或仰卧位点穴，微握拳，掌心向上，以小指近端指间关节为定位标志。小指背面有2个指间关节，穴在小指背面近端指间关节的中点。（图17-26）

【简便取穴法】

无。

【主治】

①目赤肿痛，白膜翳障，风眩烂眼；②耳聋；③喉痹；④指痛。

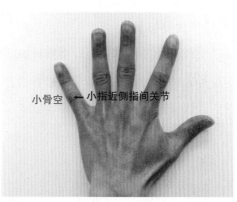

小骨空 —— 小指近侧指间关节

图17-26　小骨空

6. 八邪

【别名】

八关。从拇指向小指方向依次为大都、上都、中都、下都。

【定位】

第 1 ～ 5 指间，指蹼缘后方赤白肉际处，左右共 8 穴。

【点穴要领】

坐位或仰卧位点穴，俯掌，五指分开，以各指蹼缘后方的赤白肉际处为定位标志。赤白肉际处为手背侧与掌侧的皮肤颜色不一的交界处，也是手背侧与掌侧的交界处，当两侧皮肤颜色不易区分时，以皮肤纹理区别。（图 17-27）

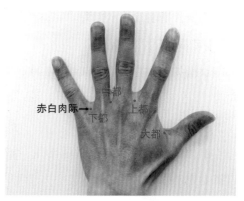

图 17-27　八邪

【简便取穴法】

无。

【主治】

①毒蛇咬伤；②手指疼痛、麻木，手背肿痛；③目痛，烦热。

7. 四缝

【别名】

四中缝。

【定位】

第 2 ～ 5 指掌面的近侧指间关节横纹中央，一手 4 穴。

【点穴要领】

坐位或仰卧位点穴，掌心向上，以第 2 ～ 5 指掌面的近侧指间关节横纹为定位标志，穴在横纹中央。（图 17-28）

【简便取穴法】

无。

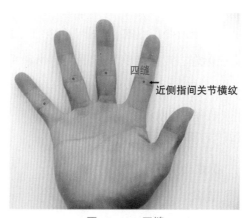

图 17-28　四缝

【主治】

①小儿疳积；②百日咳。

8. 十宣

【别名】

鬼城，指端，手十指头。

【定位】

十指尖端，距指甲游离缘 0.1 寸，左右共 10 穴。

【点穴要领】

坐位或仰卧位点穴，微屈十指，指尖向上，以指尖为定位标志。穴在指尖中央。（图 17–29）

【简便取穴法】

无。

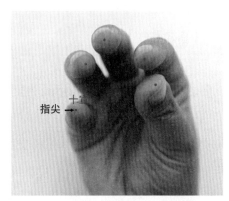

图 17–29　十宣

【主治】

①中风，昏迷，晕厥，高热；②咽喉肿痛；③手指麻木。

9. 落枕

【别名】

外劳宫、项强。

【定位】

手背，第 2、3 掌骨间，指掌关节后凹陷中。

【点穴要领】

坐位或卧位点穴，俯掌，以第 2、3 掌骨为定位标志。穴在第 2、3 掌骨间，指掌关节后凹陷中。（图 17–30）

【简便取穴法】

无。

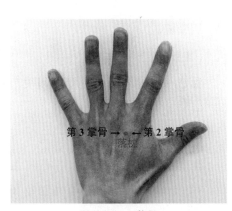

图 17–30　落枕

【主治】

落枕，手臂痛，胃痛。

五、下肢部奇穴

1. 鹤顶

【别名】

膝顶。

【定位】

髌底中点的上方凹陷中。

【点穴要领】

坐位或仰卧位点穴，以髌底中点为定位标志。髌骨为膝关节前倒立的三角形扁平骨，上面的边为底。当屈膝，足尖点地，足跟抬起时，髌底上方的凹陷清晰可见。（图17-31）

【简便取穴法】

无。

【主治】

膝关节酸痛，鹤膝风，腿足无力。

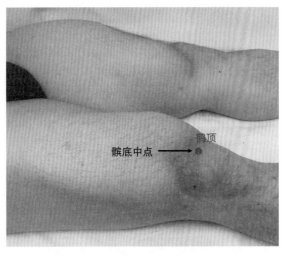

图 17-31　鹤顶

2. 百虫窝

【别名】

血郄、膝内、百虫窠。

【定位】

髌底内侧端上3寸。

【点穴要领】

正坐屈膝位或仰卧位点穴，以髌底为定位标志。髌骨为膝关节前倒立的三角形扁平骨，上面的边为底。此处3寸以髌底至髌尖的直寸值为量取标准。将髌尖至髌底的2寸自髌底内侧端垂直向上平移2次，将上段2寸平均分为2段，中点即为本穴位置。（图17-32）

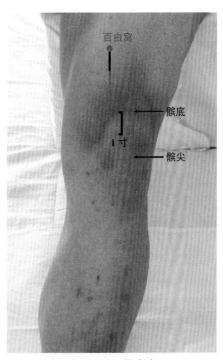

图 17-32　百虫窝

【简便取穴法】

无。

【主治】

①皮肤瘙痒，风疹，湿疹，疮疡；②蛔虫病。

3. 内膝眼

【别名】

膝目、鬼眼。

【定位】

髌韧带内侧凹陷处的中央。

【点穴要领】

正坐位或仰卧位点穴，屈膝，以髌韧带为定位标志。髌韧带位于膝关节前面，为股四头肌腱向下的延续部分，附着于髌骨底及两侧缘，当股四头肌用力时，髌韧带被拉紧，此时容易在髌尖和胫骨粗隆之间触及，穴在髌韧带内侧凹陷中。（图17-33）

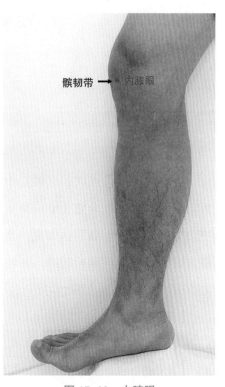

图17-33　内膝眼

【简便取穴法】

无。

【主治】

膝肿痛。

4. 内踝尖

【别名】

踝尖、吕细。

【定位】

内踝的最凸起处。

【点穴要领】

坐位或卧位点穴，以内踝尖为定位标志。踝部内侧明显的隆起为内踝，是胫骨下端内侧骨质形成的一个粗大

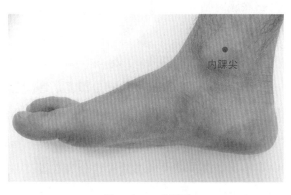

图17-34　内踝尖

的隆起，容易看到和触及。（图 17-34）

【简便取穴法】

无。

【主治】

①乳蛾，齿痛，小儿不语；②霍乱转筋。

5. 外踝尖

【别名】

无。

【定位】

外踝的最凸起处。

【点穴要领】

坐位或侧卧位点穴，以外踝尖为定位标志。腓骨下端膨大的锥形隆起为外踝，腓骨下段位置表浅，易于触及。（图 17-35）

【简便取穴法】

无。

【主治】

①十趾拘急，脚外廉转筋，脚气；②齿痛，重舌。

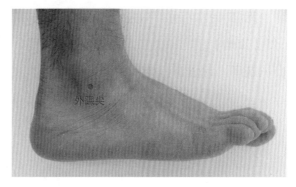

图 17-35 外踝尖

6. 八风

【别名】

八冲、阴独八穴。

【定位】

第 1～5 趾间，趾蹼缘后方赤白肉际处，左右共 8 穴。

【点穴要领】

坐位或仰卧位点穴，以各趾蹼缘后方赤白肉际处为定位标志。赤白肉际处为足背侧与掌侧的皮肤颜色不一的交界处，也是足背侧与掌侧的交界处，当两侧皮肤颜色不易区分时，以皮肤纹理区别。（图 17-35）

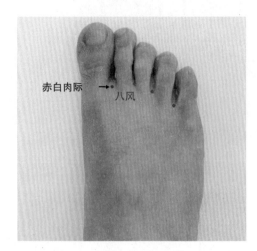

图 17-36　八风

【简便取穴法】

无。

【主治】

趾痛，毒蛇咬伤，足跗肿痛，脚气。